DHIRANANDA · YOGAMRITA

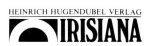
HEINRICH HUGENDUBEL VERLAG
IRISIANA

Dhirananda
(S. K. Ghosh)

Yogamrita

Die Essenz des Yoga

Hugendubel

Aus dem Englischen von Nicole Wiegand

CIP-Titelaufnahme der Deutschen Bibliothek
Dhirananda:
Yogamrita : die Essenz des Yoga / Dhirananda. Aus dem Engl. von Nicole Wiegand. – München: Hugendubel, 1989
   (Irisiana)
   ISBN 3-88034-443-4

© Samir Kumar Ghosh
© der deutschsprachigen Ausgabe Heinrich Hugendubel Verlag, München 1989
Alle Rechte vorbehalten
Umschlaggestaltung und Produktion:
Tillmann Roeder, München
Fotos: Henno Quasthoff, Stuttgart
und Gabriele Quinque, Frankfurt
Illustrationen: Erich Böhm, Frankfurt
Satz: Fotosatz Otto Gutfreund, Darmstadt
Druck und Bindung: Pustet, Regensburg
ISBN 3-88034-443-4
Printed in Germany

Inhaltsverzeichnis

Vorwort   7

Teil 1: Grundlagen des Yoga   11
1. Was ist Yoga?   11
2. Die Samkhya-Philosophie   12
   Brahman und Prakriti   12
   Die Gunas oder kosmischen Kräfte   12
   Brahman kontrolliert die Gunas   13
   Die 24 Bestandteile des menschlichen Körpers   13
   Paramatma, Atma und Jiva   14
3. Verschiedene Arten von Yoga   15
4. Die acht Stufen des Yoga   16
5. Yama   16
6. Niyama   17

Teil 2: Asanas (Übungen)   19
1. Asana   19
   Der Unterschied zwischen Asanas und anderen Übungen   19
   Wann sollte man ganz oder teilweise auf das Üben der Asanas verzichten?   20
   Der geeignete Ort und die geeignete Zeit für Asanas   21
   Einige praktische Hinweise   21
   Dhyanasanas und Swasthyasanas   22
2. Dhyanasanas oder meditative Stellungen   22
   (1–5, alphabetisches Verzeichnis s. Anhang)
3. Swasthyasanas oder kultivierende Stellungen   28
   (6–76, alphabetisches Verzeichnis s. Anhang)

Teil 3: Mudras (Gesten)   113
(1–26, alphabetisches Verzeichnis s. Anhang)

Teil 4: Shatkarma (sechs Reinigungssysteme und einfache Reinigungsprozesse)   129
(Verzeichnis s. Anhang)

1. Angadhouti (Waschen des Körpers)   129
2. Bastiproyog (Reinigung des Afters)   133
3. Neti (Reinigung der Nasendurchgänge)   133
4. Loulikiyoga: Uddian und Nouli (Zusammenziehen der Muskeln des Unterleibs)   134
5. Tratakyoga (Fixierung der Augen auf ein Objekt)   135
6. Kapalabhati (Zwerchfellatmung)   135
7. Einfache Reinigungsprozesse   136

Teil 5: Pranayama (Zurückhalten der kosmischen Energie)   141
1. Prana oder die kosmische Energie   141
   Die göttliche Natur von Prana   141
   Über die Funktion der fünf Luftarten   142
   Funktion der untergeordneten Pranas   143
2. Über Bhutas, Chakras, Nadis und Kundalini Shakti   144
   Bestandteile und Elemente des Körpers   144
   Über die Chakras   144
   Über die Nadis (Nerven)   145
   Was ist Kundalini Shakti?   148
3. Informationen und Anweisungen zu den Pranayamaübungen   149
   Der Nutzen der Pranayamaübungen   149
   Drei verschiedene Komponenten von Pranayama   150
   Der geeignete Ort und die geeignete Zeit für die Pranayamaübungen   151
   Einige praktische Anweisungen für das Üben von Pranayama   151
4. Einfache Atemübungen   152
   (Verzeichnis siehe Anhang)
5. Klassische Atemübungen   157
   (Verzeichnis siehe Anhang)
6. Zeichen des Erfolges im Pranayama   161

Teil 6: Essenz des Yoga 163

1. Pratyahara (Zurückziehen der Sinne) 163
2. Dharana (Konzentration) 164
   Orte der Konzentration 165
   Die fünf Geisteszustände 166
   Einige Konzentrationsübungen 166
3. Dhyana (Meditation) 167
   Der geeignete Ort, die geeignete Zeit für die Meditation 168
   Vorbereitungen zur Meditation 168
   Einige wichtige Anweisungen 169
   Wie soll man meditieren? 170
   Einige Übungen für die Sakar-Meditation 170
   Einige Übungen für die Nirakara-Meditation 171
   Erfahrungen in der Meditation 171
   Wirkung und Ziel der Meditation 172
4. Samadhi (Trance des Erkennens) 174
   Verschiedene Zustände von Samadhi 176
5. Samayama (Zusammenarbeit von Dharana, Dhyana und Samadhi) 177
   Sieben Stufen von Prajna oder dem Wissen 177
6. Vibhuti (Herrlichkeit des Yoga) 179
   Ergebnisse durch Samayama 179
7. Mukti (Befreiung) 182

Teil 7: Yoga und Ernährung 185

1. Die Bestandteile der Nahrung 186
   Eiweiß, Fett und Kohlenhydrate 186
   Mineralstoffe 186
   Vitamine 188
2. Die ayurvedischen Ansichten über die Nahrung 190
   Über Rasa, Guna, Virya und Vipaka 190
   Über die Tridosas und Dhatus 191
3. Über den Wert der verschiedenen Nahrungsmittel 194
   Getreide 194
   Hülsenfrüchte 194
   Milch und Milchprodukte 195
   Honig und Zucker 196
   Früchte 197
   Gemüse 199
   Gewürze 200
   Allgemeine Anweisungen nach Ch. G. Thakkur 203
   Abschließende Anmerkungen 203

Teil 8: Yogatherapie 205

1. Die Schöpfung des menschlichen Körpers 205
   Die Granthis 205
2. Yoga und die körperlichen Systeme 207
   Yoga und das Verdauungssystem 207
   Yoga und der Blutkreislauf 208
   Yoga und das Nervensystem 208
   Yoga und das innere Drüsensystem 210
3. Allgemeine Ursachen und Behandlung von Krankheiten nach Ayurveda 213
   Welche körperlichen und geistigen Merkmale erhält man von den Eltern? 213
   Über den Zusammenhang zwischen den Luftarten und körperlichen Krankheiten 213
   Die richtige Diät bei diesen Krankheiten 214
   Diagnose einer Krankheit durch Beobachtung des Charakters 214
   Zeichen des Verfalls bei den einzelnen Typen 215
   Die Bedeutung der Harnsäure 216
4. Beschreibung verschiedener Krankheiten und ihrer Behandlung durch Yogatherapie (alphabetisches Verzeichnis der Krankheiten s. Anhang) 216
5. Vorbeugende Maßnahmen 237
   Yogatherapie zur Gesunderhaltung der Augen 237
   Yogatherapie zur Gesunderhaltung der Zähne 237
   Yogatherapie zur Gesunderhaltung des endokrinen Drüsensystems 237
   Yogatherapie zur Gesunderhaltung der inneren Organe 238
   Allgemeine Anweisungen zur Gesunderhaltung von Körper und Geist 238

Anhang 240

Verschiedene Übungsfolgen 240
Alphabetisches Verzeichnis der Asanas 242
Alphabetisches Verzeichnis der Mudras 242
Verzeichnis der Reinigungsübungen 243
Verzeichnis der Pranayamaübungen 243
Verzeichnis der Krankheiten 244

Register 245

Vorwort

Yoga bedeutet die Einheit von zwei Dingen und die Einheit von allem. Es bedeutet die Einheit von Körper, Geist und Seele und die Einheit von Jivatma (der verkörperten Seele) und Paramatma (der allumfassenden Seele). Tag und Nacht, in jedem Moment und in jeder Handlung ist dieser Yoga oder diese Einheit vorhanden, denn ohne Yoga sind Handlungen und Bewegungen für den Menschen nicht möglich. Wenn wir unseren Körper mit einem Auto vergleichen, dann entspricht die Seele dem Fahrer. Wenn sich der Fahrer im Auto befindet, kann sich das Auto bewegen, wenn der Fahrer abwesend ist, bleibt das Auto stehen. Auf die gleiche Weise sind Handlungen und Bewegungen für den Körper nur dann möglich, wenn die Seele im Körper gegenwärtig ist. In dem Moment, in dem die Seele den Körper verläßt, erscheint der Tod, und der Körper erstarrt.

Das normale menschliche Bewußtsein erkennt diese Wahrheit nicht, weil es kein Wissen über die Seele hat und weil es dem gewaltigen Einfluß des Ego unterworfen ist. Das menschliche Bewußtsein glaubt nicht gern an Dinge, die mit den menschlichen Sinnesorganen und dem menschlichen Geist nicht wahrgenommen werden können. Das menschliche Bewußtsein identifiziert sich mit dem Körper. Obgleich es sich daran gewöhnt hat zu sagen: ›Meine Hand, meine Beine, mein Kopf, mein Körper, mein Geist‹, erkennt es nicht, wer dieses ›Ich‹ in Wirklichkeit ist, das sich auf diese Weise ausdrückt.

Glücklicherweise wird jeder einmal im Leben von der eigenen Seele dazu angeregt, seine wahre Identität und das Ziel des eigenen Lebens kennenzulernen. Wenn die Sehnsucht Tag für Tag stärker wird, dann sendet Gott einen Menschen, der sich seiner wahren Identität bewußt ist, um den Weg zu zeigen. Solche Menschen, die ihre wahre Identität erkannt haben und ständig die Einheit mit der Seele fühlen, werden Yogi genannt. Unter der Leitung eines Yogis entwickelt der Mensch sein Bewußtsein. Er erreicht ein höheres Bewußtsein, das kosmische Bewußtsein, erlangt Weisheit und erkennt, daß die Seele seine wahre Natur ist. Zu dieser Zeit fürchtet er sich nicht mehr vor dem Tod und vor Krankheiten. Er ist frei von Problemen und Unfrieden. Er erkennt seine Natur als ›Sat-Cit-Ananda‹ (Sein, Bewußtsein und Glückseligkeit). Dann wird sein Leben zu ›Amrita‹ (Nektar).

Es ist nicht so leicht, diesen Bewußtseinszustand zu erreichen, denn die Menschen begegnen vielen Hindernissen und Schwierigkeiten. Die hauptsächlichen Hindernisse sind körperliche und geistige Krankheiten, geistige Unruhe, Unglaube, fehlendes Vertrauen, zu starke Anhaftung an materielle Dinge und der Mangel an Sehnsucht, dieses Ziel zu erreichen.

Die Yogis und Heiligen des alten Indien waren Verehrer der Natur. Sie lernten von der natürlichen Schönheit des Universums. Sie fühlten die Gegenwart des Schöpfers in der ganzen Schöpfung. Daher begannen sie, den Schöpfer zu verehren, der diese Welt für sie und für alle lebenden Wesen erschaffen hat. Am Anfang ihres Lebens mußten sie durch viele Hindernisse und Schwierigkeiten hindurchgehen. Sie erkannten die Notwendigkeit, eine gute Gesundheit und einen ausgewogenen Geisteszustand zu erreichen, um in dieser materiellen Welt zu arbeiten und Gott zu dienen. Sie entdeckten verschiedene Methoden, die als Astanga Yoga oder achtstufiger Weg des Yoga bekannt geworden sind. Durch diese Methoden erlangten die Yogis eine gute

Gesundheit, lange währende Jugend und ein hohes Alter. Sie erreichten starke Willenskraft, hohe Konzentrationsfähigkeit, Intuition und Wissen über die Schöpfung und den Schöpfer. Ihre magnetische Persönlichkeit und ihre mysteriösen Kräfte haben alle Nationen dieser Welt beeinflußt und angezogen, und so hat sich die Methode des Yoga auf der ganzen Welt verbreitet. Was diese heiligen Menschen in ihrem Leben durch den Weg des Yoga erfahren haben, das haben sie für die nächste Generation aufbewahrt.

Die Yogamethode ist nicht nur das wertvolle Eigentum Indiens, sondern auch ein kostbarer Besitz der ganzen Welt auf ewig.

Der Fortschritt der technischen Entwicklung hat unsere körperliche Arbeit verringert. Im Vergleich mit unseren Vorfahren verliert unser Körper daher an Vitalität und Kraft. Außerdem wurden Luft, Wasser und Erde durch Rauch, gefährliche Chemikalien und andere Stoffe stark verschmutzt. Dadurch werden die Menschen von Tag zu Tag in verstärktem Ausmaß das Opfer von verschiedenen akuten Zivilisationskrankheiten und von Unruhe. Im 20. Jahrhundert wird der Mensch gegen die Umweltvernichtung herausgefordert! Die medizinische Wissenschaft hat viele Behandlungsmöglichkeiten von akuten Krankheiten entwickelt, durch die den Menschen schnell Erleichterung verschafft werden kann. Auf der anderen Seite entsteht durch die Behandlung mit Medikamenten eine Quelle für weitere verhängnisvolle Krankheiten, und die wahren Ursachen einer Erkrankung können nicht beseitigt werden.

Wenn in Indien ein Doktor der Medizin einen chronisch kranken Patienten nicht mehr heilen kann, schickt er ihn zu einem erfahrenen Yogatherapeuten. Es gibt viele Beispiele dafür, daß diese Patienten durch die Therapie des Yoga geheilt werden können. In Indien gibt es Organisationen, in denen Tausende von Patienten, die unter Asthma, Diabetes, Krebs, Lähmung, Nervosität usw. leiden, durch Yogatherapie geheilt werden. Trotzdem leiden noch immer Millionen von Menschen an vielen Krankheiten wegen ihrer Faulheit, ihres Unglaubens und ihrer Unwissenheit.

In der Gegenwart haben die meisten Menschen ihren Frieden und ihr Glück verloren. Entweder leiden sie unter körperlichen oder unter geistigen Krankheiten. Sie werden in dieser Welt des materiellen Fortschrittes mechanisiert. Sie jagen dem Geld, der Sexualität und weltlichen Vergnügungen hinterher. Sie haben keine Zeit, ihrem Körper und seinen Bestandteilen wie dem Herzen, den Molekülen und dem Gewebe Ruhe zu gewähren. Ohne geistige Ruhe und ohne innere Harmonie verlieren sie ihre Jugend und Energie schnell und werden das Opfer von Herzkrankheiten und Nervenschwäche.

Jeder Mann und jede Frau – gebildet oder ungebildet – Kinder, die älter als fünf sind, selbst alte Menschen sollten Yoga üben, damit sie körperliche Beweglichkeit und Gesundheit bewahren und genügend Energie, eine längere Jugend, ein langes Leben, Willenskraft, ewigen Frieden und ewiges Glück erhalten.

Wenn man Yoga nur wegen der körperlichen Gesundheit praktiziert, dann hat man den eigentlichen Sinn von Yoga nicht verstanden. Yoga ist eine zusammengesetzte Methode und eine direkte und indirekte Vorbereitung, die Seele zu erkennen und die Einheit mit Gott oder mit Atma (der individuellen Seele) zu spüren. Nur dann kann dem wahren Zweck des Yoga gedient werden, wenn diese Einheit bei allen Stufen des Yoga gefühlt wird, sonst handelt es sich nur um eine leblose und mechanische Tätigkeit.

Im täglichen Leben übt jeder Yoga, bewußt oder unbewußt. In diesem Universum arbeitet im menschlichen Körper und in allen Dingen eine bewußte Energie, die von Gott kommt und im Körper von Atma reguliert wird. Atma ist ein Teil von Gott. Atma zu kennen bedeutet Gott zu kennen. Das Ziel der Yogamethode ist es, den

Spiegel des Bewußtseins zu reinigen und vorzubereiten, damit Atma klar reflektiert werden kann. Durch die Gnade Atmas ist es möglich, dieses Bewußtsein zu erreichen, aber nicht, wenn man sich damit begnügt, einige Atemübungen zu praktizieren und mechanisch zu beten. Man muß daran glauben, daß der gleiche Atma im eigenen Körper und in allem anderen verborgen ist. Man muß diese Einheit in jedem Moment spüren, sogar in jedem Atemzug, denn ohne Atma ist keine Bewegung und kein Atemzug möglich. Atma ist das Ende aller Dualität, ER ist der Seher und das Gesehene, der Handelnde und die Handlung. ER ist in der Natur. ER befindet sich in jedem Lebewesen und in jedem unbewegten Objekt. Sich diese Tatsache ständig zu vergegenwärtigen, ist Selbststudium, ist die Wurzel des Erfolges auf allen Gebieten des Lebens, die Wurzel allen Friedens und Glücks und das Ziel des menschlichen Lebens.

Dieses Buch ›Yogamrita. Die Essenz des Yoga‹ wurde nicht geschrieben, um eine Diskussion über die ›Yogasutren‹ von Rishi Patanjali herbeizuführen. Es handelt sich vielmehr um eine Gesamtdarstellung, die einen Teil der Yogaphilosophie des Patanjali ausführt und erläutert, insbesondere den praktischen Teil des ›Astanga Yoga‹, des achtstufigen Weges und einige der ursprünglichen Slokas. Außerdem schließt sie eine Einführung in die Anatomie des menschlichen Körpers und seiner Funktionen, in die Nahrung und ihren Wert und eine Beschreibung verschiedener Krankheiten und ihrer Heilung durch Yogatherapie mit ein.

Wenn dieses Buch ein wenig dazu beitragen kann, der leidenden Menschheit Hilfe zu bringen, den Hoffnungslosen Hoffnung und den Freudlosen Freude zu geben, dann ist der Name ›Yogamrita‹ gerechtfertigt und meine Arbeit erfolgreich.

        OM TAT SAT*

Dhirananda

---

* OM ist der alles durchdringende Ton. TAT bedeutet dort und SAT bedeutet alles Existierende. Die Bedeutung dieser Worte: »Alles existiert durch den alles durchdringenden Ton.« In der Bibel steht: »Am Anfang war das Wort, und das Wort war bei Gott, und Gott war das Wort. ... Alle Dinge sind durch dasselbe gemacht, und ohne dasselbe ist nichts gemacht, was gemacht ist.« (Johannes 1, 1 + 3)

Teil 1
Grundlagen des Yoga

1. Was ist Yoga?

Der berühmte Kommentator des Yoga, Rishi Patanjali, hat diese Frage in seinem Buch ›Die Yogasutren‹ im zweiten Sloka beantwortet. Dort heißt es:

yogas citta vritti nirodhaha.

Yoga heißt zunächst ›anbinden, vereinigen‹. Es bedeutet die Einheit von zwei Dingen und die Einheit von allen Dingen. Wenn wir versuchen, den Ursprung der Welt der Erscheinungen zu verstehen, dann erkennen wir die grundlegende Dualität, die durch die Wahrnehmung entsteht, zum Beispiel die Dualität zwischen dem Seher und dem Objekt des Sehens oder zwischen dem Wissenden und dem Wissen. Die Einheit von Seher und Gesehenem und die Einheit von Wissendem und Wissen ist *Yoga*. Philosophisch gesehen ist es die Einheit von Jiva (menschliches Bewußtsein) und Atma (einzelne Seele) und die Einheit von Atma und Paramatma (allumfassende Seele). (Die Begriffe Atma, Jiva und Paramatma werden ab Seite 14 ausführlich erläutert.)

In Wahrheit ist die Einheit von Jiva und Atma und die Einheit von Atma und Paramatma immer da, nur aufgrund seiner Unwissenheit entsteht im Jiva die Wahrnehmung der Dualität. Wenn die Unwissenheit des Jiva vom Wissen vertrieben wird, dann erkennt der Jiva diese Einheit für immer. Wie das Licht der Sonne die Dunkelheit der Nacht verschwinden läßt, so wird auch die Dunkelheit der Unwissenheit vom Licht des Wissens vertrieben.

Auf der einen Seite ist die Seele der Seher, auf der anderen Seite ist die gleiche Seele das Gesehene. ER ist der Genießende und ER ist das Objekt des Genusses. Mit Seher ist in diesem Fall derjenige gemeint, der sich in allen Objekten des Sehens ausdrückt und diese bezeugt. Nur die bewußte Seele oder *Citatma* kann sich in allen Objekten des Sehens ausdrücken und sie wahrnehmen. Das ist nicht die einzige Definition der Seele. Die wahre Identität von Atma kann durch Worte oder Gedanken nicht ausgedrückt werden. Wenn alle Objekte des Sehens in Atma eingegangen sind, dann gibt es keine Begrenzung mehr, es gibt keine Dualität und keine Trennung. Der Unterschied zwischen dem Seher und dem Gesehenen existiert nur als Vorstellung des unwissenden menschlichen Geistes. Wenn die wahre Identität von Atma erreicht ist, dann ist dies das Ende von Dualität und Unwissenheit.

Mit *Citta* ist der Inhalt des Geistes gemeint. Dazu gehören Intelligenz, psychisches Herz, Sinnesbewußtsein und Ego.

Das Wort *Vritti* bedeutet ›Hang, Neigung‹. Die Seele ist unbegrenzt, frei von Geburt und Tod. Wenn sie in eine Hülle eingeschlossen wird und sich entsprechend der Hülle des begrenzten Wesens ausdrückt, dann wird sie *Vritti* genannt. Die Seele existiert jenseits von Namen und Formen; wenn sie sich durch die Hülle eines Namens oder einer Form ausdrückt, dann nennt man sie *Vritti*. Es verhält sich damit genauso wie mit einem Stück Metall. Wenn das Metall geschmolzen und in eine Form gegossen wird, dann nimmt es diese Form an. Auf ähnliche Weise tritt die Seele in karmisch geprägte Formen ein und nimmt die Gestalt dieser besonderen Formen an. Dadurch wird sie begrenzt, sie wird zu *Vritti*. *Vritti* kann nicht von *Citta* getrennt werden. *Cit* bedeutet Bewußtsein. Wenn sich die allbewußte Seele oder der allbewußte Atma als *Vritti* ausdrückt, dann bezeichnet man diesen Vorgang als *Citta-Vritti*.

Atma erschafft die Welt der Erscheinungen, ER erzeugt die *Vrittis*, dazu gehören Sinnesbewußtsein, Sinnesorgane, Körper, Erscheinungswelt usw. Die *Vrittis* entstehen durch die Seele, aber sie können die Seele nicht vollkommen zum Ausdruck bringen. *Vrittis* sind keine festgelegten oder dauerhaften Zustände.

Nirodhaha ist ein Zustand jenseits der *Vrittis* durch Bewußtsein der Seele. Im *Nirodhaha*-Zustand ist es einem gleichgültig, ob man etwas besitzt oder nicht. Das Bewußtsein ist vollständig verschlossen und versiegelt, das Sinnesbewußtsein ist wie gelähmt. In diesem Bewußtseinszustand werden alle *Vrittis* (Neigungen) des *Citta* (Geiststoffs) mit Atma (der individuellen Seele) vereint, und Dualität und Trennung existieren nicht mehr.

Die Bedeutung des ganzen zweiten Slokas kann man wie folgt zusammenfassen: Wenn jemand Yoga erreicht, werden alle Geistes- und Gemütszustände versiegelt und lösen sich in der Seele auf. Wenn jemand die Kontrolle über seine Geistes- und Gemütszustände hat und die Einheit mit Paramatma fühlt, dann nennt man ihn Yogi.

Ursache des Leidens: Die meisten Menschen leiden, weil sie Angst vor dem Tod haben. Sie kennen die wahre Beziehung zwischen Seele und Körper und zwischen Paramatma (Gott oder allumfassende Seele) und Prakriti (Natur) nicht. Wenn man das wahre Verhältnis zwischen Seele und Körper und zwischen Paramatma und Prakriti kennt, dann wird man von allen Leiden und vom Tod befreit und erreicht die Erlösung. In Wirklichkeit ist die Seele unsterblich und frei von allen Leiden. Die Seele ist unsere wahre Identität. Sie erfreut sich an der ewigen Glückseligkeit. Sie sucht sich einen Körper, durch den sie sich ausdrückt. Dieser Körper ist vergänglich, aber die Seele ist unvergänglich.

2. Die Samkhya Philosophie

Die *Samkhya*-Philosophie ist die Basis der göttlichen Wissenschaft, sie ist die Basis aller Philosophien auf dieser Welt, auch der Yogaphilosophie. In dem Wort *Samkhya* gibt es zwei Silben: Sam bedeutet ›vollständig und genau‹ und Khya bedeutet ›Wissen über *Paramatma*‹ (die allumfassende Seele). Die *Samkhya*-Philosophie hat die Unterscheidung zwischen *Brahman* und *Prakriti*, den *Gunas*, *Tanmatras* und *Atomen* eingeführt.

Brahman und Prakriti

Brahman ist der Schöpfer, *Prakriti* die Schöpfung. Zwischen *Brahman* und *Prakriti* gibt es keinen Unterschied. Sie existieren nicht getrennt voneinander. Beide sind Aspekte Gottes, die nur aufgrund der dualistischen Wahrnehmung als getrennt empfunden werden. Gott ist Eines, und dieses Eine durchdringt die ganze vielfältige Schöpfung. Gott manifestiert sich in verschiedenen Aspekten, in *Brahman*, dem allumfassenden, formlosen, passiven Geist, der alles durch seine göttliche Intelligenz lenkt, und in *Prakriti*, der sich ewig wandelnden, aktiven Natur, die sich in der Welt der Erscheinungen offenbart.

Prakriti ist die ewige Quelle der Energie. Sie ist unbegrenzt und nicht veränderbar. Sie ist wie ein großer Behälter, in den die ganze Welt aufgenommen wurde. Sie wird auch Maya oder Illusion genannt. Sie befindet sich jenseits aller Grenzen, auch jenseits der Grenzen von Raum und Zeit. *Prakriti* ist die Kombination von *Gunas*, *Tanmatras* und *Atomen*. Sie enthält Citta, das sind Intelligenz, psychisches Herz, Sinnesbewußtsein und Ego.

Brahman ist seiner Natur nach männlich, *Prakriti* weiblich. *Prakriti* ist die Manifestation von *Brahman*. *Brahman* drückt sich durch *Prakriti* aus. Wie ein lahmer Mann auf der Schulter eines blinden Mannes sitzt und diesem die Richtung weist, während der Blinde sich selbst und den Lahmen bewegt, so sitzt der intelligente aber formlose und unbewegte *Brahman* auf der Schulter *Prakritis*, die aktiv ist und seinen Anweisungen blind folgt. Die Kraft, alle Handlungen auszuführen, hat *Brahman Prakriti* übergeben. *Brahman* arbeitet durch *Prakriti*, während er selbst inaktiv bleibt.

Die Gunas oder kosmischen Kräfte

Gunas sind kosmische Kräfte. Sie verbinden alle Dinge von den *Atomen* bis zu den Sternen und Planeten wie eine Kette und kontrollieren auf diese Weise das Universum. Man unterscheidet zwischen den folgenden drei *Gunas*:

Sattva Guna oder Qualität der Intelligenz,
Raja Guna oder Qualität der Energie,
Tama Guna oder Qualität der Masse.

Sattva Guna ist eine das Selbst enthüllende, bewußte Energie. Wenn *Sattvas* aktiv ist, entstehen Wissen, Frieden, Reinheit, Segen und Glück. *Raja Guna* ist energetisch, anziehend und abstoßend, was zu Aktivität führt, zu Bewegung und Wechsel. Wenn *Rajas* aktiv ist, kommt es zu Leidenschaft, Ärger, Egoismus und zu Wünschen. *Tama Guna* ist der statische Zustand. Unwissenheit, Schlaf, Faulheit, Stumpfsinn und Trägheit sind seine Kräfte. Jede Art bewußter Energie kommt von *Sattvas*, dynamische Energie ist die höchste Manifestation von *Rajas* und Materie die höchste Manifestation von *Tamas*.

Diese drei *Gunas* sind nicht trennbar. Sie sind voneinander abhängig. Sie unterscheiden sich im Charakter, aber sie arbeiten zusammen, um Wirkungen zu erzielen. Sie entwickeln sich, vereinigen sich und gehen durch ihren materiellen Einfluß ineinander über. Ein *Guna* verliert seine Kraft nicht, wenn die anderen *Gunas* aktiv sind und dominieren. Die Intelligenz von *Sattvas* und die Masse von *Tamas* können ohne die Energie von *Rajas* nichts unternehmen, denn alle Bewegungen kommen von *Rajas*, der dynamischen Kraft. Durch *Tamas* kann der Geist die Wahrheit oder die Realität der Natur nicht erfassen. Wenn *Rajas* die Dunkelheit von *Tamas* durch seine aktive Energie hinwegnimmt, dann erscheint das Licht von *Sattva*. *Raja Guna* und *Tama Guna* in *Sattva Guna* zu verwandeln ist Aufgabe des Menschen, denn *Sattva Guna* führt zur Gottesverwirklichung.

Der menschliche Geist springt ständig von einem Gedanken zum nächsten. *Rajas* ist die Quelle all dieser Aktivität. Durch extreme Aktivität entsteht Unruhe. Das ist der Grund, warum die Gedanken im Geist schnell wechseln. Der Geist verändert sich ständig und wird deshalb ruhelos. Alle Formen von Energie, die von *Rajas* kommen, sind gleichzeitig konstruktiv und destruktiv, physisch und metaphysisch, und selbst in den kleinen Teilen des *Atoms* ist eine gewaltige Energie von *Rajas* gegenwärtig, die dem bloßen Auge nicht sichtbar ist.

Aus diesen drei kosmischen Kräften setzt sich die Natur des Körpers, der Sinne und des Geistes zusammen, um das kosmische Bewußtsein zu enthüllen. Alle Manifestationen werden durch diese drei *Gunas* oder kosmischen Kräfte ermöglicht. Evolution oder Degradierung hängen von der Gegenwart oder Abwesenheit der Kräfte der *Gunas* ab. Wenn *Sattva* im ganzen Leben aktiv ist, wird das nächste Leben ein spirituelles Leben. Ein Mensch, der dieses Stadium in seinem Leben erreicht, wird *Sattvik* genannt. Wenn das ganze Leben von *Rajas* dominiert wird, wird das nächste Leben rational. Ein Mensch, der dieses Stadium in seinem Leben erreicht, wird *Rajasik* genannt. Und wenn *Tamas* im ganzen Leben aktiv ist, dann wird das nächste Leben animalisch und unwissend, und diesen Menschen nennt man *Tamasik*. Diejenigen, die *Sattva Guna* in ihrem Leben entwickeln, steigen auf, die *Raja Guna* entwickeln, bleiben in der Mitte, und wer *Tama Guna* anwachsen läßt, fällt ab.

Brahman kontrolliert die Gunas

Brahman oder das reine Bewußtsein befindet sich jenseits der *Gunas*. Es kontrolliert die *Gunas*. Auch der *Jivatma* (die verkörperte Seele) kann die *Gunas* kontrollieren und kann erkennen, daß nichts anderes existiert als reines Bewußtsein. Aber das ist nur möglich, wenn die *Gunas* vollständig kontrolliert werden. Ein Mensch, der die *Gunas* kontrolliert, hängt nicht an materiellen Wünschen und wird von Leidenschaft, Ärger und Unwissenheit nicht mehr überwältigt. Er hat sich mit *Brahman* vereint, er lebt in einem Zustand von Frieden, Segen, Freude und Glück und hat vollständiges Wissen erreicht. In diesem Stadium sind der Seher und das Gesehene für ihn zu Einem geworden. Er schwimmt auf dem ewigen Ozean des Nektars. Dann ist er unsterblich und von aller Bindung befreit und wird Yogi genannt.

Diejenigen, die die *Gunas* nicht kontrollieren können, können dieses Stadium nicht erreichen. Sie bleiben an ihren materiellen Wünschen hängen, die dem Momentanen und Illusionären zugewandt sind. Sie leiden ständig unter Todesfurcht und können sich nicht von ihren Fesseln lösen.

Die 24 Bestandteile des menschlichen Körpers

Der menschliche Körper besteht aus 24 Bestandteilen: Aus den fünf Wissensorganen (Sinne), den fünf Handlungsorganen, den fünf Sinnesobjekten, den fünf grobstofflichen Elementen, dem (psychischen) Herz, der Intelligenz, dem Sinnesbewußtsein und dem Ego.

Durch diese 24 Bestandteile drückt sich Atma im menschlichen Körper aus. Dieser menschliche Körper mit seinen 24 Bestandteilen wird auch *Stuhla Sharira* oder grobstofflicher Körper genannt (s. Seite 178).

Jnanendriyas: Die fünf *Jnanendriyas* (Sinnesorgane) bestehen aus *Shaksu* (Augen), *Karna* (Ohren), *Nasika* (Nase), *Rasa* (Mund) und *Twak* (Haut). Sie stehen unter dem Einfluß von *Sattvas*.

Karmendriyas: Die fünf *Karmendriyas* (Handlungsorgane) bestehen aus *Bak* (Rede), *Pani* (Hände), *Pada* (Beine), *Payu* (After) und *Upastha* (Geschlechtsorgane). Sie stehen unter dem Einfluß von *Rajas*.

Tanmatras: Die fünf *Tanmatras* (Sinnesobjekte) bestehen aus *Shabda* (Geräusch), *Sparsa* (Berührung), *Rupa* (Form), *Rasa* (Geschmack, Nahrungssaft), *Gandha* (Geruch). Sie stehen unter dem Einfluß von *Tamas*.

Die fünf Bhutas (grobstoffliche Elemente): Die *Tanmatras* erzeugen die Vorstellung der Materie mit ihren fünf grobstofflichen Elementen: *Kshiti* (fest), *Apa* (flüssig), *Teja* (gasförmig), *Morut* (Luft), *Byom* (Äther, Vakuum oder Raum). Die grobstofflichen Elemente stehen unter dem Einfluß von *Tamas*. Die *Bhutas* haben die Kraft der Durchdringung, der Ausstrahlung und der Anziehung. Sie erzeugen die Energie von Geräusch, Berührung, Form, Geschmack und Geruch. Sie sind der Ursprung der Welt der *Atome*. Alle *Atome* werden aus den *Bhutas* gebildet. Auf alle Dinge in diesem Universum strahlen die *Bhutas* aus. Dem Einfluß der *Gunas* entsprechend, verändern die *Bhutas* ihren Charakter.

Manas, Buddhi und Ahamkara: Aus *Citta* (dem psychischen Herz) entstehen *Buddhi* (die Intelligenz), *Manas* (das Sinnesbewußtsein) und *Ahamkara* (das Ego). Diese vier werden auch unter dem Begriff *Citta* (hier in der Bedeutung von Geiststoff) zusammengefaßt.

Es ist *Manas* (das Sinnesbewußtsein), das unseren Bewegungsablauf, die Sinnesnerven und Sinnesorgane kontrolliert. *Manas* (das Sinnesbewußtsein) erfreut sich an allen Erscheinungen durch die *Jnanendriyas* (Sinnesorgane) und gibt die Botschaften, die ihm diese vermitteln, an *Buddhi* (die Intelligenz) weiter. Wenn *Buddhi* (die Intelligenz) rein ist, kann sie das richtige Urteil mit Hilfe von *Brahman* fällen. *Manas* (das Sinnesbewußtsein) ist ein naher Verwandter des *Ahamkara* (Ego). Das Ego möchte die Dinge, die das Sinnesbewußtsein durch die Sinnesorgane wahrgenommen hat, gern in Besitz nehmen. Hierfür ein Beispiel.

Das Sinnesbewußtsein erhält die Information: Ich sehe eine Blume. Diese Information gibt es zur Beurteilung an die Intelligenz weiter. Die Intelligenz gibt das Urteil: Die Blume ist sehr schön. Das Ego möchte die Blume haben. Durch diesen Vorgang sammeln die Menschen Erfahrungen und erhalten Wissen.

Wenn *Citta*, der Geiststoff (dieser besteht aus *Buddhi, Citta, Manas* und *Ahamkara*) von allen Unreinheiten, nämlich von materiellen Wünschen und vom Ich-Bewußtsein befreit ist, dann erscheint das Überbewußtsein, und dieses Überbewußtsein führt zum kosmischen oder reinen Bewußtsein. Das ist ein Zustand vollständiger Weisheit, in dem die Zwischenwand der Unwissenheit verschwindet. Brahman oder die allumfassende Seele kann nur dann enthüllt werden.

Paramatma, Atma und Jiva

Paramatma ist die allumfassende Seele, sie wird auch *Brahman*, Gott oder *Purusa* genannt. Sie manifestiert sich gemäß der Philosophie der Hindus in drei Aspekten: in *Brahma* (dem Schöpfer), *Vishnu* (dem Erhalter) und *Shiva* (dem Zerstörer). Das gleiche Prinzip findet sich im Christentum in der Heiligen Dreifaltigkeit bzw. der Dreieinigkeit Gottes, die aus Gott dem Vater, Gott dem Sohn und Gott dem Heiligen Geist besteht. *Paramatma* ist ohne Anfang, ohne Ende, ohne Begrenzung und ohne Form. ER ist nicht mit SEINER Schöpfung verhaftet. SEINE wahre Natur ist *Sat, Cit, Ananda* (Sein, Bewußtsein, Glückseligkeit).

Atma ist die einzelne Seele, die ein Teil der allumfassenden Seele ist. *Atma* repräsentiert *Paramatma*. Während sich *Atma* im menschlichen

Körper befindet, ist ER stets mit *Paramatma* vereint. Dem göttlichen Gesetz entsprechend tritt *Atma* in einen menschlichen Körper ein, arbeitet durch alle Körperteile und erfüllt sie mit Bewußtsein. Solange sich diese einzelne Seele im menschlichen Körper befindet, ist ihr Ausdruck begrenzt. Die wahre Natur von *Atma* ist jedoch auch *Sat, Cit, Ananda* (Sein, Bewußtsein und Glückseligkeit), und sie ist ebenfalls ohne Anfang und ohne Ende. Der gleiche *Atma*, die gleiche individuelle Seele, existiert in jedem menschlichen Körper.

Jiva ist die Verkörperung der Seele. Im Stadium des *Jiva* hat sich die Vorstellung von einem getrennten Dasein entwickelt. Diese Vorstellung wird auch *Ahamkara* (Ego) genannt. Die Seele kann in einen kausalen, in einen astralen und in einen grobstofflichen Körper eingeschlossen werden. (s. Seite 178 f.) Beim Menschen ist sie in alle drei Hüllen eingeschlossen. Diese umschließen einander wie die Schichten einer Zwiebel. Die Seele, die sich durch alle 24 Bestandteile des menschlichen Körpers ausdrückt, bezeichnet man auch als *Jivatma*. Wenn *Atma* in einen menschlichen Körper eintritt, wird ER zu *Jivatma*; wenn ER ohne menschlichen Körper ist, dann wird ER *Atma* genannt. Als *Jiva*, eigentlich *Jivatma*, wird häufig auch das allgemeine menschliche Bewußtsein bezeichnet, welches ein begrenzter Ausdruck von *Atma* ist.

Yoga ist eine der sechs Philosophien Indiens. Das Verfahren des Yoga ist eine vollständige und praktische Methode, die dazu dient, Körper und Geist zu reinigen, damit die ursprünglich bestehende Einheit von *Paramatma* und *Jivatma* wieder bewußt erfahren werden kann. Der *Jiva* erkennt zuerst die Einheit mit *Atma*, dann erkennt er die Einheit mit *Paramatma* und erreicht schließlich die Befreiung.

3. Verschiedene Arten von Yoga

Es gibt viele verschiedene Yogaarten. Den Yogaschriften entsprechend kommen alle Yogaarten von vier verschiedenen Klassen: *Mantra* Yoga, *Hatha* Yoga, *Loyo* Yoga und *Raja* Yoga.

Mantra Yoga: Mantra bedeutet: ›das, was das Sinnesbewußtsein (Manas) schützt‹. Das Rezitieren von *Mantrams* führt zu spirituellen Schwingungen in bestimmten Chakras (feinstoffliche Energiezentren, s. Seite 144 f.), wenn es von ganzem Herzen und im Bewußtsein der Einheit mit der Seele praktiziert wird. Das Sinnesbewußtsein des Übenden wird dadurch beschützt. Der Übende erhält Ruhe, Hingabe und Liebe und wird frei von Furcht. Wenn die Bewegungen des Sinnesbewußtseins zum Stillstand gekommen sind und das Sinnesbewußtsein sich durch Rezitieren von OM oder anderer *Mantrams* mit dem allumfassenden Bewußtsein vereint hat, wird dies *Mantra* Yoga genannt.

Loyo Yoga: Loyo bedeutet auflösen. Es gibt viele Arten von *Loyo* Yoga. Wenn sich der Geiststoff in irgendeine Sache versenkt, dann wird das *Loyo* genannt. Erreicht man die Einheit mit Gott, indem der Geiststoff vollkommen in einer Sache aufgeht, dann ist das *Loyo* Yoga.

Hatha Yoga: Ha bedeutet ›Sonne‹ und *Tha* bedeutet ›Mond‹. *Hatha* bedeutet die Verbindung zwischen Sonne und Mond. *Hatha* Yoga meint die Vereinigung von Prana, deren Name von der Sonne kommt, und Apana, deren Name sich vom Mond herleitet. (Prana und Apana sind zwei verschiedene Luftarten, die auf Seite 142 ff. ausführlich erläutert werden.) *Hatha* Yoga bedeutet auch Ausgleich zwischen Ida, dem Mondnerv und Pingala, dem Sonnennerv (s. Seite 145 ff.). Wenn diese beiden Nervenströme gleichermaßen angeregt werden, dann wird ein ausgewogener Zustand herbeigeführt, der weder durch Überaktivität noch durch übermäßige Passivität gekennzeichnet ist. Sattva Guna ist in dieser Zeit aktiv. In diesem Zustand ist es einfacher, nach innen zu gehen und die Einheit mit Gott zu erreichen. *Hatha* Yoga bedeutet also, die Einheit mit Gott zu erreichen durch ausgewogenes Zusammenwirken unserer aktiven Kräfte, die durch die Sonne und unserer passiven Kräfte, die durch den Mond versinnbildlicht werden. Die ersten drei Stufen des Astanga Yoga Yama, Niyama und Asana (s. Seite 16 ff.) gehören zu *Hatha* Yoga. Sie sind eine Vorbereitung für *Raja* Yoga und für alle anderen Yogaarten.

Bekannte Hathayogis: Die berühmten *Hathayogis* sind: Adinath, Matsyendranath, Jalandharnath, Bhartihari, Yogichandra, Gorakshanath, Monthan, Bhairab, Shabor, Birupakshya, Bilesoy, Anandabhairab, Choratok, Surananda etc. Diese *Hathayogis* sind in Indien aufgrund ihrer geheimnisvollen yogischen Kräfte sehr bekannt.

Raja Yoga: Raja bedeutet König. *Raja* Yoga ist der König unter den Yogaarten. Den Geiststoff durch die fünf höheren Stufen des Astanga Yoga (Pranayama, Pratyahara, Dharana, Dhyana und Samadhi) vollständig zu kontrollieren und dadurch mit dem universalen Bewußtsein zu verschmelzen, ist das Ziel von *Raja* Yoga.

Kriya Yoga: Raja Yoga und *Kriya* Yoga sind sich sehr ähnlich. *Kriya* Yoga ist auch eine Methode, die Körper, Geist und Seele gleichzeitig entwickelt. Das Wort *Kri* bedeutet ›Tun‹ und das Wort *Ya* bedeutet ›Seele‹. Ohne die Seele funktioniert der Körper nicht, auf der anderen Seite kann auch die Seele ohne den Körper nicht arbeiten. Körper, Geist und Seele sind untrennbar und voneinander abhängig. Ein *Kriya* Yogi erkennt bei jeder Handlung, daß Atma der in Wahrheit Handelnde ist. Das Ziel des *Kriya* Yoga ist, die Einheit zwischen individuellem und allumfassenden Bewußtsein bei jeder körperlichen Aktivität und bei allen Gemüts- und Geisteszuständen zu fühlen.

Das Ziel aller Yogaarten ist dasselbe, nämlich die Einheit von individueller und allumfassender Seele bewußt zu erleben.

Die drei wesentlichen Qualitäten eines Yogi: Die erste Qualität eines Yogi ist körperliche Fitneß. Diese wird für alle Aktivitäten in der materiellen und spirituellen Welt benötigt. Die zweite Qualität eines Yogi ist die Beherrschung der Rede. Die dritte und wichtigste Qualität eines Yogi ist die Kenntnis der Seele. Wenn man diese Qualität besitzt, dann fühlt man immer die Einheit mit der Seele. Außerdem sollte ein Yogi Wissen über Anatomie, Physiologie, Psychologie und Philosophie besitzen.

4. Die acht Stufen des Yoga

Nach Rishi Patanjali hat der Yoga acht Stufen, die er im 29. Yogasutra wie folgt beschreibt:

yama niyama asana pranayama pratyahara dharana dhyana samadhoyo astabangani.

Das bedeutet: Die acht Stufen des Yoga sind *Yama* (Kontrolle), *Niyama* (Disziplin), *Asana* (körperliche Stellungen), *Pranayama* (Zurückbehalten der Lebensenergie), *Pratyahara* (Zurückziehen des Sinnesbewußtseins und der Sinne), *Dharana* (Konzentration), *Dhyana* (Meditation) und *Samadhi* (Vereinigung mit Paramatma).

Zwölf vollkommene Yamas ergeben ein Niyama, zwölf vollkommene Niyamas ergeben ein Asana, zwölf richtig geübte Asanas ergeben ein Pranayama, zwölf richtig geübte Pranayamas ergeben ein Pratyahara, zwölf richtig geübte Pratyaharas ergeben ein Dharana, zwölf richtig geübte Dharanas ergeben ein Dhyana, zwölf richtig geübte Dhyanas ergeben ein Samadhi und damit die Erleuchtung.

Der achtstufige Weg des Yoga wird auf Sanskrit *Astanga* Yoga genannt. Diese Stufen bauen aufeinander auf. In der Praxis werden jedoch mehrere Stufen nebeneinander geübt. Diese acht Stufen werden im folgenden ausführlich erläutert.

5. Yama

Die erste Stufe des *Astanga* Yoga ist *Yama*.

tatra ahimsa satya asteya brahmacharya aparigraha yamas.

Das bedeutet: Die *Yamas* (Kontrolle) bestehen aus *Ahimsa* (Gewaltlosigkeit), *Satya* (Wahrhaftigkeit), *Asteya* (Nicht Stehlen), *Brahmacharya* (Enthaltsamkeit) und *Aparigraha* (Nichtannahme von luxuriösen Dingen).

Yama ist absolute Kontrolle in bezug auf folgende fünf Grundsätze:

Gewaltlosigkeit: kein lebendes Wesen körperlich oder geistig verletzen oder töten. Denn wen verletze ich? Es ist meine eigene Seele.

Wahrhaftigkeit: nicht die Unwahrheit sprechen, keine falschen Informationen weitergeben, keine falschen Zeugenaussagen machen. Denn wen belüge ich? Es ist meine eigene Seele.

Nicht Stehlen: nichts stehlen, nicht habsüchtig sein. Wen würde ich bestehlen? Meine eigenen Sachen kann ich nicht stehlen. Die gleiche Seele ist in allem. Wenn sich das Bewußtsein zu der Erkenntnis entwickelt hat, daß die gleiche Seele in allem wohnt, dann kann man niemanden verletzen, niemanden belügen und nicht mehr stehlen.

Enthaltsamkeit: Kontrolle über den Geschlechtsverkehr, über Gedanken, die sich mit sexuellen Dingen beschäftigen und über Berührungen. Man sollte keine Pornofilme ansehen und keine pornographischen Bücher lesen. Wenn jemand die Einheit mit Atma in seinen Gedanken oder in seiner (begrenzten) sexuellen Aktivität spürt, dann übt er Enthaltsamkeit.

Unbestechlichkeit: keinen Wohlstand ansammeln, keine Bestechungen annehmen, keine luxuriösen Geschenke behalten.

Diesen fünf *Yamas* sollte ein Yogaschüler im Bewußtsein Gottes oder Atmas folgen.

6. Niyama

Die zweite Stufe des Yoga ist *Niyama:*

sauca santosa tapaha svadhyaya isvara pranidhanani niyamaha.

Das bedeutet: Die *Niyamas* (Disziplin) bestehen aus *Sauca* (Reinheit), *Santosa* (Zufriedenheit), *Tapaha* (Selbstdisziplin, Mäßigung und Genügsamkeit), *Svadhyaya* (Studium der Schriften, der Physiologie und Studium der Seele) und *Isvara Pranidhanani* (Glaube, Liebe, Hingabe und Unterwerfung an Gott).

Niyama ist Regulierung oder Disziplin in bezug auf folgende fünf Grundsätze:

Reinheit: körperliche Sauberkeit und geistige Reinheit. Man sollte alle Gedanken, die guten und die schlechten, annehmen. Sie kommen von Gott, um den Menschen beständiger zu machen.

Zufriedenheit: immer zufrieden sein, frei sein von weltlichen Wünschen, alle Wünsche als von Atma kommend annehmen.

Selbstdisziplin: Genügsamkeit, Regelmäßigkeit und Ausdauer auf dem spirituellen Weg.

Selbststudium: Studium der Physiologie, der Psychologie, der Philosophie und der Seele, die uns reines Wissen gibt und uns zur Befreiung führt.

Hingabe an Gott: Glaube, Liebe, Loyalität und Unterwerfung an Gott.

Diesen fünf *Niyamas* sollte ein Yogaschüler im Bewußtsein Gottes oder Atmas folgen.

Teil 2:
Asanas (Übungen)

1. Asana

Asana ist die dritte Stufe des *Astanga* Yoga.

sthira sukham asanam.

Das bedeutet: Die Übungen und Positionen sind mühelos, bequem und angenehm und machen uns beständig und stabil.

In jeder unserer Handlungen brauchen wir einen festen und stabilen Körper und einen ausgewogenen Geisteszustand. Krankheiten des Körpers und Krankheiten des Geistes wie Sorgen, Ängste, Depressionen und Spannungen können durch das Üben der *Asanas* beseitigt werden, und die richtige Ordnung in Körper und Geist wird wiederhergestellt. Wir sind in der Lage, unsere Gesundheit zu erhalten, jede Handlung auszuführen und zu meditieren.

Man unterscheidet zwischen äußeren und inneren *Asanas*. Die äußeren *Asanas* bestehen aus Körperstellungen, die inneren *Asanas* übt man, indem man im *Ajna Chakra** vor der Seele sitzt und die Sinne und den Geist von den materiellen Objekten nach innen zurückzieht. Nur dann erhält man Mühelosigkeit, Bequemlichkeit, Wohlgefühl und den ewigen Segen. Nachdem man die äußeren und die inneren *Asanas* geübt hat, fühlt man sich glücklich, entspannt und erfrischt. Man kann eine gewaltige Menge körperlicher und geistiger Energie speichern, die dabei hilft, das Überbewußtsein zu entwickeln.

Die *Asanas* geben Stärke, Lebenskraft, Vitalität, Energie und die Kraft, die negativen Gedanken zu überwinden. Sie entwickeln die Willenskraft, das Vertrauen, das Gedächtnis, die Persönlichkeit, körperliche und geistige Reinheit und ununterbrochenen Schlaf.

Die *Asanas* harmonisieren die chemischen und biochemischen Kräfte im Körper und helfen, die psychischen Kräfte zu entwickeln. Körper und Geist sind voneinander abhängig. Die physiologischen Kräfte beeinflussen den Geist, und die psychischen Kräfte beeinflussen den Körper.

Die *Asanas* stimulieren die Bewegungen des Herzens, das das Blut in alle Organe des Körpers, in die Gewebe und in die Zellen verteilt. Sie regulieren die Bewegungen der Lungen und des Gehirns. Sie geben gute Verdauung und guten Blutkreislauf und nehmen auf diese Weise alle Arten von Krankheiten weg oder beugen ihnen vor. Sie geben den Knochen und Muskeln Festigkeit, indem sie sie auf die richtige Art anregen. Sie erhöhen die Elastizität der Arterien und der Bänder und die Beweglichkeit der Wirbelsäule. Dies ist sehr wichtig, um die Gesundheit des Körpers und damit auch seine Jugend zu erhalten. Ein Yogi bewahrt sich eine bewegliche Wirbelsäule bis ins hohe Alter.

Der Unterschied zwischen Asanas und anderen Übungen

Bei allen Aktivitäten, mit Ausnahme der *Asanas*, verschwenden wir einen großen Teil unserer physischen und psychischen Energie. Bei den *Asanas* dagegen geben wir wenig Energie ab und führen unserem Körper viel Energie zu.

Die *Asanas* tragen dazu bei, frisches Blut in die Gelenke und inneren Organe wie z. B. die Lunge, das Herz, den Magen, die Leber und die Milz zu bringen, so daß sie gesund bleiben und gut funktionieren. Das vermögen andere Übungen nicht.

Die *Asanas* tragen dazu bei, die Wirbelsäule in alle Richtungen zu entwickeln, was andere Übungen nicht können.

Die *Asanas* helfen, die Funktion der Hypophyse, der Epiphyse, der Schilddrüse, der Nebenschilddrüsen, der Thymusdrüse, der Nebennieren, der Bauchspeicheldrüse, der Hoden und der Eierstöcke zu entwickeln und zu harmonisieren und unterstützen die Hormonausscheidungen dieser Drüsen auf die richtige Weise. Bei den *Asanas* konzentriert man sich besonders

---
* Das ist das sechste Zentrum, es wird auch Zentrum des Kommandos genannt.

darauf, das innersekretorische Drüsensystem zu entwickeln, was bei normalen Gymnastikübungen nicht der Fall ist.

Im menschlichen Körper gibt es zwei verschiedene Arten von Muskeln, die willkürlichen und die unwillkürlichen Muskeln. In unserem täglichen Leben gebrauchen wir bei vielen Tätigkeiten in der Arbeit oder Freizeit unsere willkürlichen Muskeln. Indem wir Gymnastik üben oder an sportlichen Spielen teilnehmen, können wir diese willkürlichen Muskeln entwickeln, aber die unwillkürlichen Muskeln, wie die Muskeln des Herzens, des Magens, des Darmes, der Eingeweide usw. können wir durch sportliche Spiele oder Übungen kaum entwickeln und nicht regulieren. Das ist nur durch *Asanas* möglich.

Die Wurzeln der meisten körperlichen Krankheiten befinden sich in uns. *Asanas* können die Wurzeln dieser Krankheiten von innen her ausreißen, was durch andere Übungen nicht möglich ist.

Die *Asanas* können Körper, Geist und Seele gleichzeitig entwickeln, denn man konzentriert sich auf die inneren Teile des Körpers im Bewußtsein Gottes oder Atmas, der das menschliche Leben und alle Dinge in diesem Universum reguliert.

Die *Asanas* entwickeln das Gedächtnis, sofortiges Verstehen, die Fähigkeit, richtig zu urteilen und richtig zu entscheiden, Schlagfertigkeit, die Fähigkeit, sich auf verschiedene Situationen mühelos einzustellen, Geduld, Liebe, Freundschaft, Einheit und allumfassendes Bewußtsein. Das ist der Segen Atmas. Menschen haben die Möglichkeit, diesen Segen durch ständige Konzentration auf Atma zu erreichen. Die *Asanas* tragen dazu bei, diese Konzentration zu entwickeln.

Um *Asanas* zu üben, braucht man keine besondere Nahrung für den Körper, aber um professionell Fußball und Tennis zu spielen und um Leistungssport zu betreiben, braucht man eine spezielle Ernährung.

Schnelle und hektische Bewegungen der Muskeln sind schädlich für das Herz, die Muskeln, die Gelenke und die Organe, aber alle Bewegungen der *Asanas* sind langsam, harmonisch und beständig und werden von angemessener Atmung und von Entspannungsphasen begleitet. Daher entsteht keine nachteilige Wirkung für den Körper.

Wenn man beim Üben der *Asanas* einen Fehler macht, dann wird zwar die angemessene Wirkung des *Asana* nicht erreicht, aber es ist nicht schädlich für den Körper. Wenn man jedoch andere Übungen fehlerhaft praktiziert, wird der Körper müde und möglicherweise verletzt.

Im Yoga glaubt man nicht daran, daß die Entwicklung von Muskeln Zeichen für eine gute Gesundheit ist. Wenn alle Systeme und Organe des Körpers perfekt und harmonisch miteinander arbeiten, wenn geistige Ausgewogenheit und Zufriedenheit vorhanden sind, nur dann erfreut man sich an einer guten Gesundheit und man wird frei von Krankheiten.

Wann sollte man ganz oder teilweise auf das Üben der Asanas verzichten?

Wenn jemand an einer schweren Krankheit der Organe, der Muskeln oder der Knochen und Gelenke leidet, sollte er die *Asanas* auf keinen Fall ohne vorherige Rücksprache mit einem gut ausgebildeten Lehrer üben. So ist es zum Beispiel bei Schilddrüsenüberfunktion nicht gut, wenn man die Schilddrüse lange preßt. Wenn jemand unter Schilddrüsenüberfunktion leidet, muß er daher *Asanas* vermeiden, bei denen ein Druck auf die Schilddrüse entsteht, wie zum Beispiel bei *Sarbangasana* (Seite 68). *Asanas*, bei denen der Hals zurückgebeugt wird, können dagegen bei Schilddrüsenüberfunktion lindernd oder heilend wirken. So gibt es für verschiedene Krankheiten *Asanas*, die unbedingt vermieden werden müssen und solche, die eine heilende Wirkung haben. (Siehe auch Teil 8, Yogatherapie).

Während eines heftigen emotionalen Ausbruchs, zum Beispiel bei starken Depressionen oder Ängsten, wird das vegetative Nervensystem sehr aufgewühlt. Daher sollte man in dieser Zeit keine *Asanas* üben, sondern Atemübungen oder Meditation praktizieren.

Auch Kinder dürfen nur ganz bestimmte *Asanas* machen. Insbesondere müssen Umkehrstellungen wie z.B. *Sarbangasana*, *Shirsasana*, *Shashangasana* und *Paschimottanasana* vermieden werden, weil dadurch die Schilddrüse und die Hypophyse frühzeitig angeregt werden können.

Schwangere dürfen bis zum dritten Schwangerschaftsmonat alle Übungen praktizieren. Vom dritten bis siebten Schwangerschaftsmonat dürfen sie nur bestimmte Übungen machen, das gleiche gilt für die ersten vier Tage der Menstruation. Das sind folgende Übungen: *Padmasana* (s. Seite 22), *Siddhasana* (s. Seite 24), *Swastikasana* (s. Seite 24), *Vajrasana* (s. Seite 27), *Mandukasana* (s. Seite 30), *Simhasana* (s. Seite 29), *Ardha Matsyendrasana* (s. Seite 40), *Utthita Padasana* (s. Seite 66), *Sarbangasana* (s. Seite 68), *Matsyasana* (s. Seite 84), *Gomukhasana* (s. Seite 33), *Upabistha Utkotasana* (s. Seite 46), *Makarasana* (s. Seite 62), *Marjerasana* (s. Seite 60), *Ustrasana* (s. Seite 52), *Bhadrasana* (s. Seite 31), *Supta Bhadrasana* (s. Seite 32), *Anjaneyasana* (s. Seite 58), *Ardha Chandrasana* (zur Seite und nach hinten) (s. Seite 87), *Briksasana* (s. Seite 90), *Trikonasana* (s. Seite 89), *Konasana* (s. Seite 56), *Purvottanasana* (s. Seite 76), *Savasana* auf dem Rücken und auf der Seite (s. Seite 110), *Aswinimudra* (s. Seite 126), *Shaktichalonimudra* (s. Seite 122). Alle leichten *Pranayamas*, z.B. *Pranayama* im Gehen (s. Seite 156), *Shitali* im Sommer (s. Seite 158), *Tratakyoga* (s. Seite 135) und Meditation (s. Seite 167ff.).

Schwangere dürfen nach dem siebten Schwangerschaftsmonat noch folgende Übungen praktizieren: *Sarbangasana* (s. Seite 68), *Utthita Padasana* (s. Seite 66), *Marjerasana* (s. Seite 60), *Ardha Chandrasana* (s. Seite 87), *Anjaneyasana* (s. Seite 58), *Aswinimudra* (s. Seite 126). Alle leichten *Pranayamas*, z.B. *Pranayama* im Gehen (s. Seite 156), *Shitali* im Sommer (s. Seite 158), *Tratakyoga* (s. Seite 135) und Meditation (s. Seite 167ff.), (spezielle Übungsfolgen für die verschiedenen Altersgruppen, für Schwangere und für Frauen, die ihre Menstruation haben s. Seite 241).

Man sollte die *Asanas* nicht unmittelbar nach einer Hauptmahlzeit üben, sondern je nach der Menge der eingenommenen Mahlzeit mindestens zwei bis drei Stunden warten. Nur zwei *Asanas* können nach dem Essen praktiziert werden: *Vajrasana* und *Gomukhasana*. Diese sind gut für die Verdauung und fördern einen gesunden Schlaf.

Der geeignete Ort und die geeignete Zeit für die Asanas

Der Ort sollte sauber und ordentlich sein und gut durchlüftet werden. Er sollte ruhig und frei von Insekten und anderen Tieren sein. Er darf nicht feucht sein und sollte sich nicht in der Nähe einer Feuerstelle oder einer Wasserstelle befinden. Man sollte diesen Platz nur für die *Asanas* verwenden und nicht für andere Aktivitäten. Man sollte die *Asanas* nicht im Wald und nicht in einem Stall praktizieren oder an anderen Orten, an denen sich trockenes Laub befindet oder schlechter Geruch vorhanden ist.

Die beste Zeit für *Asanas* ist der Morgen. Nach einem gesunden Schlaf ist man frei von Erschöpfung und von Unruhe. Nachdem man die Zähne geputzt, sich gewaschen und Darm und Blase entleert hat, sind Körper und Geist erfrischt, und man kann sich besser konzentrieren.

Diejenigen, die morgens keine Zeit haben, können sich eine für sie passende Zeit selbst wählen, aber diese Zeit sollte regelmäßig beibehalten werden. Man kann auch zwischen acht und neun Uhr am Abend üben.

Jetzt könnte die Frage auftauchen, ob es gut ist, *Asanas* zu machen, wenn man einen anstrengenden Arbeitstag in der Fabrik oder im Büro hinter sich hat. Die Antwort ist ja, denn *Asanas* tragen dazu bei, die Müdigkeit zu beseitigen. Man kann seine verlorene Energie zurückgewinnen und wird erfrischt, denn während man Yoga übt, wird der ganze Körper gut durchblutet.

Es ist auch sehr wichtig, daß man die Asanas jeden Tag übt. Genauso wie man täglich Nahrung zu sich nimmt, sollte man auch jeden Tag *Asanas* üben.

Einige praktische Hinweise

Man sollte die *Asanas* nicht auf einer sehr harten oder einer sehr weichen Unterlage, wie zum Beispiel dem Bett, ausführen. Eine Wolldecke oder ein Teppich sind geeignete Unterlagen für *Asanas*.

Die Kleidung sollte sauber und leicht sein und locker sitzen. Man sollte sich für die *Asanas* keine engen Hosen anziehen, das ist nicht gut für die Bänder.

Die *Asanas* sollten langsam aber stetig ausgeführt werden. Wenn keine besonderen Anweisungen gegeben werden, sollte die Atmung normal sein. Die gleiche Zeit, die man für jede Übung benötigt, wird auch für die anschließende Entspannung in *Savasana* (der Totenstellung) verwendet.

Die Stellungen sollten nur so lange ausgehalten werden, wie dies ohne Druck im Herz und in der Lunge möglich ist. Alle Anstrengungen, die über einen normalen Dehnungsschmerz hinausgehen, muß man unbedingt vermeiden.

Man sollte sich den Ablauf einer Übung, bevor man mit ihr beginnt, genau vorstellen. Dadurch kann man sich geistig auf das *Asana* einstellen und es anschließend intensiver und besser praktizieren.

In jedem Moment während der Übungen sollte man die Einheit mit Atma fühlen.

Hindernisse für die Yogaübungen sind: zu viel Essen, zu wenig Essen, zu viel Schlaf, zu wenig Schlaf, Unregelmäßigkeit, Faulheit, Unaufmerksamkeit, zu viel Geschlechtsverkehr, Rauchen, Alkohol, Gebrauch von Drogen; am besten ist eine ausgewogene Lebensführung.

Dhyanasanas und Swasthyasanas

In den Schriften steht, daß es 840 000 *Asanas* gibt. Von diesen 840 000 *Asanas* sind 84 die wichtigsten und gebräuchlichsten.

Sie werden in zwei Klassen unterteilt: *Dhyanasanas* oder meditative Stellungen und *Swasthyasanas* oder Stellungen zur Kultivierung von Geist und Körper.

Die meditativen Stellungen sind *Padmasana* oder Lotosstellung, *Siddhasana* oder erfolgbringende Stellung, *Swastikasana* oder angenehme Stellung, *Sukhasana* oder leichte und bequeme Stellung und *Vajrasana* oder Donnerstellung. Diese *Asanas* sind sehr wichtig, um Pranayama und Meditation zu üben.

Alle übrigen Stellungen sind *Swasthyasanas* oder kultivierende Stellungen, welche helfen, sich einer guten Gesundheit zu erfreuen und den Körper auf das Ziel des Yoga vorzubereiten.

2. Dhyanasanas oder meditative Stellungen

1. *Padmasana (Lotosstellung)*

Technik: Sitzen Sie mit nach vorne gestreckten Beinen. Fassen Sie den rechten Fuß mit beiden Händen und legen Sie ihn auf den linken Oberschenkel. Ergreifen Sie dann den linken Fuß und legen Sie ihn auf den rechten Oberschenkel. Die Fersen sollten die Bauchdecke berühren. Halten Sie die Wirbelsäule aufrecht und legen Sie die Hände auf die Knie. Oberschenkel und Knie sollten am Boden bleiben (s. Abb. 1). Schließen Sie die Augen. Atmen Sie normal und bleiben Sie 30 bis 60 Sekunden in dieser Stellung. Dann wechseln Sie die Beine und wiederholen Sie die Übung (s. Abb. 2). Praktizieren Sie drei solcher Runden und entspannen Sie sich nach jeder Runde in *Savasana*.

Wer Mühe hat, *Padmasana* zu praktizieren, kann damit beginnen, *Ardha Padmasana*, den halben Lotossitz zu üben. Bei dieser Übung legt man nur einen Fuß auf den Oberschenkel des anderen Beines, der andere Fuß bleibt am Boden (s. Abb. 3).

Konzentration: Konzentrieren Sie sich wie bei allen anderen meditativen Stellungen auf einen Punkt in der Mitte zwischen den Augenbrauen.

Wirkung: Dieses Asana verhilft zu einer guten Konzentration in der Meditation und ermöglicht es dem Meditierenden, sich leichter vom materiellen Bewußtsein zu lösen. Durch tägliches Üben dieses Asanas kann man Ruhelosigkeit und Ablenkung der Gedanken überwinden und bessere Konzentrationsfähigkeit erlangen. Durch dieses Asana werden Körper und Geist gestärkt und von Krankheiten befreit. Die Knöchel und Kniegelenke werden durch diese Übung gekräftigt, so daß Arthritis und Gicht in diesen Gelenken nicht zur Wirkung kommen können.

Padma bedeutet ›Lotos‹. Dieses Asana erinnert seinem Aussehen nach an eine Lotosblüte. Außerdem öffnen sich während der Meditation in der Lotosstellung Herz und Geist wie eine Lotosblüte. Daher wird diese Stellung *Padmasana* oder Lotosstellung genannt.

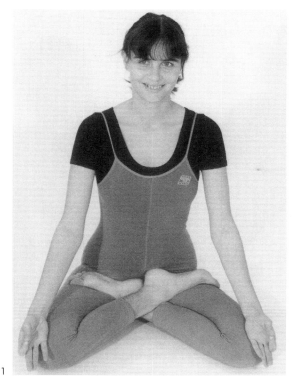

1

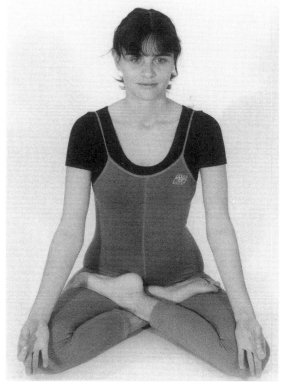

2

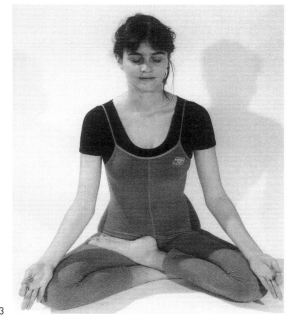

3

2. Siddhasana (Meisterstellung oder erfolgbringende Stellung)

Technik: Sitzen Sie mit nach vorne gestreckten Beinen. Beugen Sie das linke Knie und setzen Sie die linke Ferse unter den Damm, zwischen After und Geschlechtsorgan. Dann beugen Sie das rechte Knie und setzen Sie die rechte Ferse gegen die linke Seite des Schambeins. Üben Sie keinen Druck auf das Genitalorgan aus. Schieben Sie die Zehen in die Beuge zwischen Wade und Oberschenkel. Halten Sie die Wirbelsäule aufrecht und legen Sie die Hände auf die Knie (s. Abb. 4). Schließen Sie die Augen. Atmen Sie normal und bleiben Sie 30 bis 60 Sekunden in dieser Stellung. Dann wechseln Sie die Beine und wiederholen Sie die Übung. Praktizieren Sie drei solcher Runden und entspannen Sie sich nach jeder Runde in *Savasana*.

Konzentration: Konzentrieren Sie sich während dieser Übung auf den Punkt in der Mitte zwischen den Augenbrauen.

Wirkung: Wenn man in dieser Stellung sitzt, kann man Erfolg in Konzentration und Meditation erreichen. Diese Stellung verstärkt die Blutzirkulation im Damm und in den Genitalorganen, wodurch diese Körperteile gesund bleiben. Auch die Knöchel und Kniegelenke werden gut durchblutet, so daß arthritische und rheumatische Schmerzen verhindert oder behoben werden können.

Siddha bedeutet ›Erfolg‹. Viele Yogis waren in dieser Stellung in der Meditation erfolgreich. Das Asana, das Erfolg bringt, wird *Siddhasana* genannt.

3. Swastikasana (Angenehme Stellung oder Knöchelsperrstellung)

Technik: Sitzen Sie mit nach vorne gestreckten Beinen. Beugen Sie das linke Bein und legen Sie die Ferse in die rechte Bein- bzw. Leistenbeuge, und zwar so, daß die Fußsohle am rechten Oberschenkel anliegt. Beugen Sie nun das rechte Bein, legen Sie den rechten Fuß gegen die linke Leistenbeuge und schieben Sie die Zehen des linken Fußes zwischen Wadenmuskeln und Oberschenkel des rechten Beines. Halten Sie die Wirbelsäule aufrecht und legen Sie die Hände auf die Knie. Schließen Sie die Augen (s. Abb. 5). Atmen Sie normal und bleiben Sie 30 bis 60 Sekunden in dieser Stellung. Dann wechseln Sie die Beine und wiederholen Sie die Übung. Praktizieren Sie drei solcher Runden und entspannen Sie sich nach jeder Runde in *Savasana*.

Konzentration: Konzentrieren Sie sich bei geschlossenen Augen auf den Punkt in der Mitte zwischen den Augenbrauen.

Wirkung: Wer Schwierigkeiten hat, in *Padmasana* zu sitzen, kann auch in dieser Stellung sitzen, denn sie verbessert die Konzentration in der Meditation. *Swastikasana* fördert die Durchblutung in den Knöcheln und Kniegelenken und hilft so, Arthritis und rheumatische Schmerzen zu verhindern oder zu heilen.

Swastika bedeutet ›angenehm, bequem‹. Da diese Stellung angenehm ist, wird sie *Swastikasana* genannt.

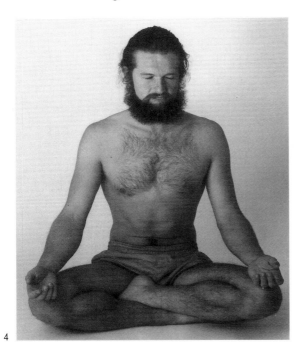

4

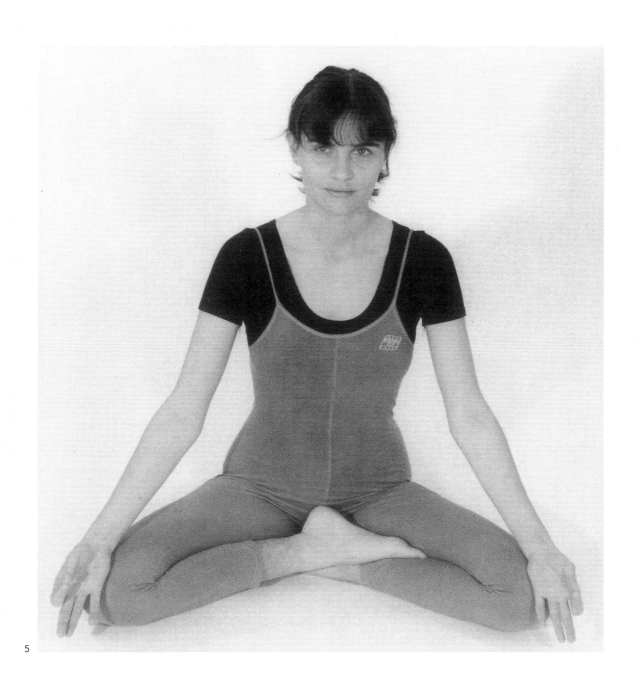

5

4. Sukhasana
(Einfache oder bequeme Stellung)

Technik: Sitzen Sie mit nach vorne gestreckten Beinen. Beugen Sie das rechte Bein und legen Sie die rechte Fußsohle unter den linken Oberschenkel. Dann beugen Sie das linke Bein. Legen Sie die linke Fußsohle von unten her gegen den rechten Oberschenkel. Halten Sie die Wirbelsäule aufrecht und schließen Sie die Augen (s. Abb. 6). Atmen Sie normal und bleiben Sie 30 bis 60 Sekunden in dieser Stellung. Wechseln Sie die Beine und wiederholen Sie die Übung. Praktizieren Sie drei solcher Runden und entspannen Sie sich nach jeder Runde in *Savasana*.

Konzentration: Konzentrieren Sie sich während dieser Übung auf den Punkt in der Mitte zwischen den Augenbrauen.

Wirkung: Wer Schwierigkeiten hat, in *Padmasana* zu sitzen, kann auch in dieser Stellung meditieren, denn sie ist gut für Konzentration und Meditation.

Sukha bedeutet ›glücklich‹ oder ›bequem‹. Man kann in dieser Stellung sehr bequem sitzen, daher wird sie *Sukhasana* genannt. (Im Deutschen ist diese Stellung auch unter dem Namen ›Schneidersitz‹ bekannt.)

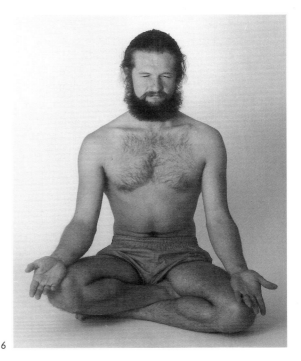

6

5. Vajrasana (Donnerstellung)

Technik: Knien Sie mit geschlossenen Knien und lassen Sie die Unterschenkel und die Fußrücken auf dem Boden aufliegen. Setzen Sie sich mit dem Gesäß auf die Fersen. Halten Sie die Wirbelsäule aufrecht und legen Sie die Hände auf die Knie (s. Abb. 7 u. 8). Schließen Sie die Augen. Atmen Sie normal und bleiben Sie 30 bis 60 Sekunden in dieser Stellung. Entspannen Sie sich danach in *Savasana*.

Konzentration: Konzentrieren Sie sich während der Übung mit geschlossenen Augen auf den Punkt in der Mitte zwischen den Augenbrauen. Vergegenwärtigen Sie sich in der nachfolgenden Entspannung die untengenannten Wirkungen dieser Übung.

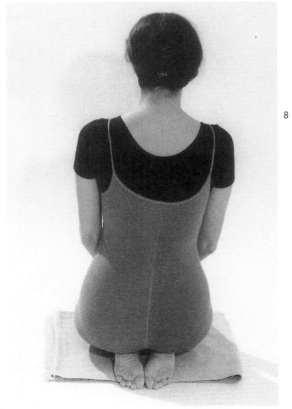

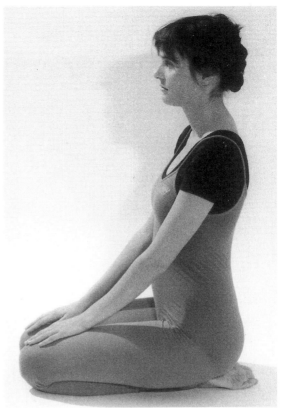

Wirkung: Wenn dieses Asana regelmäßig geübt wird, heilt oder bessert es Gicht und Arthritis in allen Beingelenken. Außerdem werden diese Gelenke stark und beweglich. Wenn man *Vajrasana* nach einer Hauptmahlzeit übt, wird die Verdauung angeregt. Vor dem Schlafengehen geübt, begünstigt es einen gesunden Schlaf. In den Yogaschriften steht, daß man nicht so rasch ergraut und die Haare gesund bleiben, wenn man sie kämmt, während man in *Vajrasana* sitzt.

Vajra bedeutet ›Donner‹. Durch regelmäßiges Üben dieses Asanas werden die Muskeln und die Knochen stark wie der Donner. Deswegen nennt man diese Stellung *Vajrasana*. (Im Deutschen ist dieses Asana auch unter dem Namen ›Fersensitz‹ bekannt.)

3. Swasthyasanas oder kultivierende Stellungen

6. Supta Vajrasana (Donnerstellung liegend)

Technik: Sitzen Sie in *Vajrasana*. Legen Sie sich, indem Sie sich mit den Händen aufstützen, langsam auf den Rücken. Berühren Sie mit dem Kopf den Boden. Heben Sie beide Ellbogen hinter den Kopf und versuchen Sie, Oberkörper und Bauch so hoch wie möglich zu heben, während Sie gleichzeitig die Knie beisammenhalten. Der ganze Bereich von den Zehen bis zu den Knien soll fest auf dem Boden bleiben, ebenso Schultern und Arme (s. Abb. 9). Atmen Sie normal und bleiben Sie 20 bis 30 Sekunden in dieser Stellung. Üben Sie drei- bis viermal und entspannen Sie sich nach jeder Runde in *Savasana*.

Konzentration: Konzentrieren Sie sich während dieser Übung hauptsächlich auf das Kreuz und die Oberschenkel, ein wenig aber auch im Oberkörper. Vergegenwärtigen Sie sich in der nachfolgenden Entspannung die untengenannten Wirkungen dieser Übung.

Wirkung: Bei regelmäßiger Übung dieses Asanas werden die Knie und alle Gelenke der Beine bleibend gut durchblutet, und so können Schmerzen und Arthritis vermieden werden. Wer an arthritischen und rheumatischen Schmerzen leidet, kann durch regelmäßiges Üben rasch Erleichterung finden. Außerdem stärkt dieses Asana die Nerven, ist vorteilhaft für die Wirbelsäule und das Gesäß und befreit von Verstopfung.

Supta bedeutet ›liegend‹. Da *Vajrasana* in liegender Position praktiziert wird, heißt diese Stellung *Supta Vajrasana*.

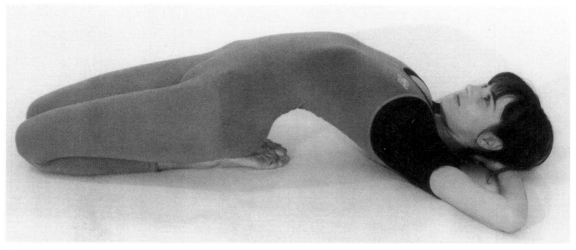

9

7. Simhasana (Löwenstellung)

Technik: Setzen Sie sich in *Vajrasana*. Stützen Sie sich mit den Händen auf den Boden, die Fingerspitzen zeigen nach vorne. Öffnen Sie den Mund weit und strecken Sie die Zunge so weit heraus wie möglich (s. Abb. 10). Atmen Sie langsam durch den Mund ein. Schließen Sie den Mund und atmen Sie durch die Nase aus. Bleiben Sie 20 bis 30 Sekunden in dieser Stellung. Üben Sie insgesamt drei Runden und entspannen Sie sich nach jeder Runde in *Savasana*.

Konzentration: Konzentrieren Sie sich während dieser Übung besonders auf die Nasenspitze, die Zungenwurzel und den Hals. Vergegenwärtigen Sie sich in der nachfolgenden Entspannung die untengenannten Wirkungen dieser Übung.

Wirkung: Dieses ist ein sehr hilfreiches Asana, um Stottern zu heilen. Es macht die Stimme wohlklingend und fördert daher besonders Sänger. Außerdem lindert *Simhasana* Mandelbeschwerden und Schwerhörigkeit.

Simha bedeutet ›Löwe‹. Diese Stellung erinnert ihrem Aussehen nach an einen Löwen, daher wird sie *Simhasana* genannt.

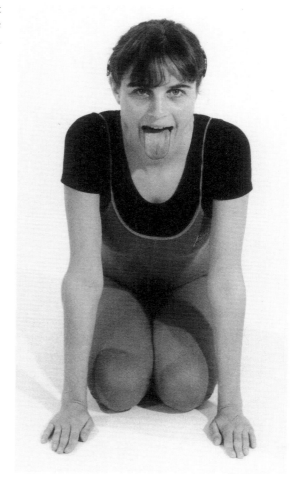

10

8. Mandukasana (Froschstellung)

Technik: Sitzen Sie in *Vajrasana*. Spreizen Sie die Knie. Setzen Sie sich mit dem Gesäß zwischen die Fersen auf den Boden. Beide großen Zehen sollten sich weiterhin berühren. Halten Sie die Wirbelsäule aufrecht und den breiten Rückenmuskel (Latissimus) gespannt. Legen Sie die Hände auf die Knie (s. Abb. 11 u. 12). Atmen Sie normal und bleiben Sie 20 bis 30 Sekunden in dieser Stellung. Praktizieren Sie insgesamt drei Runden. Entspannen Sie sich nach jeder Runde in *Savasana*.

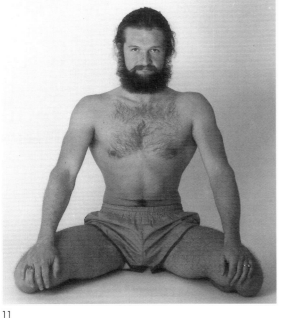
11

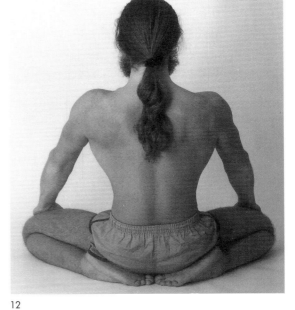
12

Konzentration: Konzentrieren Sie sich während der Übung hauptsächlich auf beide Beine, besonders auf die Oberschenkel. Vergegenwärtigen Sie sich in der nachfolgenden Entspannung die untengenannten Wirkungen dieser Übung.

Wirkung: Dieses Asana heilt Ischiasschmerzen. Die Beinmuskulatur wird gekräftigt. Die Muskulatur des Schultergürtels bekommt eine schöne Form. Mandukasana ist auch sehr wohltuend bei Rücken- und Kreuzschmerzen.

Manduka bedeutet ›Frosch‹. Von hinten gesehen erinnert diese Stellung an einen Frosch. Man nennt sie daher *Mandukasana*.

9. Bhadrasana (Sanfte Stellung)

Technik: Sitzen Sie mit nach vorne gestreckten Beinen und halten Sie die Wirbelsäule gerade. Beugen Sie die Beine und legen Sie beide Fußsohlen gegeneinander. Erfassen Sie die Füße mit beiden Händen und ziehen Sie sie langsam in Richtung des Genitalorgans. Es sollte von den Fersen berührt werden (s. Abb. 13). Dann drücken Sie mit den Händen die Knie fest zum Boden. Halten Sie dabei Nacken, Brustkorb und Wirbelsäule gerade. Anfangs ist es schwierig, die Fersen ganz heranzuziehen. Sie können sich auch an eine Wand anlehnen und zunächst so üben. Gehen Sie, wenn Sie die Knie zu Boden drücken, nicht weiter als bis zur Schmerzgrenze; mit der Zeit werden Sie mit den Knien den Boden ohne Anstrengung und ohne Schmerzen berühren können.

Atmen Sie normal und bleiben Sie 30 Sekunden in dieser Stellung. Üben Sie drei Runden und entspannen Sie sich nach jeder Runde ein wenig, indem Sie die Beine nach vorne strecken. Nach der dritten Runde entspannen Sie sich in *Savasana*.

Konzentration: Konzentrieren Sie sich während der Übung besonders auf Leisten, Oberschenkel und Genitalorgan. Vergegenwärtigen Sie sich in der nachfolgenden Entspannung die untengenannten Wirkungen dieser Übung.

Wirkung: Frauen, die an Menstruationsbeschwerden leiden, können durch regelmäßiges Üben dieses Asanas Erleichterung erfahren. Dies gilt auch für Frauen, die während der Menstruation starke Schmerzen haben. Regelmäßige Übung kann darüberhinaus zu einer komplikationslosen Geburt verhelfen.

Dieses Asana ist auch hilfreich bei Harnbeschwerden, Prostataleiden, Brüchen und Wasserbruch. Es gibt dem Körper Festigkeit.

Bhadra bedeutet ›sanft‹. Dieses Asana sieht sanft aus und es besitzt eine besänftigende Wirkung auf den Geist, denn es kontrolliert schlechte Neigungen. Daher wird es *Bhadrasana* genannt.

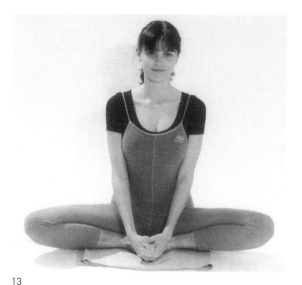

13

10. Supta Bhadrasana
(Sanfte Stellung liegend)

Technik: Legen Sie sich auf den Rücken, halten Sie die beiden Fußsohlen gegeneinander, erfassen Sie die Füße mit beiden Händen und ziehen Sie sie so weit zum Rumpf, daß die Fersen den Unterleib berühren (s. Abb. 14).

Atmen Sie normal und bleiben Sie 30 Sekunden in dieser Stellung. Üben Sie drei Runden und entspannen Sie sich nach jeder Runde ein wenig mit gestreckten Beinen. Nach der dritten Runde entspannen Sie sich in *Savasana*.

Konzentration: Siehe *Bhadrasana* im Sitzen.

Wirkung: Beinahe alle Wirkungen von *Bhadrasana* im Sitzen können auch hier erreicht werden.

Supta bedeutet ›liegend‹. Da *Bhadrasana* in liegender Position praktiziert wird, heißt diese Stellung *Supta Bhadrasana*.

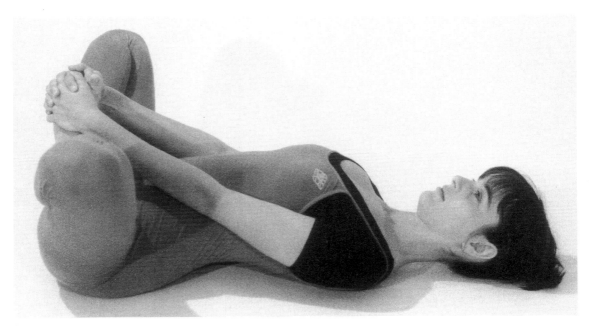

14

11. Gomukhasana (Kuhgesichtstellung)

Technik: Sitzen Sie mit nach vorne gestreckten Beinen. Beugen Sie das rechte Bein und legen Sie den Fuß über den linken Oberschenkel, so daß die rechte Ferse links neben dem Gesäß anliegt, der Fußrücken berührt leicht den Boden. Beugen Sie nun das linke Bein und berühren Sie mit der linken Ferse die rechte Außenseite des Gesäßes; dabei kommt das linke Knie unter das rechte zu liegen. Auch der Fußrücken des linken Fußes liegt leicht auf dem Boden. Heben Sie den rechten oder linken Arm, beugen Sie den Ellbogen und legen Sie die Hand auf den Rücken. Beugen Sie nun den linken bzw. rechten Ellbogen und erfassen Sie die Finger der rechten bzw. linken Hand von unten her (s. Abb. 15 u. 16). Halten Sie die Wirbelsäule gerade.

Atmen Sie normal und bleiben Sie 20 bis 30 Sekunden in dieser Stellung, dann wechseln Sie die Seiten. Wenn das rechte Knie oben ist, dann können Sie den rechten oder den linken Arm nach oben nehmen; beide Varitionen sind möglich. Das gilt umgekehrt auch für das linke Knie. Praktizieren Sie drei Runden, und entspannen Sie sich nach jeder Runde in *Savasana*.

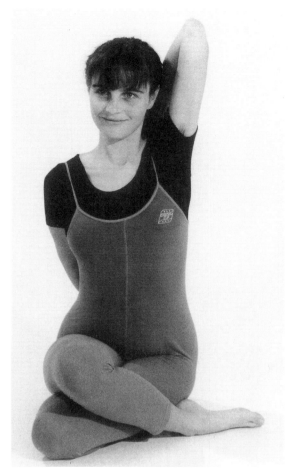

16

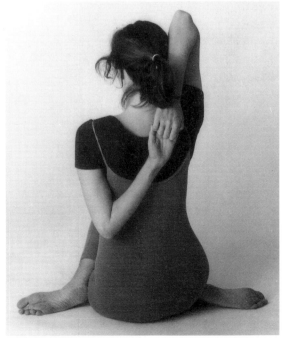

15

Konzentration: Konzentrieren Sie sich während dieser Übung hauptsächlich auf die Geschlechtsdrüsen, aber auch auf die Handgelenke und Oberschenkel. Vergegenwärtigen Sie sich in der Entspannungsphase die untengenannten Wirkungen dieser Übung.

Wirkung: Dieses Asana heilt Arthritis, Ischiasschmerzen, Hämorrhoiden, Störungen im Bereich der Harnwege und Schlaflosigkeit. Es kontrolliert die Geschlechtsdrüsen. Sie werden gut durchblutet und bleiben frei von Krankheiten. *Gomukhasana* entfernt schlechte Gedanken und befreit von Alpträumen.

Gomukh bedeutet ›Kuhgesicht‹. Von vorne gesehen gleicht dieses Asana dem Gesicht einer Kuh, es heißt daher *Gomukhasana*.

12. Baddha Padmasana (Gebundene oder Geschlossene Lotosstellung)

Technik: Sitzen Sie in *Padmasana*. Nehmen Sie die linke Hand auf den Rücken und ergreifen Sie von hinten die rechte große Zehe. Nun nehmen Sie die rechte Hand auf den Rücken und ergreifen Sie von hinten die linke große Zehe. Halten Sie Brust und Wirbelsäule aufrecht, der linke Arm liegt unter dem rechten (s. Abb. 17).

Atmen Sie normal und bleiben Sie 20 bis 30 Sekunden in dieser Stellung, wechseln Sie die Beine und wiederholen Sie die Übung. Üben Sie drei Runden und entspannen Sie sich nach jeder Runde, indem Sie die Beine ausstrecken. Nach der dritten Runde entspannen Sie sich in *Savasana*.

Konzentration: Konzentrieren Sie sich während der Übung besonders auf das Kreuz, auf die Handgelenke und mit geschlossenen Augen auf den Punkt in der Mitte zwischen den Augenbrauen. Vergegenwärtigen Sie sich in der nachfolgenden Entspannung die untengenannten Wirkungen dieser Übung.

Wirkung: Mit diesem Asana können alle guten Wirkungen von *Padmasana* erreicht werden. Wer an Atembeschwerden oder Asthma leidet, kann durch regelmäßige Übung dieses Asanas geheilt werden. Ungleichmäßige Schultern werden durch dieses Asana wieder wohlgeformt.

Baddha bedeutet ›gebunden‹ oder ›geschlossen‹, und *Padma* bedeutet ›Lotos‹. Da bei dieser Stellung alle Glieder miteinander verbunden, der Körper eingeschlossen und der Geist versiegelt ist, wird sie *Baddha Padmasana* genannt.

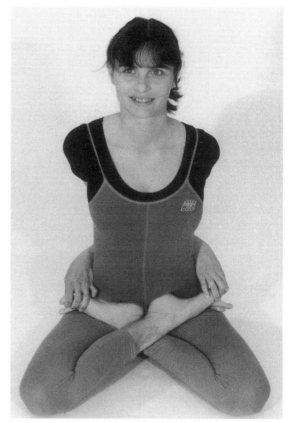

17

13. Tolangulasana (Waagestellung)

Technik: Sitzen Sie in *Padmasana*. Legen Sie sich, indem Sie sich mit den Armen aufstützen, langsam auf den Boden zurück; die Hände liegen unter dem Gesäß auf dem Boden, die Handflächen können nach unten oder nach oben zeigen. Heben Sie den Oberkörper leicht an. Stützen Sie sich auf die Unterarme und heben Sie die Beine in der Lotosstellung im rechten Winkel zum Körper nach oben. Atmen Sie normal und bleiben Sie 30 Sekunden in dieser Stellung (s. Abb. 18). Wechseln Sie dann die Beine und wiederholen Sie die Übung. Praktizieren Sie drei solcher Runden und entspannen Sie sich nach jeder Runde in *Savasana*.

Konzentration: Während der Übung konzentrieren Sie sich besonders auf die Hüftgelenke. Vergegenwärtigen Sie sich in der nachfolgenden Entspannung die untengenannten Wirkungen dieser Übung.

Wirkung: Tolangulasana beseitigt Verstopfung und viele Unterleibskrankheiten. Es regt die Funktion der Milz an. Außerdem werden die Bauchmuskeln gestärkt. Bei Frauen, die dieses Asana vom dritten Monat nach der Entbindung an üben, wird die Haut der Bauchdecke gestrafft und gefestigt, und die Schönheit dieses Körperbereiches wieder hergestellt.

Tola bedeutet ›Waage‹, und *Angul* bedeutet ›Finger‹. Bei dieser Stellung ruht ein Teil des Körpergewichtes auf den Fingern, und der ganze Körper gleicht einer Waage. Sie wird deswegen *Tolangulasana* genannt.

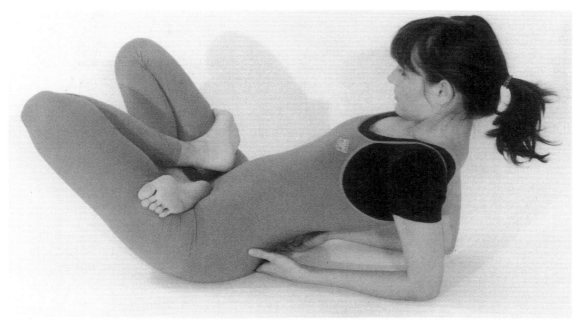

18

14. Parvatasana (Bergstellung)

Technik: Sitzen Sie in *Padmasana*. Stützen Sie sich vor dem Körper mit den Händen auf und gehen Sie dann auf die Knie. Richten Sie jetzt den ganzen Körper auf, halten Sie den Rücken gerade, heben Sie beide Arme über den Kopf, die Ellbogen gerade, und legen Sie die Handflächen zusammen. Suchen Sie Ihr Gleichgewicht (s. Abb. 19). Bleiben Sie in dieser Stellung so lange wie möglich, dann nehmen Sie die Hände auf den Boden zurück. Setzen Sie sich und entspannen Sie die Beine. Wechseln Sie die Beinstellung und wiederholen Sie dieses Asana. Praktizieren Sie drei Runden und entspannen Sie sich nach jeder Runde in *Savasana*.

Konzentration: Konzentrieren Sie sich während der Übung auf die Wirbelsäule, besonders auf das Kreuz. Vergegenwärtigen Sie sich in der nachfolgenden Entspannung die untengenannten Wirkungen dieser Übung.

Wirkung: Der Übende erhält durch dieses Asana die gleichen Vorteile wie durch *Padmasana*. Darüber hinaus bekommt er einen guten Gleichgewichtssinn, und das Steißbein wird durch diese Übung elastisch und stark.

Parvat bedeutet ›Berg‹. Dieses Asana ähnelt einem Berg, daher wird es *Parvatasana* genannt.

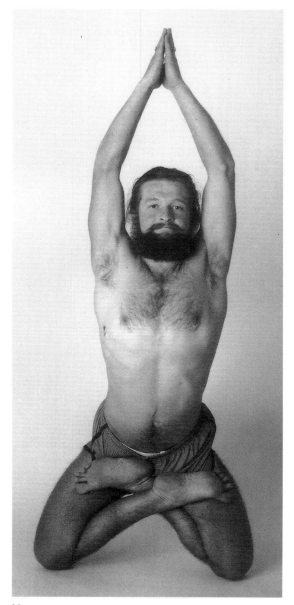

19

15. Utthita Padmasana
(Hochgehobene Lotosstellung)

Technik: Sitzen Sie in *Padmasana*. Legen Sie die Handflächen neben den Hüften auf den Boden. Heben Sie nun den Körper so weit wie möglich vom Boden weg und balancieren Sie auf den Händen (s. Abb. 20).

Atmen Sie normal und bleiben Sie so lange wie möglich in dieser Stellung, gehen Sie dann auf den Boden zurück und entspannen Sie die Beine. Wechseln Sie die Beinstellung und wiederholen Sie die Übung. Praktizieren Sie insgesamt drei Runden und entspannen Sie sich nach jeder Runde in *Savasana*.

Konzentration: Konzentrieren Sie sich während der Übung hauptsächlich auf die Armgelenke, die Handgelenke und die Hände. Vergegenwärtigen Sie sich in der nachfolgenden Entspannung die untengenannten Wirkungen dieser Übung.

Wirkung: Neben allen Vorteilen von *Padmasana* stärkt diese Übung die Arm- und Handmuskeln, die Handgelenke und die Bauchmuskeln.

Utthita bedeutet ›gehoben‹. Da bei diesem Asana der Körper in der Lotosstellung vom Boden hochgehoben wird, heißt es *Utthita Padmasana*.

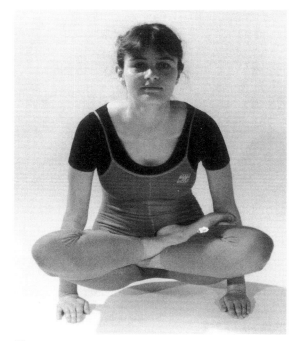

20

16. Garbhasana (Mutterleibsstellung)

Technik: Sitzen Sie in *Padmasana* und schieben Sie beide Arme von oben bis zu den Ellbogen durch die Beuge zwischen Unter- und Oberschenkel. Neigen Sie Ihren Körper etwas nach hinten und berühren Sie dann mit beiden Handflächen beide Wangen (s. Abb. 21). Atmen Sie normal und bleiben Sie 10 bis 20 Sekunden in dieser Stellung, dann entspannen Sie Arme und Beine. Wechseln Sie die Beinstellung und wiederholen Sie die Übung. Praktizieren Sie insgesamt drei Runden und entspannen Sie sich nach jeder Runde in *Savasana*.

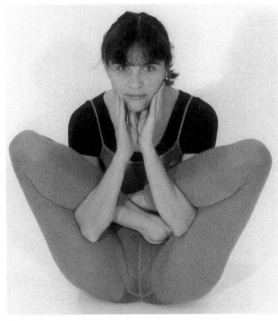

21

Konzentration: Konzentrieren Sie sich während der Übung auf das Kreuz, die Fußgelenke und die Knie. Vergegenwärtigen Sie sich in der nachfolgenden Entspannung die untengenannten Wirkungen dieser Übung.

Wirkung: Neben allen Vorteilen von *Padmasana* erreicht man eine sehr gute Blutzirkulation im ganzen Körper. Dieses Asana erhöht den Glanz und die Ausstrahlung der Haut, auch das Antlitz wird strahlend. Die Gebärmutter wird durch diese Übung gesund erhalten.

Garbha bedeutet ›Mutterleib‹. Diese Stellung sieht genauso aus wie ein Baby im Mutterleib und wird daher *Garbhasana* genannt.

17. Omkarasana (OM-Stellung)

Technik: Sitzen Sie mit nach vorne gestreckten Beinen auf dem Boden. Beugen Sie nun das rechte Knie und legen Sie den rechten Fuß nahe an die linke Hüfte, der Fußrücken liegt auf dem Boden. Beugen Sie nun das linke Knie und legen Sie den Unterschenkel auf den Nacken. Legen Sie die Handflächen vor dem Körper auf den Boden, stützen Sie sich auf die Hände und heben Sie den Körper vom Boden hoch. Umfassen Sie nun den rechten Arm mit dem rechten Bein und halten Sie den rechten Fuß am linken Ellbogen, dabei berührt die Oberseite der Zehen den Ellbogen.

Atmen Sie normal und bleiben Sie 10 bis 20 Sekunden in dieser Stellung. Entspannen Sie dann Arme und Beine. Wechseln Sie die Stellung der Hände und der Beine und wiederholen Sie die Übung. Praktizieren Sie drei Runden und entspannen Sie sich nach jeder Runde in *Savasana*.

Konzentration: Konzentrieren Sie sich während der Übung hauptsächlich auf Knie, Schultern und Nacken. Vergegenwärtigen Sie sich in der nachfolgenden Entspannung die untengenannten Wirkungen dieser Übung.

Wirkung: Dieses Asana erhöht die Stärke der Arm- und Handmuskeln. Rheumatismus und Schmerzen in Hüften, Taille und Knien können verhindert oder geheilt werden.

Diese Stellung sieht dem Sanskritbuchstaben *OM* (s. Seite 171 u. Abb. Seite 171, Nr. 164) sehr ähnlich und wird daher *Omkarasana* genannt.

18. Kukkutasana (Hahnenstellung)

Technik: Sitzen Sie in *Padmasana*. Schieben Sie nun Hände und Unterarme von oben durch die Beuge zwischen Unter- und Oberschenkeln. Stützen Sie sich mit den Händen auf dem Boden auf und heben Sie den Körper langsam vom Boden hoch (s. Abb. 22). Atmen Sie normal und bleiben Sie 15 bis 20 Sekunden in dieser Stellung. Wechseln Sie dann die Beine und wiederholen Sie die Übung. Praktizieren Sie drei Runden und entspannen Sie sich nach jeder Runde in *Savasana*.

Konzentration: Konzentrieren Sie sich während der Übung hauptsächlich auf die Arm- und Fußgelenke und auf die Knie. Vergegenwärtigen Sie sich in der nachfolgenden Entspannung die untengenannten Wirkungen dieser Übung.

Wirkung: Alle guten Wirkungen von *Padmasana* können mit diesem Asana erreicht werden. Gleichzeitig werden aber auch die Muskeln der Hände, die Hand- und Fußgelenke, die Schultern und der Brustkorb gestärkt. Dank dieser Übung bleibt der Körper gesund und aktiv.

Kukkut bedeutet ›Hahn‹. Von vorne betrachtet sieht diese Stellung einem Hahn ähnlich. Sie wird deswegen *Kukkutasana* genannt.

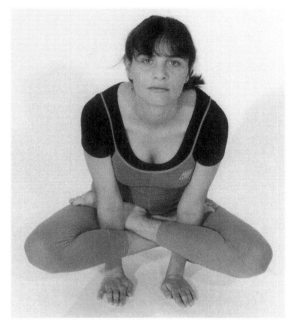

22

19. Ardha Matsyendrasana
(Halber Drehsitz)

Technik: Sitzen Sie mit nach vorne gestreckten Beinen. Winkeln Sie das linke Bein an und stellen Sie den linken Fuß über den rechten Oberschenkel, so daß die Außenseite des linken Fußes an der Außenseite des rechten Oberschenkels anliegt. Beugen Sie nun das rechte Knie und legen Sie den rechten Fuß an die linke Seite der Hüfte. Der Fußrücken berührt den Boden. Drehen Sie den Oberkörper nach links und pressen Sie das linke Knie an die rechte Achselhöhle. Strecken Sie den rechten Arm zum rechten Fuß und umfassen Sie mit dem Zeigefinger der rechten Hand die große Zehe des rechten Fußes. Drehen Sie den Kopf weiter nach links und versuchen Sie, von der Rückseite her mit der linken Hand den Knöchel des linken Beines zu fassen (s. Abb. 23).

Atmen Sie normal und bleiben Sie 30 Sekunden in dieser Stellung. Wiederholen Sie die Übung, mit dem rechten Bein beginnend, in der gleichen Weise auf der anderen Seite (s. Abb. 24). Das ist eine Runde. Praktizieren Sie drei Runden und entspannen Sie sich nach jeder Runde in *Savasana*.

Konzentration: Konzentrieren Sie sich bei der Drehung nach links auf die rechte Seite der Wirbelsäule und bei der Drehung nach rechts auf die linke Seite. Vergegenwärtigen Sie sich in der nachfolgenden Entspannung die untengenannten Wirkungen dieser Übung.

Wirkung: Nur mit diesem Asana kann man die Wirbelsäule so drehen, als würde man ein Tuch auswringen. Dadurch wird den Rückenmarksnerven in besonders effektiver Weise Blut zugeführt, und sie werden aktiviert und gesund erhalten. Diese Stellung nährt den ganzen Körper. Sie dient der Gesunderhaltung der Wirbelsäule und macht sie beweglich bis ins hohe Alter. Sie verhindert Arthritis, Verstopfung und Sodbrennen und wirkt sich günstig auf das Längenwachstum aus. Daneben werden Leber, Magen, Milz, Nieren, Nebennieren und Genitaldrüsen infolge guter Durchblutung gesund erhalten.

Bei krankhaft veränderten oder mißgestalteten Rippen oder Schultern kann diese Übung von großem Nutzen sein, denn sie wirkt Verformungen entgegen.

Der berühmte indische Yogi *Matsyendranath* entdeckte den Drehsitz, *Ardha* bedeutet ›halb‹. Da der Körper bei dieser Übung keine volle, sondern nur eine halbe Drehung beschreibt, heißt sie *Ardha Matsyendrasana*.

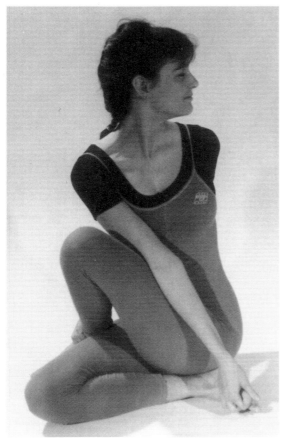

23

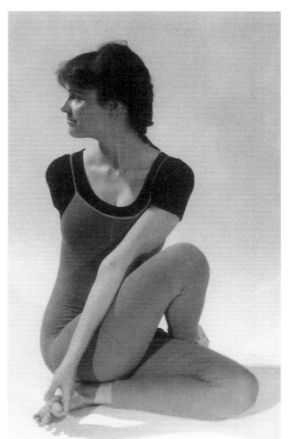

24

20. Janusirasana (Kopf-Kniestellung)

Technik: Sitzen Sie mit nach vorne gestreckten Beinen. Beugen Sie das linke Knie und legen Sie die linke Fußsohle an die Innenseite des rechten Oberschenkels, wie es auf dem Bild gezeigt ist. Umfassen Sie nun die rechte große Zehe mit beiden Zeigefingern (s. Abb. 25) und berühren Sie das rechte Knie mit der Stirn. Die Ellbogen berühren den Boden (s. Abb. 26).

Atmen Sie normal und bleiben Sie 30 Sekunden in dieser Stellung. Dann wechseln Sie die Beine und wiederholen Sie die Übung. Praktizieren Sie drei Runden und entspannen Sie sich nach jeder Runde in *Savasana*.

Konzentration: Wenn das rechte Bein gestreckt ist, konzentrieren Sie sich auf die Organe, die sich rechts im Bauch befinden. Wenn das linke Bein gestreckt ist, konzentrieren Sie sich auf die Organe, die sich links im Bauch befinden. Vergegenwärtigen Sie sich in der nachfolgenden Entspannung die untengenannten Wirkungen dieser Übung.

Wirkung: Durch dieses Asana wird Druck auf die Bauchspeicheldrüse ausgeübt, der hilft, die Insulinproduktion anzuregen und den Blutzuckerspiegel normal zu halten. Dadurch kann auch Diabetes (Zuckerkrankheit) geheilt werden. Dieses Asana vermehrt die Durchblutung der Harnausscheidungsorgane, der Blase und der Nieren. Überdies wird Ischiasschmerzen vorgebeugt, und rheumatische Schmerzen in den Beinen werden behoben.

Außerdem wird die Funktion der Hypophyse und die Elastizität der Wirbelsäule verbessert.

Janu bedeutet ›Knie‹ und *Sir* bedeutet ›Kopf‹. Bei diesem Asana berührt der Kopf die Knie, deshalb heißt es *Janusirasana*.

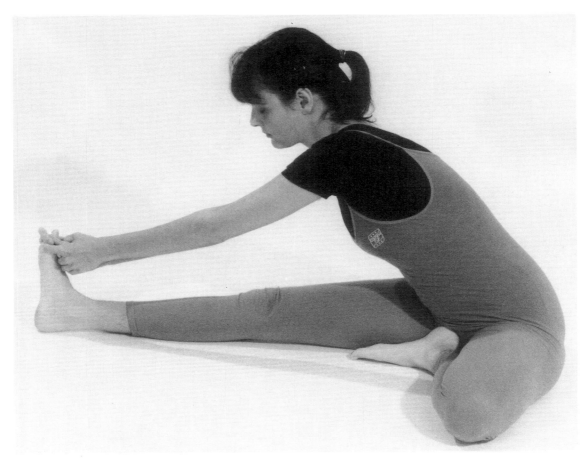

25

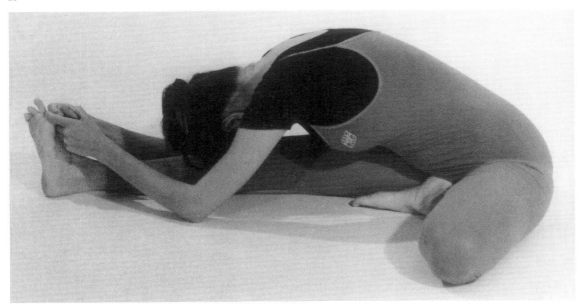

26

21. Dandayaman Ekapadasirasana (Kopf-zum-Knie-Stellung stehend)

Technik: Stehen Sie aufrecht und stützen Sie beide Hände in die Hüften. Stellen Sie sich nun auf das linke Bein und heben Sie das rechte Bein nach vorne gestreckt parallel zum Boden hoch. Umfassen Sie mit dem rechten Zeigefinger den rechten großen Zeh oder mit den Fingern der rechten Hand die Zehen des rechten Fußes (s. Abb. 27). Beugen Sie den Oberkörper nach vorne und berühren Sie mit der Stirn das rechte Knie (s. Abb. 28).

Atmen Sie normal und bleiben Sie zehn Sekunden in dieser Stellung, dann gehen Sie in die Ausgangsstellung zurück. Wechseln Sie die Beine und wiederholen Sie die Übung. Praktizieren Sie drei Runden und entspannen Sie sich nach jeder Runde in *Savasana*.

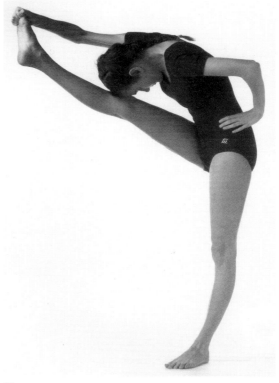

28

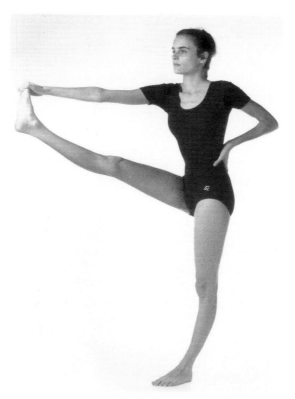

27

Konzentration: Konzentrieren Sie sich während der Übung besonders auf das Kreuz und auf den Bauch. Vergegenwärtigen Sie sich in der nachfolgenden Entspannung die untengenannten Wirkungen dieser Übung.

Wirkung: Die Kniegelenke werden gestärkt, und rheumatische Schmerzen und Arthritis in den Knien und in den Hüften werden verhindert. Jeder, dessen Körper keine Festigkeit besitzt, kann diese Festigkeit erhalten, wenn er dieses Asana regelmäßig übt.

Dandayaman bedeutet ›stehend‹, *Ekapada* bedeutet ›ein Bein‹, und *Sir* bedeutet ›Kopf‹. Bei dieser Übung wird in stehender Stellung ein Bein hochgehoben und mit dem Kopf berührt. Deshalb heißt dieses Asana *Dandayaman Ekapadasirasana*.

22. Paschimottanasana
(Kopf-Knie-Stellung)

Technik: Sitzen Sie mit nach vorne gestreckten Beinen. Erfassen Sie die rechte große Zehe mit dem Zeigefinger der rechten Hand und die linke große Zehe mit dem Zeigefinger der linken Hand (s. Abb. 29). Neigen Sie sich langsam nach vorne. Beugen Sie die Ellbogen und berühren Sie die Knie mit der Stirn, die Oberschenkel mit dem Brustkorb und dem Bauch und den Boden mit den Ellbogen (s. Abb. 30). Atmen Sie normal und bleiben Sie 20 Sekunden in dieser Stellung. Praktizieren Sie drei Runden und entspannen Sie sich nach jeder Runde in *Savasana*.

Als Vorbereitung zu dieser Übung können Sie auch schrittweise vorgehen, besonders wenn Sie nicht trainiert sind: Gehen Sie in der ersten Runde nicht sofort mit dem Kopf zum Knie, sondern lassen Sie einen Abstand. Verringern Sie diesen Abstand allmählich in der zweiten Runde und berühren Sie die Knie erst in der dritten Runde.

Konzentration: Konzentrieren Sie sich während der Übung hauptsächlich auf die Organe im Bauch und auf die Wirbelsäule. Vergegenwärtigen Sie sich in der nachfolgenden Entspannung die untengenannten Wirkungen dieser Übung.

Wirkung: Dieses Asana entfernt Blähungen. Es heilt Amöbenruhr, Durchfall und viele andere Störungen im Bauchbereich. Die Bauchmuskeln werden stark. Leber, Magen, Milz, Bauchspeicheldrüse und alle anderen endokrinen Drüsen werden zu guter Funktion angeregt.

Alle Gewebe und Muskeln der Beine und Oberschenkel werden gestärkt. Das Gehirn wird gut durchblutet.

Wer an einer vergrößerten Milz, an Blinddarmentzündung oder an einem Bruch leidet, sollte dieses Asana nicht üben.

Paschim bedeutet ›West‹ und *Uttan* bedeutet ›heben‹. Nach der Yogaphilosophie ist die Rückseite des Körpers die westliche. Wenn man diese Übung praktiziert, wird das Gesäß ein wenig nach oben gehoben. Daher wird sie *Paschimottanasana* genannt.

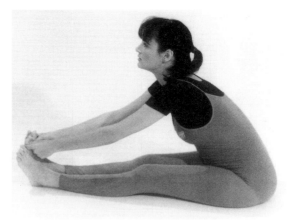

29

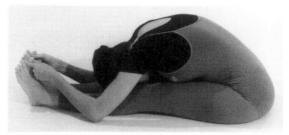

30

23. Shayanapaschimottanasana
(Kopf-Knie-Stellung liegend)

Technik: Legen Sie sich auf den Rücken und halten Sie die Fersen zusammen. Atmen Sie aus und setzen Sie sich langsam auf, beugen Sie sich ohne Unterbrechung nach vorne und fassen Sie nun die großen Zehen, wie bei *Paschimottanasana* beschrieben. Atmen Sie normal und bleiben Sie so lange wie möglich in dieser Stellung. Dann legen Sie sich mit dem Einatmen langsam zurück auf den Rücken. Praktizieren Sie fünf Runden und entspannen Sie sich nach jeder Runde in *Savasana*.

Konzentration: Wie bei *Paschimottanasana*.

Wirkung: Alle guten Wirkungen von *Paschimottanasana* können durch dieses Asana schnell erreicht werden.

Shayana bedeutet ›liegend‹. Da *Paschimottanasana* aus dem Liegen heraus geübt wird, heißt diese Stellung *Shayanapaschimottanasana*.

24. Upabistha Utkotasana (Hockestellung)

Technik: Stellen Sie sich auf die Zehenspitzen. Beugen Sie nun beide Knie, atmen Sie aus und setzen Sie sich langsam auf die Fersen. Legen Sie die Handflächen auf die Oberschenkel (s. Abb. 31), wie auf dem Bild zu sehen, und halten Sie den Oberkörper aufrecht. Atmen Sie normal und bleiben Sie 30 Sekunden in dieser Stellung, dann stehen Sie langsam auf. Üben Sie drei Runden und entspannen Sie sich nach jeder Runde in *Savasana*.

Bei einer Variation dieser Übung können die Knie gespreizt werden (s. Abb. 32).

Konzentration: Konzentrieren Sie sich während der Übung besonders auf die Knie und auf die Zehen. Vergegenwärtigen Sie sich in der nachfolgenden Entspannung die untengenannten Wirkungen dieser Übung.

Wirkung: Nerven und Gelenke der Knie und Knöchel werden gestärkt, arthritischen und rheumatischen Schmerzen wird vorgebeugt. Außerdem hilft dieses Asana bei der Heilung von Elephantiasis.

Upabistha bedeutet ›sitzen‹ und *Utkot* bedeutet ›seltsam‹. Diese Übung zeigt eine seltsame Sitzhaltung, daher heißt sie *Upabistha Utkotasana*.

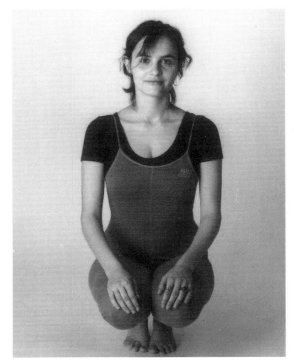

31

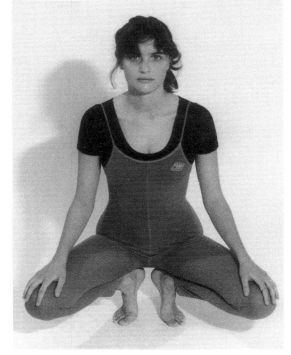

32

25. Utkotasana (Unsichtbarer Stuhl)

Technik: Stehen Sie aufrecht, die Füße in einem Abstand von ca. 30 cm nebeneinander. Strecken Sie beide Arme in Schulterhöhe nach vorne, die Handflächen zeigen nach unten. Beugen Sie die Knie und gehen Sie in eine sitzähnliche Stellung, bis die Oberschenkel parallel zum Boden sind, wie es das Bild zeigt. Halten Sie dabei die Wirbelsäule aufrecht (s. Abb. 33).

Atmen Sie normal und bleiben Sie 30 Sekunden in dieser Stellung. Dann stehen Sie langsam wieder auf. Praktizieren Sie drei Runden. Entspannen Sie sich nach den ersten beiden Runden ein wenig im Stehen und nach der dritten Runde in *Savasana*.

Konzentration: Konzentrieren Sie sich hauptsächlich auf die Knie. Vergegenwärtigen Sie sich in der nachfolgenden Entspannung die untengenannten Wirkungen dieser Übung.

Wirkung: Die Kniegelenke werden gestärkt. Außerdem verhindert dieses Asana rheumatische Schmerzen, Arthritis und Gicht. Menschen, die Schwierigkeiten beim Treppensteigen haben, können dies mühelos tun, nachdem Sie *Utkotasana* eine Zeitlang regelmäßig praktiziert haben.

Utkot bedeutet ›seltsam‹. Dieses Asana zeigt eine seltsame Art des Sitzens und heißt daher *Utkotasana*.

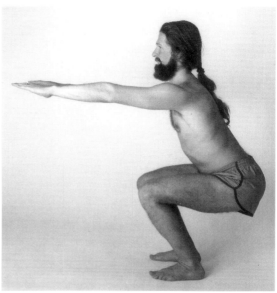

33

26. Akarna Dhanurasana
(Bogenstellung bis zum Ohr)

Technik: Sitzen Sie mit nach vorne gestreckten Beinen. Beugen Sie das linke Knie und legen Sie das Bein auf den rechten Oberschenkel. Ergreifen Sie nun den linken Fuß mit der linken Hand und die rechte große Zehe mit der rechten Hand. Halten Sie den rechten Arm und das rechte Bein gerade und ziehen Sie mit der linken Hand den linken Fuß aufwärts bis zum linken Ohr (s. Abb. 34).

Atmen Sie normal und bleiben Sie in dieser Stellung, so lange dies ohne Schwierigkeiten möglich ist. Wechseln Sie die Arm- und Beinstellung und wiederholen Sie die Übung. Praktizieren Sie drei Runden und entspannen Sie sich nach jeder Runde in *Savasana*.

Konzentration: Konzentrieren Sie sich während der Übung hauptsächlich auf die Knie und auf die Arme. Vergegenwärtigen Sie sich in der nachfolgenden Entspannung die untengenannten Wirkungen dieser Übung.

Wirkung: Die Muskeln der Arme, der Beine und des Rückens werden stark und wohlgeformt. Mißbildungen dieser Körperteile bei Kindern können durch dieses Asana geheilt werden. Darüber hinaus heilt es Arthritis und rheumatische Schmerzen im Rücken, in den Hüften, den Oberschenkeln und den Beinen.

Dhanu bedeutet ›Bogen‹ und *Akarna* bedeutet ›bis zum Ohr‹. Diese Übung sieht aus wie ein Bogen, der bis zum Ohr gespannt wird, daher heißt sie *Dhanurasana*.

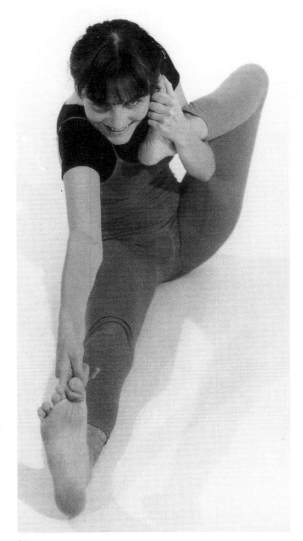

34

27. Ekapada Sirasana
(Ein-Bein-zum-Kopf-Stellung)

Technik: Sitzen Sie mit nach vorne gestreckten Beinen. Beugen Sie das rechte Knie und legen Sie den rechten Fuß an die linke Hüfte. Beugen Sie das linke Bein und heben Sie es auf die Schultern hinauf, das Fußgelenk liegt im Nakken. Legen Sie beide Handflächen vor der Brust zusammen (s. Abb. 35).

Atmen Sie normal und bleiben Sie fünf bis zehn Sekunden in dieser Stellung. Wechseln Sie die Beine und wiederholen Sie die Übung. Praktizieren Sie drei Runden und entspannen Sie sich nach jeder Runde in *Savasana*.

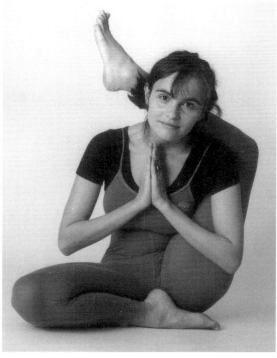

35

Konzentration: Konzentrieren Sie sich während dieser Übung hauptsächlich auf den Nacken und auf die Knie. Vergegenwärtigen Sie sich in der nachfolgenden Entspannung die untengenannten Wirkungen dieser Übung.

Wirkung: Alle Arten von Muskelschmerzen in den Schultern, im Rücken, in den Armen und Händen können durch dieses Asana geheilt werden.

Ekapada bedeutet ›ein Bein‹, und *Sir* bedeutet ›Kopf‹. Bei dieser Übung wird ein Bein hinter den Kopf gelegt, daher heißt sie *Ekapada Sirasana*.

28. Dipada Sirasana
(Zwei-Beine-zum-Kopf-Stellung)

Technik: Sitzen Sie mit nach vorne gestreckten Beinen. Beugen Sie das rechte Knie und legen Sie den rechten Fuß an die linke Hüfte. Beugen Sie das linke Bein und heben Sie es auf die Schultern hinauf. Beugen Sie auch das rechte Bein und heben Sie es auf die Schultern hinauf. Legen Sie es hinter das linke Bein, so daß sich die Fußgelenke überkreuzen. Legen Sie beide Handflächen vor der Brust zusammen.

Atmen Sie normal und bleiben Sie fünf bis zehn Sekunden in dieser Stellung. Wechseln Sie die Beine und wiederholen Sie die Übung. Praktizieren Sie drei Runden und entspannen Sie sich nach jeder Runde in *Savasana*.

Konzentration: Konzentrieren Sie sich während dieser Übung hauptsächlich auf den Nakken und auf die Knie. Vergegenwärtigen Sie sich in der nachfolgenden Entspannung die untengenannten Wirkungen dieser Übung.

Wirkung: Wie bei *Ekapada Sirasana*.

Dipada bedeutet ›zwei Beine‹, und *Sir* bedeutet ›Kopf‹. Bei dieser Übung werden beide Beine hinter den Kopf gelegt, daher heißt sie *Dipada Sirasana*.

29. Variation zu Parighasana
(Torstellung)

Technik: Knien Sie auf dem Boden. Setzen Sie sich auf die linke Ferse. Strecken Sie das rechte Bein nach vorne und nehmen Sie beide Arme zur Seite (s. Abb. 36). Dann strecken Sie beide Arme nach oben, atmen Sie aus und beugen Sie sich zum rechten Knie. Versuchen Sie, mit der Stirn das rechte Knie zu berühren. Halten Sie den Atem zehn Sekunden lang an, atmen Sie ein und kommen Sie in die Ausgangsstellung zurück.

Knien Sie auf dem Boden, die Oberschenkel stehen senkrecht zum Boden. Strecken Sie das rechte Bein zur Seite. Halten Sie das rechte Knie durchgedrückt und strecken Sie beide Arme zur Seite (s. Abb. 37). Nehmen Sie die Arme gestreckt nach oben, bis sich die Hände berühren. Atmen Sie aus und beugen Sie den Oberkörper nach rechts (s. Abb. 38). Berühren Sie mit dem rechten Arm das rechte Ohr.

Bleiben Sie zehn bis 20 Sekunden ausgeatmet in dieser Stellung, atmen Sie ein und kommen Sie in die Ausgangsstellung zurück.

Strecken Sie nun das rechte Bein nach hinten und beide Arme zur Seite (s. Abb. 39). Nehmen Sie beide Arme nach oben, bis sich die Hände berühren und beugen Sie den Oberkörper mit der Einatmung so weit wie möglich nach hinten.

Halten Sie den Atem fünf bis zehn Sekunden an. Atmen Sie aus und kehren Sie in die Ausgangsstellung zurück.

Wiederholen Sie die Übung, indem Sie mit dem linken Bein beginnen, zuerst nach vorne, dann zur Seite und dann nach hinten. Praktizieren Sie drei solcher Runden und entspannen Sie sich danach in *Savasana*. Falls Sie sich erschöpft fühlen, entspannen Sie sich nach jeder Runde in *Savasana*.

Konzentration: Wenn das rechte Bein nach vorne gestreckt ist und Sie sich nach vorne beugen, konzentrieren Sie sich auf die rechte Seite im Bauch. Wenn das rechte Bein zur Seite gestreckt ist, konzentrieren Sie sich hauptsächlich auf die rechte Hüfte. Wenn das rechte Bein nach hinten gestreckt ist, konzentrieren Sie sich hauptsächlich auf die rechte Seite im Kreuz. Beim Üben mit dem linken Bein konzentrieren Sie sich dementsprechend auf die Teile der linken Seite. Vergegenwärtigen Sie sich in der nachfolgenden Entspannung die untengenannten Wirkungen dieser Übung.

Wirkung: Diese Stellung ist besonders für Bauch und Wirbelsäule gut. Durch die Dehnung der Beckenregion nach allen Seiten bleiben sowohl die Muskeln und Organe des Unterleibs als auch die Bauchhaut gesund. Alle Nerven und Muskeln der Wirbelsäule bleiben gesund und beweglich, darüberhinaus können Schmerzen und Steifheit des Rückens durch dieses Asana geheilt werden.

Parigh bedeutet ›Tor‹. Bei dem originalen *Parighasana* beugt der Übende sich zur Seite wie die zwei Flügel eines Tores. Die zusätzliche Vorwärts- und Rückwärtsbeugung bei dieser Variation entwickelt die Wirbelsäule in alle Richtungen.

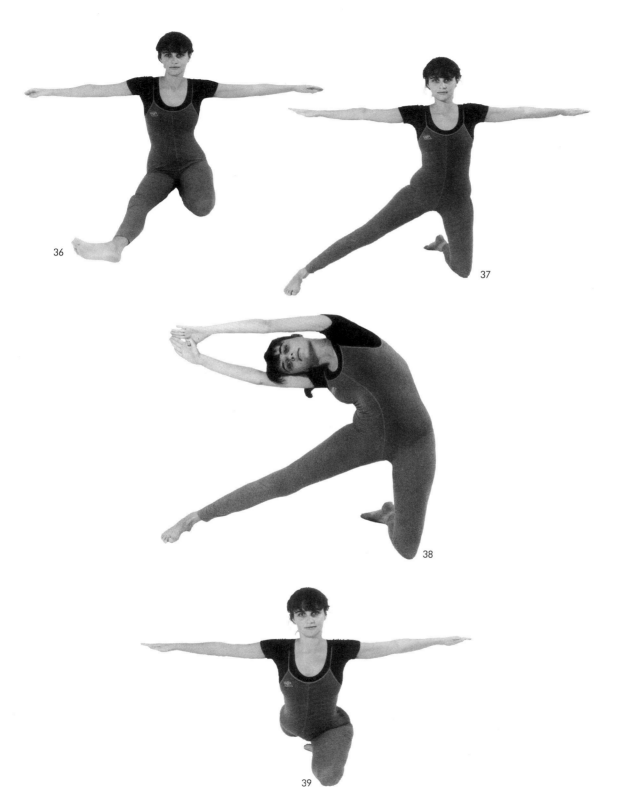

30. Ardha Ustrasana
(Halbe Kamelstellung)

Technik: Knien Sie sich hin. Die Oberschenkel bleiben senkrecht zum Boden. Legen Sie den Kopf in den Nacken und strecken Sie die Arme ein wenig nach hinten. Beugen Sie auch den Oberkörper von der Taille aus nach hinten und umfassen Sie die Knöchel mit den Händen. Dehnen Sie nun den Brustkorb so weit wie möglich nach oben. Knie und Knöchel sollen dabei auf dem Boden bleiben (s. Abb. 40). Atmen Sie normal und bleiben Sie 20 bis 30 Sekunden in dieser Stellung. Heben Sie zuerst den Kopf, dann den Oberkörper und gehen Sie wieder zurück in den Fersensitz. Üben Sie drei Runden und entspannen Sie sich nach jeder Runde in *Savasana*.

Konzentration: Konzentrieren Sie sich während der Übung besonders auf den Nacken, auf den Hals und das Kreuz. Vergegenwärtigen Sie sich in der nachfolgenden Entspannung die untengenannten Wirkungen dieser Übung.

Wirkung: Da die Nervenfasern besonders angeregt werden, bleiben die Muskeln im Bereich des Rückens und der Wirbelsäule bis ins hohe Alter kräftig. Die Beweglichkeit der Wirbelsäule wird gefördert. Daneben dehnt dieses Asana den Brustkorb und erweitert dadurch die Lungenkapazität. Lungen, Nieren, Nebennieren und Thymusdrüse bleiben gesund und aktiv. Außerdem heilt *Ardha Ustrasana* Verstopfung und entfernt überschüssigen Fettansatz an Bauch und Taille.

Ardha bedeutet ›halb‹, und *Ustra* bedeutet ›Kamel‹. Da dieses Asana an ein Kamel erinnert, nennt man es *Ardha Ustrasana*.

Bei *Purna Ustrasana* (Volle Kamelstellung) berührt die Oberseite des Kopfes (die Fontanelle) die Fersen. Sie können die Arme auf der Brust verschränken, die Hände auf den Boden aufstützen (s. Abb. 41) oder die Unterarme bis zu den Ellbogen auf den Boden legen.

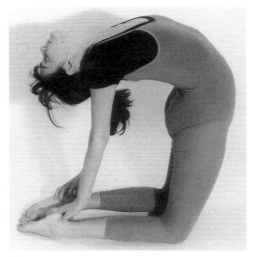

40

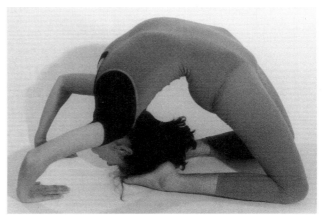

41

31. Ardha Kurmasana
(Halbe Schildkrötenstellung)

Technik: Sitzen Sie in *Vajrasana*. Heben Sie beide Hände über den Kopf. Legen Sie die Hände zusammen und halten Sie die Ellbogen gerade. Beugen Sie sich nun langsam nach vorne. Berühren Sie mit der Stirn und mit den gefalteten Händen den Boden und pressen Sie Brust und Bauch auf die Oberschenkel. Das Gesäß bleibt auf den Fersen, die Füße bleiben geschlossen (s. Abb. 42).

Atmen Sie normal und bleiben Sie 20 bis 30 Sekunden in dieser Stellung. Praktizieren Sie drei Runden und entspannen Sie sich nach jeder Runde in *Savasana*.

Konzentration: Konzentrieren Sie sich während der Übung besonders auf die Beine, auf die Knie und auf die Wirbelsäule. Vergegenwärtigen Sie sich in der nachfolgenden Entspannung die untengenannten Wirkungen dieser Übung.

Wirkung: Die Leber wird als Zentrallaboratorium des Körpers bezeichnet. Während der Verdauung reinigt sie die Nahrung von giftigen Anteilen, die umgeformt und ausgeschieden werden. Weiterhin erfüllt sie wichtige Aufgaben im Zwischenstoffwechsel und bei der Speicherung von Nährstoffen. Die Rolle der Leber ist somit lebenswichtig, um die Gesundheit zu erhalten. Dieses Asana hält die Leber gesund, da zunächst Druck auf die Leber ausgeübt wird, und die Leber in der anschließenden Entspannungsphase gut durchblutet wird. Es verbessert die Verdauung und beseitigt chronischen Durchfall. Darüber hinaus können rheumatische Schmerzen und Arthritis in Knien und Knöcheln durch Ardha Kurmasana geheilt werden.

Ardha bedeutet ›halb‹ und *Kurma* bedeutet ›Schildkröte‹. Dieses Asana sieht aus wie eine Schildkröte, die ihre Beine zurückgezogen hat. Daher nennt man es *Ardha Kurmasana*.

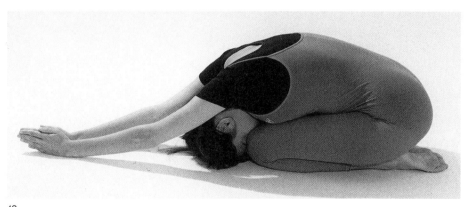

42

32. Shashangasana (Hasenstellung)

Technik: Sitzen Sie in *Vajrasana* und fassen Sie die Fersen mit beiden Händen. Neigen Sie den Oberkörper nach vorne und berühren Sie mit der Stirn den Boden (s. Abb. 43). Heben Sie die Oberschenkel und Hüften nach oben. Dann bewegen Sie langsam den Kopf weiter, bis der mittlere Teil der Schädeldecke den Boden und die Stirn die Knie berühren. Die Fersen sollen dabei zusammenbleiben. Heben Sie die Hüften so hoch wie möglich. Der Körper soll einen Bogen beschreiben. Fühlen Sie einen Druck im Solarplexus. Halten Sie die Arme gerade und pressen Sie das Kinn an den Brustkorb (s. Abb. 44).

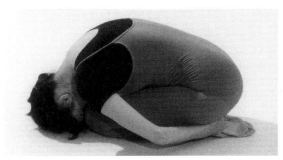

43

Atmen Sie normal und bleiben Sie 30 bis 40 Sekunden in dieser Stellung. Üben Sie drei Runden und entspannen Sie sich nach jeder Runde in *Savasana*.

Wenn Sie die Übung beenden, sollten Sie nicht sofort aufsitzen. Legen Sie die Hände vor den Knien auf den Boden und legen Sie den Kopf auf die Hände. Entspannen Sie so etwa eine Minute, dann richten Sie sich zu *Vajrasana* auf.

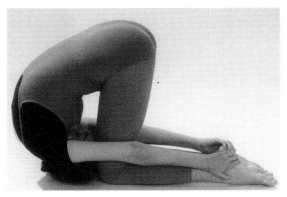

44

Konzentration: Konzentrieren Sie sich in der ersten Runde hauptsächlich auf den Kopf, in der zweiten Runde besonders auf die Wirbelsäule und in der dritten Runde auf Herz, Lungen, Bronchien und auf die Bauchspeicheldrüse. Vergegenwärtigen Sie sich in der nachfolgenden Entspannung die untengenannten Wirkungen dieser Übung.

Wirkung: Durch diese Stellung wird die Wirbelsäule mit ihren 32 Wirbeln gedehnt und das Zentralnervensystem angeregt. Beweglichkeit der Wirbelsäule, längere Jugend und längeres Leben sind das Ergebnis. Dieses Asana kann bis zum Ende der Wachstumsperiode zur Vergrößerung der Körperlänge dienen und ist daher bei Minderwuchs geeignet.

Shashangasana fördert die Ausschüttung der roten Blutkörperchen aus dem Rückenmark und ist gut bei Anämie und Eisenmangel. Die Verdauung wird verbessert, Leber und Milz werden gut durchblutet, Hypophyse, Schilddrüse und Bauchspeicheldrüse werden zu guter Funktion angeregt. Funktionsstörungen der Hypophyse und der Schilddrüse und Zuckerkrankheit können mit diesem Asana behoben werden. Die Mandeln bleiben gesund, Erkältung und Husten wird vorgebeugt.

Einige der guten Wirkungen von *Shirsasana* (Kopfstand) können mit dieser Stellung erreicht werden. So wird unter anderem geistiger Erschöpfung entgegengewirkt.

Shasha bedeutet ›Hase‹, und ›Shashanga‹ bedeutet ›Körper des Hasen‹. Dieses Asana erinnert an die Körperform eines Hasen, der sich in Furcht mit gesenktem Kopf versteckt. Es wird daher *Shashangasana* genannt.

Einschränkung: Kinder bis zwölf Jahren und alle, die an hohem Blutdruck oder an Schilddrüsenüberfunktion leiden, sollten dieses Asana nicht praktizieren. Wer an Spondylitis leidet, sollte es mit Vorsicht üben.

33. Kurmasana (Schildkrötenstellung)

Technik: Sitzen Sie mit nach vorne gestreckten Beinen. Spreizen Sie die Beine, bis die Entfernung zwischen den Knien ca. einen Meter beträgt. Heben Sie nun die Knie ein wenig an. Atmen Sie aus, beugen Sie den Oberkörper nach vorne und schieben Sie die Arme von der Mitte her bis an die Ellbogen unter den Knien durch. Drücken Sie die Ellbogen durch, die Handflächen zeigen auf den Boden (s. Abb. 45). Atmen Sie normal und versuchen Sie Schritt für Schritt, den Oberkörper so weit zu dehnen, bis Kinn und Brust auf dem Boden ruhen.

Bleiben Sie 20 bis 30 Sekunden in dieser Stellung. Atmen Sie dann ein, ziehen Sie die Hände unter den Beinen zurück und gehen Sie langsam wieder in die Ausgangsstellung zurück. Üben Sie drei Runden und entspannen Sie sich nach jeder Runde in *Savasana*.

Wirkung: Dieses Asana erhält den ganzen Körper gesund und voller Energie. Es ist besonders gut für die Wirbelsäule. Diese wird gekräftigt und gut durchblutet. Außerdem beruhigt es die Nerven des Gehirns, der Hände und der Beine und aktiviert die Unterleibsorgane. *Kurmasana* beruhigt den Geist und befreit den Übenden Schritt für Schritt von Ängstlichkeit, Sorgen, negativen und heftigen Gefühlen, Leidenschaften, Furcht und Ärger. Es vergrößert die Geduld, die Toleranz und die Widerstandskraft gegen jegliche Art körperlicher oder geistiger Spannung.

Kurma bedeutet ›Schildkröte‹. Diese Stellung sieht aus wie eine Schildkröte. Sie wird daher *Kurmasana* oder Schildkrötenstellung genannt.

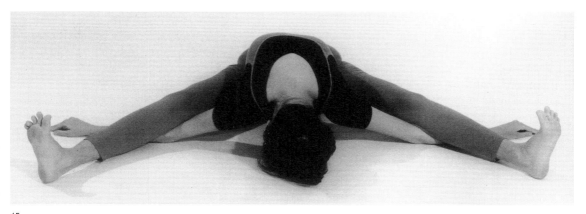

45

Konzentration: Konzentrieren Sie sich während der Übung besonders auf die Wirbelsäule und auf die Arme. Vergegenwärtigen Sie sich in der nachfolgenden Entspannung die untengenannten Wirkungen dieser Übung.

34. Konasana (Winkelstellung)

Technik: Sitzen Sie mit nach vorne gestreckten Beinen auf dem Boden. Winkeln Sie nun beide Knie an und legen Sie die Fußsohlen zusammen. Atmen Sie aus, beugen Sie den Oberkörper nach vorne und schieben Sie beide Hände unter den Knien von innen durch. Halten Sie die Füße mit den Händen und berühren Sie mit dem Kopf die Fersen. Lassen Sie die Ellbogen auf dem Boden (s. Abb. 46 u. 47) und halten Sie in dieser Stellung den Atem für 10 bis 15 Sekunden an. Atmen Sie dann ein, lösen Sie die Finger von den Zehen und setzen Sie sich auf. Praktizieren Sie drei bis fünf Runden und entspannen Sie sich nach jeder Runde in *Savasana*.

Konzentration: Konzentrieren Sie sich während der ersten Runde auf das Kreuz, in der zweiten auf die Wirbelsäule und in der dritten auf den Kopf. Vergegenwärtigen Sie sich in der nachfolgenden Entspannung die untengenannten Wirkungen dieser Übung.

Wirkung: Beinahe alle Vorteile von *Kurmasana* können durch dieses Asana erreicht werden.

Kon bedeutet ›Winkel‹. Da diese Übung wie ein Winkel aussieht, heißt sie *Konasana*.

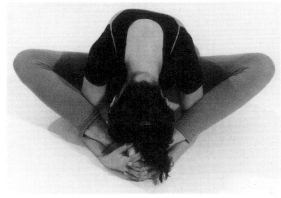

46

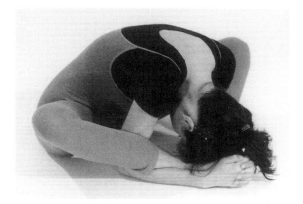

47

35. Bibhakta Dipadasana
(Arm- und Beindehnstellung)

Technik: Sitzen Sie mit nach vorne gestreckten Beinen. Spreizen Sie nun die Beine so weit wie möglich zur Seite. Atmen Sie aus, beugen Sie den Oberkörper nach vorne und halten Sie die großen Zehen mit den Zeigefingern fest. Dehnen Sie den Körper nach und nach so weit wie möglich und berühren Sie mit der Stirn den Boden (s. Abb. 48).

Halten Sie den Atem etwa 10 bis 15 Sekunden an, atmen Sie dann ein, setzen Sie sich langsam auf und entspannen Sie sich, indem Sie tief ein- und ausatmen. Üben Sie drei Runden und entspannen Sie sich nach jeder Runde in *Savasana*.

Bei einer Variation dieser Übung werden die Arme auf dem Rücken verschränkt (Abb. 49).

Konzentration: Konzentrieren Sie sich während der Übung besonders auf die Wirbelsäule, die Knie, die Leisten und die Oberschenkel. Vergegenwärtigen Sie sich in der nachfolgenden Entspannung die Wirkungen dieser Übung.

Wirkung: Die meisten Wirkungen von *Kurmasana* können durch dieses Asana erreicht werden. Darüber hinaus ist es sehr gut geeignet, um ein Höchstmaß an Beweglichkeit in der Lendenregion zu erhalten.

Bibhakta bedeutet ›geteilt‹, und *Dipada* bedeutet ›beide Beine‹. Da bei dieser Übung die Beine gespreizt werden, nennt man sie *Bibhakta Dipadasana*.

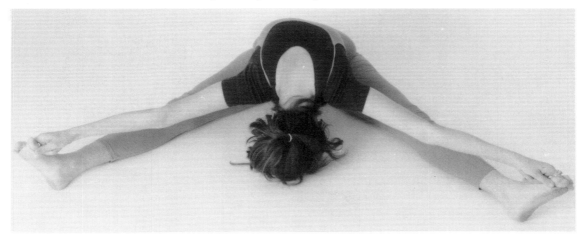

48

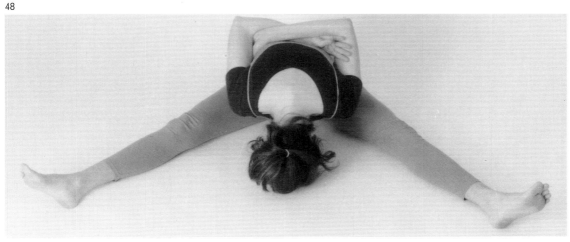

49

36. Anjaneyasana (Spagat)

Technik: Gehen Sie erst in die Hocke und stützen Sie sich mit beiden Händen gut ab. Dann spreizen Sie die Beine nach vorne und nach hinten. Drücken Sie die Knie durch. Der Damm sollte den Boden berühren. Legen Sie die Hände zum indischen Gruß zusammen. Atmen Sie normal und bleiben Sie 10 bis 15 Sekunden in dieser Stellung. Wechseln Sie die Beinstellung und wiederholen Sie die Übung. Praktizieren Sie auf beiden Seiten je drei Runden und entspannen Sie sich anschließend in *Savasana*.

Konzentration: Konzentrieren Sie sich bei dieser Übung besonders auf die Leisten und die Genitalorgane. Vergegenwärtigen Sie sich in der nachfolgenden Entspannung die untengenannten Wirkungen dieser Übung.

Wirkung: Diese Übung stärkt den Damm und die Muskeln des Beckenbodens und macht sie elastisch. *Anjaneyasana* ist besonders geeignet für Schwangere, denn durch Praktizieren dieses Asanas wird eine sanfte Geburt erleichtert.

37. Ubayapadaangusthasana (Zehenhebestellung)

Technik: Sitzen Sie mit nach vorne gestreckten Beinen. Ziehen Sie die Knie an und stellen Sie die Füße vor dem Gesäß auf den Boden. Umfassen Sie mit den Zeigefingern die großen Zehen oder mit den Fingern alle Zehen und strecken Sie die Beine nach oben in die Luft. Berühren Sie mit dem Kopf die Knie. Halten Sie die Knie durchgedrückt und balancieren Sie auf dem Gesäß. Ihre Wirbelsäule wölben Sie so stark wie möglich (s. Abb. 50).

Atmen Sie normal und bleiben Sie 20 bis 30 Sekunden in dieser Stellung. Praktizieren Sie insgesamt drei Runden und entspannen Sie sich nach jeder Runde in *Savasana*.

Am Anfang ist es schwierig, die Balance zu halten, daher ist es einfacher, diese Übung zu meistern, wenn man vorher *Noukasana* (die Bootsstellung) übt.

Konzentration: Konzentrieren Sie sich während der Übung besonders auf das Kreuz und auf die Wirbelsäule. Vergegenwärtigen Sie sich in der nachfolgenden Entspannung die untengenannten Wirkungen dieser Übung.

Wirkung: Dieses Asana bewirkt eine vollständige Dehnung der Beine und stärkt somit die Nerven und Muskeln der Beine, Knie, Oberschenkel und Hüften. Die Unterleibsmuskeln werden stärker. Die Unterleibsorgane werden sehr gut durchblutet, verjüngt und bleiben gesund.

Ubaya bedeutet ›beide‹, *Padaanghustha* bedeutet ›Zehen‹. Bei dieser Übung werden die beiden großen Zehen festgehalten, daher nennt man sie *Ubayapadaangusthasana*.

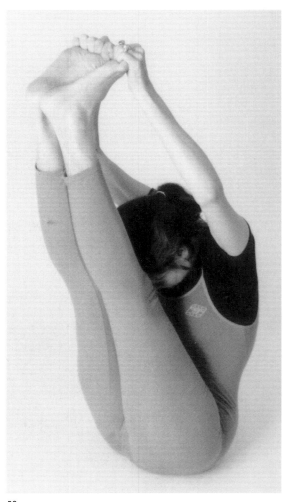

50

38. Kapotasana (Taubenstellung)

Technik: Sitzen Sie mit nach vorne gestreckten Beinen. Beugen Sie das rechte Knie, so daß der Fuß nach innen zeigt. Knie, Schienbein und Fußrücken liegen auf dem Boden auf, und die rechte Ferse berührt die linke Leiste. Strecken Sie das linke Bein nach hinten. Stemmen Sie die Hände in die Hüften, beugen Sie den Oberkörper so weit wie möglich nach hinten und versuchen Sie, den Körper im Gleichgewicht zu halten. Stützen Sie sich nun mit den Händen vorne auf dem Boden auf, beugen Sie das linke Knie und bringen Sie den linken Fuß nahe zum Kopf. Nehmen Sie beide Arme über den Kopf, ergreifen Sie das linke Bein mit beiden Händen und berühren Sie mit dem linken Fuß die Oberseite des Kopfes (s. Abb. 51).

Atmen Sie normal und bleiben Sie 10 bis 15 Sekunden in dieser Stellung. Lösen Sie nacheinander die Hände und legen Sie beide Arme wieder zurück auf den Boden. Lassen Sie das linke

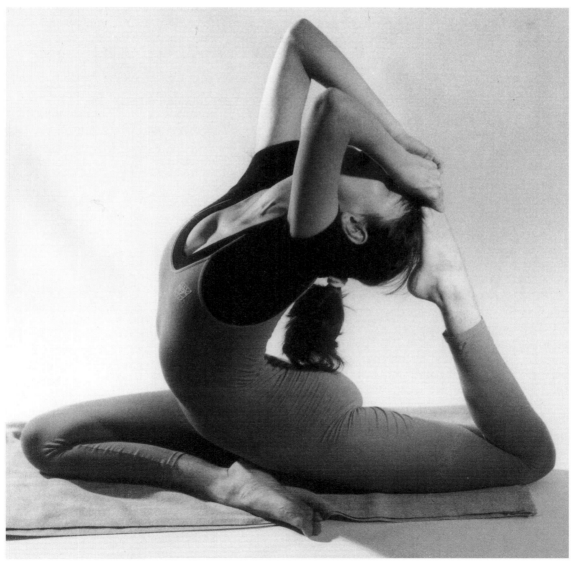

51

Bein auf den Boden sinken und strecken Sie beide Beine nach vorne. Wechseln Sie nun die Beine und wiederholen Sie die Übung. Praktizieren Sie zwei bis drei Runden und entspannen Sie sich nach jeder Runde in *Savasana*.

Konzentration: Konzentrieren Sie sich während der Übung besonders auf den unteren Teil der Wirbelsäule und die Dammgegend. Vergegenwärtigen Sie sich in der nachfolgenden Entspannung die untengenannten Wirkungen dieser Übung.

Wirkung: Diese Übung verjüngt den unteren Teil der Wirbelsäule. Die Schamregion wird sehr gut durchblutet, dadurch werden alle Organe in diesem Bereich gesund erhalten. *Kapotasana* bringt das Harnausscheidungssystem in Ordnung. Es bewirkt eine gute Durchblutung in den Genitaldrüsen, in den Nebennieren, in der Schilddrüse und in den Nebenschilddrüsen. Außerdem stärkt es Arme, Schultern und den Nakken. Dieses Asana hilft auch, zu starke sexuelle Wünsche zu kontrollieren.

Kapot heißt ›Taube‹. Diese Stellung sieht aus wie eine Taube, die ihre Schwanzfedern geöffnet hat; sie wird daher *Kapotasana* genannt.

39. Marjerasana (Katzenstellung)

Technik: Knien Sie auf dem Boden und stützen Sie sich mit den Händen so auf, daß die Arme und die Oberschenkel senkrecht auf dem Boden stehen und die Finger nach außen weisen. Halten Sie die Ellbogen durchgedrückt (s. Abb. 52). Entspannen Sie Kopf, Nacken und Schultern.

Atmen Sie ein, heben Sie dabei das rechte Bein so hoch wie möglich und beugen Sie den Kopf nach hinten (s. Abb. 53). Atmen Sie normal und bleiben Sie etwa 30 Sekunden in dieser Stellung, dann atmen Sie aus. Stellen Sie das rechte Knie auf den Boden zurück. Entspannen Sie Kopf, Nacken und Schultern.

Atmen Sie nochmal ein und heben Sie das linke Bein so weit wie möglich nach oben (s. Abb. 54). Verharren Sie jetzt genauso lange in dieser Stellung wie vorher und beugen Sie den Kopf wieder nach hinten. Atmen Sie dann aus und stellen Sie das linke Knie zurück auf den Boden. Entspannen Sie Kopf, Nacken und Schultern.

Atmen Sie langsam und tief ein und wölben Sie den Rücken wie eine ärgerliche Katze so hoch wie möglich nach oben (s. Abb. 55). Atmen Sie dann aus und gehen Sie in die Ausgangsstellung zurück. Praktizieren Sie drei Runden und entspannen Sie sich danach in *Savasana*.

Konzentration: Wenn Sie das rechte Bein heben, konzentrieren Sie sich auf die rechte Hüfte, wenn Sie das linke Bein heben, auf die linke Hüfte. Vergegenwärtigen Sie sich in der nachfolgenden Entspannung die untengenannten Wirkungen dieser Übung.

Wirkung: Dieses Asana entfernt alle Schmerzen in Taille und Lenden und macht diesen Bereich beweglich. Es beseitigt Ischiasschmerzen und hält die Ischiasnerven gesund. Es stärkt die Steißbein- und Kreuzbeinwirbel und die Muskeln von Armen und Schultern. Es entfernt außerdem eine übermäßige Fettansammlung an den Oberschenkeln und am Gesäß, wodurch diese Körperteile eine schöne Form bekommen.

Darüber hinaus erhält man durch regelmäßiges Üben dieses Asanas die Beständigkeit einer Katze.

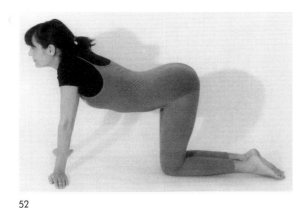

52

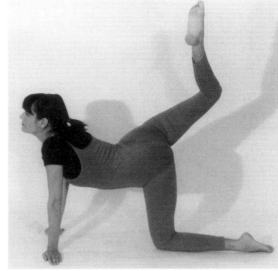

53

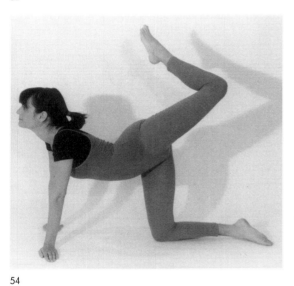

54

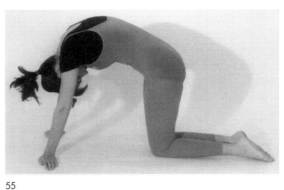

55

Marjer bedeutet ›Katze‹. Die verschiedenen Stadien dieses Asanas sehen aus wie eine Katze, die ihren Schwanz hebt und manchmal ärgerlich einen Katzenbuckel macht. Daher wird dieses Asana *Marjerasana* oder Katzenstellung genannt.

40. Vrischikasana (Skorpionstellung)

Technik: Solange man den Handstand nicht beherrscht, ist diese Stellung sehr schwierig.

Knien Sie auf dem Boden, beugen Sie sich nach vorne und legen Sie die Unterarme auf den Boden, die Handflächen nach unten. Schwingen Sie den Körper und die Beine nach oben und balancieren Sie auf den Unterarmen (s. Abb. 56). Heben Sie Nacken und Kopf so weit wie möglich vom Boden weg. Atmen Sie aus und beugen Sie die Knie so weit, daß die Fersen den Kopf berühren. Atmen Sie normal und bleiben Sie 10 bis 15 Sekunden in dieser Stellung. Nehmen Sie die Beine dann zurück und entspannen Sie sich in *Savasana*.

Um Erleichterung von der Anspannung zu erhalten, die durch diese Übung hervorgerufen wird, ist es notwendig, nach dieser Übung eine Vorwärtsbeugeübung zu praktizieren. Dieses Asana ist sehr schwierig, daher kann es lange dauern, bis man diese Stellung meistert.

Konzentration: Konzentrieren Sie sich während dieser Übung besonders auf den Kopf, den Nacken, die Schultern, die Hände und das Kreuz. Vergegenwärtigen Sie sich in der nachfolgenden Entspannung die untengenannten Wirkungen dieser Übung.

Wirkung: In dieser Stellung wird die Wirbelsäule so weit wie möglich gebeugt, wodurch Gleichgewicht, Harmonie und Stärke im ganzen Körpersystem gefördert werden. Die Lungen dehnen sich vollkommen, auch die Unterleibsmuskeln werden gedehnt, wodurch alle diese Teile gestärkt werden. Neben der Wirbelsäule und den Bändern werden auch alle übrigen Teile des Körpers gut durchblutet. Diese Stellung hat auch einen starken Einfluß auf den psychischen Mechanismus. Sie hilft, alle Arten von Emotionen zu vermindern, und bringt geistiges Gleichgewicht und Harmonie. Sie entwickelt Geduld, Toleranz, Demut und Ruhe.

Vrischika bedeutet ›Skorpion‹. Dieses Asana erinnert an einen Skorpion, daher nennt man es *Vrischikasana* oder Skorpionstellung.

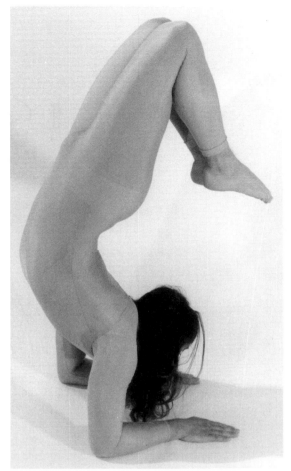

56

41. Makarasana (Krokodilstellung)

Technik: Legen Sie sich auf den Rücken. Die Beine liegen gestreckt am Boden. Strecken Sie die Arme zur Seite. Setzen Sie die rechte Ferse fest zwischen die große und die zweite Zehe des linken Fußes (s. Abb. 57). Atmen Sie aus und drehen Sie den Körper so weit wie möglich zur linken Seite. Arme und Schultern sollten auf dem Boden bleiben. Wenden Sie den Kopf nach rechts (s. Abb. 58).

Atmen Sie normal und bleiben Sie 10 bis 15 Sekunden in dieser Stellung. Gehen Sie mit der nächsten Einatmung in die Ausgangslage zurück. Wechseln Sie die Fußstellung; setzen Sie

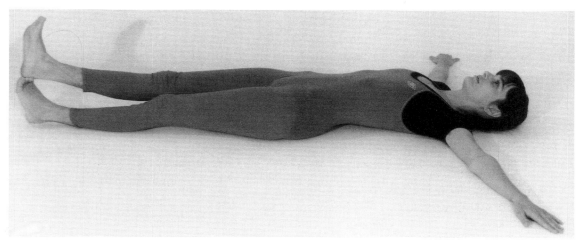

57

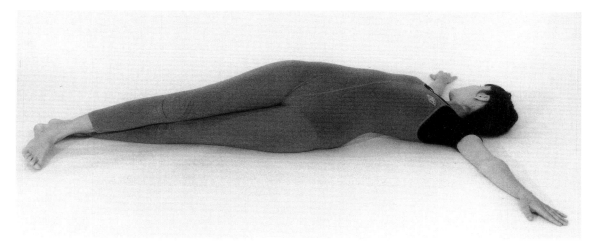

58

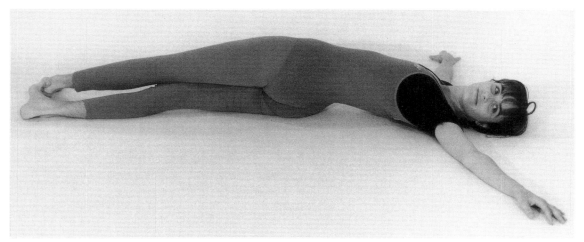

59

die linke Ferse zwischen die Zehen des rechten Fußes. Drehen Sie dann den Körper zur rechten Seite und den Kopf zur linken Seite (s. Abb. 59). Bleiben Sie genauso lang wie zuvor in dieser Stellung und gehen Sie anschließend wieder mit dem Einatmen in die Ausgangsstellung zurück.

Üben Sie drei Runden und entspannen Sie sich danach in *Savasana*.

Konzentration: Konzentrieren Sie sich während der Übung auf die Steißbein- und Kreuzbeinregion, auf die Nieren und auf die Hüften. Vergegenwärtigen Sie sich in der nachfolgenden Entspannung die untengenannten Wirkungen dieser Übung.

Wirkung: Dieses Asana ist besonders gut für die Beweglichkeit der Wirbelsäule im Bereich der Hüften. Ischiasschmerzen und rheumatische Schmerzen in dieser Region werden beseitigt. Die Nerven der Steißbein- und Kreuzbeinregion werden gut durchblutet und dadurch gekräftigt. Außerdem ist es gut für die Nieren. Und es verhindert Prostatabeschwerden, Leistenbruch und viele Frauenkrankheiten.

Makar bedeutet ›Krokodil‹. Dieses Asana sieht aus wie ein Krokodil, das seinen Schwanz bewegt. Daher wird es *Makarasana* oder Krokodilstellung genannt.

42. Variation zu Makarasana (Krokodilstellung)

Technik: Praktizieren Sie diese Übung genauso wie *Makarasana*, nur mit dem Unterschied, daß Sie das rechte Bein anwinkeln und die Fußsohle neben die Außenseite des linken Knies stellen (s. Abb. 60). Dann drehen Sie den Körper zur linken Seite, den Kopf nach rechts, wie zuvor beschrieben (s. Abb. 61). Wechseln Sie dann die Beine und praktizieren Sie die Übung zur anderen Seite hin (s. Abb. 62). Alle sonstigen Einzelheiten entsprechen der vorher beschriebenen Stellung.

Konzentration: Wie bei *Makarasana*.

Wirkung: Alle Vorteile von *Makarasana* können durch diese Variation noch schneller erreicht werden.

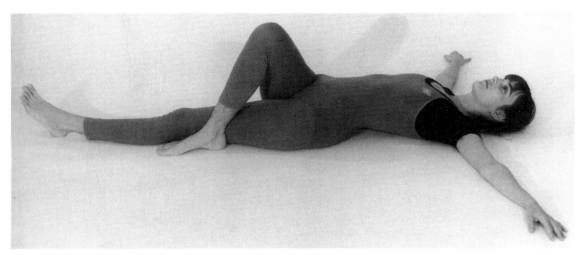

60

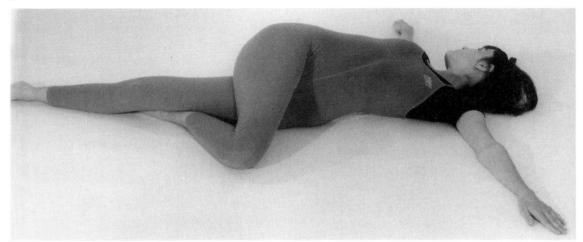

61

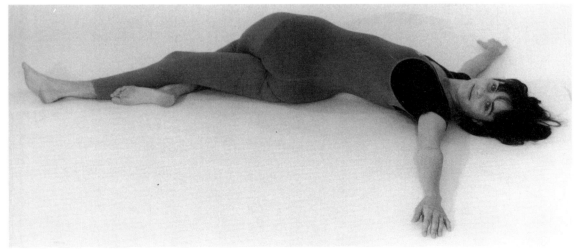

62

43. Utthita Padasana
(Beinhebestellung)

Technik: Legen Sie sich auf den Rücken und lassen Sie die Arme seitlich neben dem Körper liegen. Halten Sie die Beine geschlossen und heben Sie sie gemeinsam hoch, bis sich die Füße 30 bis 40 cm über dem Boden befinden. Dabei sollten beide Beine gestreckt bleiben (s. Abb. 63).

Atmen Sie normal und bleiben Sie so lange wie möglich in dieser Stellung. Üben Sie drei Runden und entspannen Sie sich nach jeder Runde in *Savasana*.

Konzentration: Konzentrieren Sie sich während dieser Übung besonders auf den Bauch. Vergegenwärtigen Sie sich in der nachfolgenden Entspannung die untengenannten Wirkungen dieser Übung.

Wirkung: Dieses Asana entfernt Fett von Unterleib und Bauch. Die Muskeln des Bauches werden gestärkt. Es heilt darüber hinaus Bruchleiden und verhilft der Prostata zu einer guten Durchblutung.

Wenn dieses Asana vom vierten Monat an nach einer Entbindung geübt wird, können Frauen, deren Haut durch Schwangerschaft und Geburt erschlafft war, ihre schöne Figur zurückgewinnen. Durch regelmäßiges Üben kann auch eine Gebärmuttersenkung verhindert werden.

Utthita bedeutet ›heben‹, und *Pada* bedeutet ›Bein‹. Da bei diesem Asana die Beine angehoben werden, nennt man es *Utthita Padasana*.

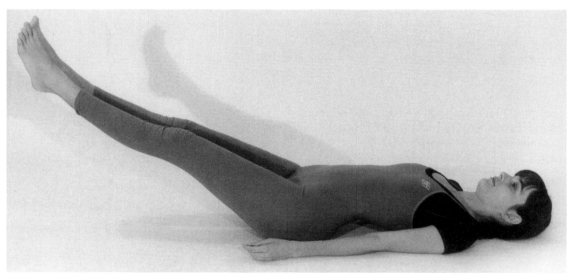

63

44. Dolasana (Schaukelstellung)

Technik: Sitzen Sie mit nach vorne gestreckten Beinen. Halten Sie die Wirbelsäule aufrecht. Beugen Sie nun die Knie und ziehen Sie die Füße nahe zum Gesäß. Schieben Sie beide Hände unter die Kniebeuge zwischen Oberschenkel und Unterschenkel und falten Sie sie dort. Beugen Sie den Kopf nach vorne, so daß die Stirn die Knie berührt und runden Sie den Rücken (s. Abb. 64). Rollen Sie nach hinten auf den Rükken (s. Abb. 65). Rollen Sie anschließend wieder nach vorne, bis Sie sitzen und beide Fußsohlen auf dem Boden aufliegen. Berühren Sie weiterhin mit der Stirn die Knie. Atmen Sie normal und schaukeln Sie auf diese Weise 10 bis 15mal hin und her. Danach entspannen Sie sich in *Savasana*.

Konzentration: Konzentrieren Sie sich während dieser Übung hauptsächlich auf die Wirbelsäule. Vergegenwärtigen Sie sich in der nachfolgenden Entspannung die untengenannten Wirkungen dieser Übung.

Wirkung: Dies ist eine Vorbereitungsübung für *Sarbangasana* oder die Kerze. Sie fördert eine gute Durchblutung des ganzen Körpers, besonders des Kopfes und der Wirbelsäule. Die Muskeln und Nerven des Rückens werden gestärkt.

Dola bedeutet ›Schaukel‹. Bei diesem Asana schaukelt der Übende mit dem Körper hin und her. Es heißt daher *Dolasana*.

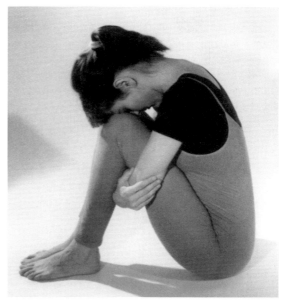

64

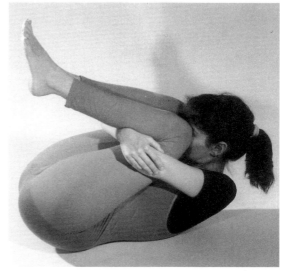

65

45. Sarbangasana (Kerze)

Technik: Liegen Sie mit nach vorne gestreckten Beinen auf dem Rücken und legen Sie beide Hände neben den Körper. Schließen Sie die Beine. Gehen Sie nun in die halbe Kerze *(Ardha Sarbangasana)*, indem Sie beide Beine durchgedrückt senkrecht nach oben heben. Lassen Sie dabei das Gesäß am Boden (s. Abb. 66).

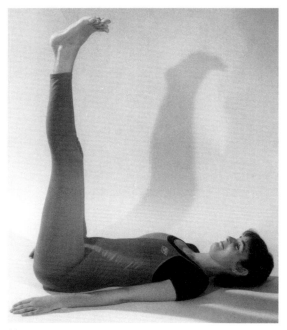

66

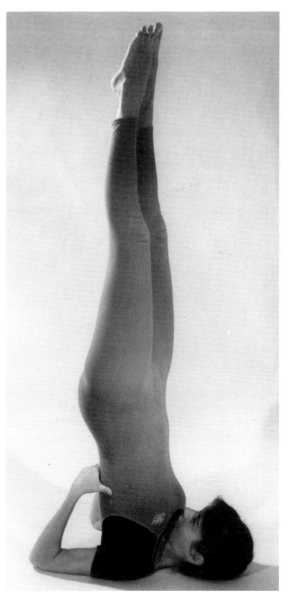

67

Atmen Sie normal und bleiben Sie 10 bis 15 Sekunden in dieser Stellung. Gehen Sie dann in die volle Kerze, indem Sie die Hüften und den Rücken vom Boden anheben, bis Sie auf den Schultern stehen. Stützen Sie sich mit beiden Händen am Rücken auf und pressen Sie das Kinn an die Brust. Lassen Sie die Schultern am Boden und versuchen Sie, den Körper ganz ruhig zu halten (s. Abb. 67).
Bleiben Sie anfangs drei Minuten in dieser Stellung und steigern Sie die Dauer Ihren Möglichkeiten entsprechend.
Rollen Sie nun den Rücken langsam ohne ruckartige Bewegungen Wirbel für Wirbel ab, bis Sie wieder ganz auf dem Boden liegen. Der Kopf bleibt auf dem Boden, die Beine gestreckt. Entspannen Sie sich danach in *Savasana*.

Es ist vorteilhaft, dieses Asana zweimal täglich zu üben.
Nach der Kerze ist es notwendig, eine Rückwärtsbeugeübung zu machen, geeignet sind *Matsyasana* (Fischstellung), *Ustrasana* (Kamelstellung) oder *Setubandhasana* (Brückenstellung).

Konzentration: Konzentrieren Sie sich während der halben Kerze besonders auf den Bauch.

Wenn Sie in die volle Kerze gegangen sind, konzentrieren Sie sich zuerst auf das Gehirn, dann auf das Gesicht, dann auf alle Teile des Halses, anschließend auf das Herz, die Bronchien und die Lungen. Vergegenwärtigen Sie sich während der nachfolgenden Entspannung in *Savasana* die untengenannten Wirkungen dieser Übung.

Wirkung: Die Vorteile dieses Asanas sind sehr zahlreich. Es ist eines der größten Geschenke der alten Weisen an alle Generationen.

Die Symptome einer Schilddrüsenunterfunktion sind: Verlust der Haare, körperliche Frühreife, schadhafte Zähne, Zahnausfall, rauhe und trockene Haut, Herzschwäche, schwacher Puls, niedriger Blutdruck, Kopfschmerzen, rasche Erschöpfung, Gedächtnisverlust, Verstopfung, Nachlassen des Verdauungsfeuers, Fettleibigkeit, mangelnde Milchdrüsentätigkeit, unterentwickelte Brüste und anderes mehr. Die Symptome einer Schilddrüsenüberfunktion sind: Kropfbildung, Übersäuerung des Magens, Verdauungsstörungen, schnelle Atmung, Gewichtsverlust, schneller Puls usw. Bei Schilddrüsenüberfunktion ist es zunächst notwendig, die Funktion der Schilddrüse durch *Uddianbandhamudra* und *Shirsasana* unter Kontrolle zu bekommen. Wenn sich die Funktion der Schilddrüse normalisiert hat, kann man ohne Schaden *Sarbangasana* üben.

Durch dieses Asana werden die Zirbeldrüse, die Hypophyse und alle Nerven und Zellen gut mit Blut versorgt. Dadurch wird geistige Erschöpfung beseitigt und die Geisteskraft erhöht. Schilddrüse, Nebenschilddrüsen, Mandeln und die übrigen Organe im Hals bleiben gesund und arbeiten gut.

Unser Herz muß beständig gegen die Schwerkraft arbeiten und ist dadurch sehr schnell erschöpft. Durch Üben von *Sarbangasana* bekommt das Herz Ruhe, denn das Blut strömt automatisch in den oberen Teil des Körpers.

Mandelentzündung, Asthma, Störungen von Leber und Milz, Verstopfung, Gebärmuttersenkung, Störungen der Genitalorgane, Hämorrhoiden, Krampfadern usw. können durch regelmäßiges Üben dieses Asanes geheilt werden.

Sarbanga bedeutet ›der ganze Körper‹. Da dieses Asana für alle Teile des Körpers gut ist, heißt es *Sarbangasana*.

Einschränkung: Sobald die Schilddrüse, die Nebenschilddrüsen und die Hypophyse vollständig aktiviert sind, wird das Kind zum Jugendlichen. Bei einer vorzeitigen Aktivierung dieser Drüsen in der Kindheit wird das Kind einerseits vorzeitig geschlechtsreif, andererseits wird das Längenwachstum gehemmt, und die geistige Entwicklung bleibt zurück. Es ist ein Naturgesetz, daß diese Drüsen in der Kindheit nicht aktiv sind. Dies ist der Grund, warum Kinder unter zwölf Jahren *Sarbangasana* und auch *Matsyasana* (Fischstellung) nicht üben dürfen.

Ebenso sollen Personen mit hohem Blutdruck und mit akuten Augenkrankheiten diese Übungskombination nicht praktizieren.

46. Halasana (Pflugstellung)

Technik: Praktizieren Sie erst *Sarbangasana* (Kerze). Strecken Sie dann langsam die Beine hinter den Kopf. Halten Sie die Knie durchgedrückt und berühren Sie mit den Zehen hinter dem Kopf den Boden. Legen Sie die Arme nach vorne (s. Abb. 68). Atmen Sie normal und bleiben Sie eine bis drei Minuten in dieser Stellung.

Gehen Sie dann ganz langsam auf den Boden zurück. Praktizieren Sie insgesamt drei Runden und entspannen Sie sich nach jeder Runde in *Savasana*.

Konzentration: Konzentrieren Sie sich während der Übung besonders auf den Halsbereich. Vergegenwärtigen Sie sich in der nachfolgenden Entspannung die untengenannten Wirkungen dieser Übung.

Wirkung: Dies ist ein sehr gutes Asana für alle Organe im Hals. Es heilt Arthritis in Nacken, Schultern und Armen. Die meisten der Vorteile von *Sarbangasana* können auch durch dieses Asana erreicht werden. Darüber hinaus werden die Unterleibsorgane durch die Kontraktion verjüngt. Durch die Vorwärtsbeugung wird die Wirbelsäule sehr gut mit Blut versorgt. Sie wird dadurch beweglich, und Rückenschmerzen werden erleichtert. Auch bei Magenschmerzen kann man durch Halasana Erleichterung bekommen.

Hala bedeutet ›Pflug‹. Diese Stellung sieht dem Umriß eines Pfluges sehr ähnlich und wird daher *Halasana* oder Pflugstellung genannt.

Einschränkung: Für *Halasana* gelten die gleichen Einschränkungen wie für *Sarbangasana*.

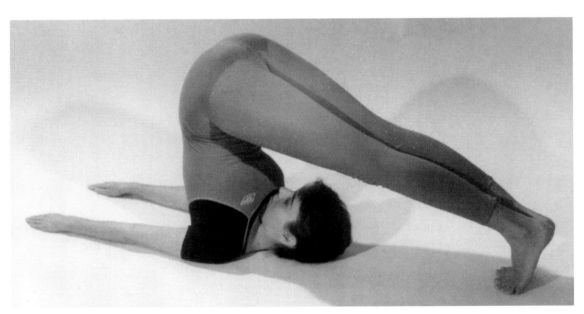

68

47. Karna-Pidasana (Ohr-Kniestellung)

Technik: Praktizieren Sie *Halasana*. Wenn Sie Halasana beendet haben, winkeln Sie die Beine an, so daß die Knie auf dem Boden aufliegen und gegen die Ohren drücken (s. Abb. 69). Strecken Sie die Füße. Fersen und Zehen berühren einander. Halten Sie die Knöchel mit den Händen fest.

Atmen Sie normal und bleiben Sie 30 bis 60 Sekunden in dieser Stellung. Strecken Sie dann die Beine wie bei *Halasana*. Gehen Sie langsam zurück und entspannen Sie sich in *Savasana*.

Konzentration: Konzentrieren Sie sich während dieser Übung auf den Hals, auf die Lymphen und auf die Mandeln. Vergegenwärtigen Sie sich in der nachfolgenden Entspannung die untengenannten Wirkungen dieser Übung.

Wirkung: Alle Vorteile von *Halasana* können durch dieses Asana erreicht werden. Zudem bringt es den Oberkörper und damit das Herz wie auch die Beine in eine wohltuende Ruhestellung. Die Wirbelsäule wird noch mehr gedehnt als bei *Halasana*, und dadurch werden die ganze Wirbelsäule und die Taillenregion gut durchblutet.

Einschränkung: Für *Karna-Pidasana* gelten die gleichen Einschränkungen wie für *Halasana* bzw. *Sarbangasana*.

Karna bedeutet ›Ohr‹ und *Pid* bedeutet ›Knie‹. Da die Knie bei dieser Übung gegen die Ohren drücken, wird sie *Karna-Pidasana* genannt.

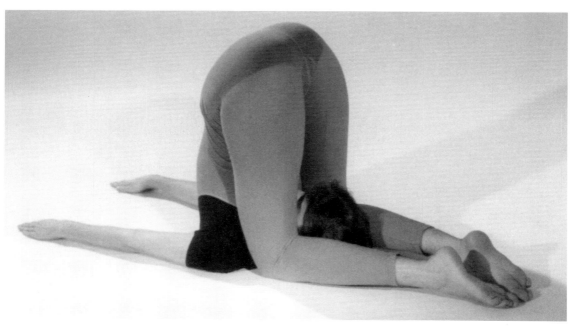

69

48. Setubandhasana (Brückenstellung)

Technik: Üben Sie *Sarbangasana*. Winkeln Sie die Beine an und lassen Sie sie sehr langsam nach unten sinken, bis Sie die Fußsohlen auf den Boden stellen können. Dies geht leichter, wenn Sie zuerst nur ein Bein auf den Boden aufsetzen und dann das zweite. Stützen Sie die Hüften weiterhin mit den Händen. Der Nacken, die Schultern und die Arme bis zu den Ellbogen sollen auf dem Boden bleiben (s. Abb. 70).

Atmen Sie normal und bleiben Sie eine bis drei Minuten in dieser Stellung. Lösen Sie dann die Hände von den Hüften und lassen Sie Gesäß, Rücken und Beine langsam auf den Boden sinken. Entspannen Sie sich in *Savasana*.

Dieses Asana sollte im Anschluß an *Sarbangasana* geübt werden, damit der Brust- und Lendenwirbelbereich der Wirbelsäule in die entgegengesetzte Richtung gedehnt wird.

Konzentration: Konzentrieren Sie sich bei dieser Übung besonders auf den Nacken, den Hals und das Kreuz. Vergegenwärtigen Sie sich in der nachfolgenden Entspannung die untengenannten Wirkungen dieser Übung.

Wirkung: Dieses Asana erzeugt eine Rückwärtsdehnung der Wirbelsäule und entfernt die Spannung von Nacken und Schultern, die durch *Sarbangasana* und *Halasana* hervorgerufen werden kann. Sie erhält darüber hinaus die Nerven der Wirbelsäule gesund.

Setu bedeutet ›Brücke‹, und *Bandha* bedeutet ›gebaut‹ oder ›kontrahiert‹. Mit seinem Körper baut der Übende eine Brücke, außerdem ist durch die Kinnpresse während der Übung die Schilddrüse blockiert. Daher wird diese Stellung *Setubandhasana* oder Brückenstellung genannt.

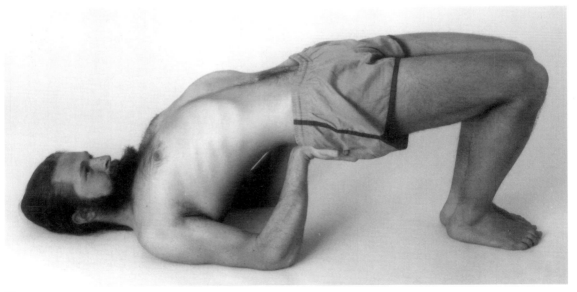

70

49. Pavanmuktasana
(Gegen Blähungen)

Technik: Legen Sie sich auf den Rücken. Beugen Sie erst das rechte Bein und ziehen Sie es zum Bauch. Drücken Sie es mit beiden Händen auf die rechte Seite des Bauchs (s. Abb. 71). Atmen Sie tief ein, halten Sie den Atem an und bleiben Sie 20 bis 30 Sekunden in dieser Stellung. Atmen Sie dann aus, lösen Sie die Hände und strecken Sie das Bein auf den Boden. Praktizieren Sie dann das gleiche mit dem linken Bein (s. Abb. 72) und anschließend mit beiden Beinen (s. Abb. 73). Das ist eine Runde. Praktizieren Sie drei Runden und entspannen Sie sich nach jeder Runde in *Savasana*.

Atem anhalten. Die Wirkung dieses Asanas wird dadurch noch intensiver. Diese Variation darf von Personen, die an Herz- und Lungenkrankheiten oder an hohem Blutdruck leiden, nicht praktiziert werden.

Konzentration: Wenn Sie das rechte Bein auf den Bauch pressen, konzentrieren Sie sich auf die Leber. Wenn Sie das linke Bein auf den Bauch pressen, konzentrieren Sie sich auf Magen und Milz, und wenn Sie beide Beine auf den Bauch pressen, konzentrieren Sie sich auf die Bauchspeicheldrüse. Vergegenwärtigen Sie sich

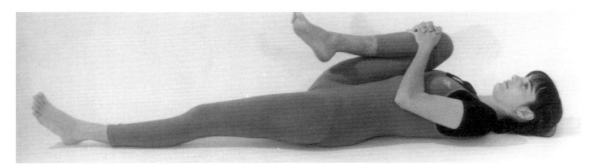

71

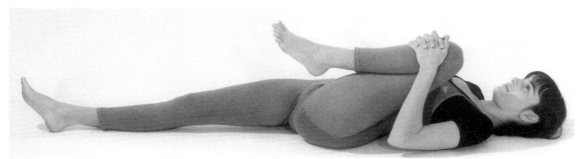

72

Dieses Asana sollte immer mit dem rechten Bein begonnen werden, da die peristaltische Bewegung (die Bewegung des Darms) von rechts nach links verläuft. Diejenigen, die keinen ausreichenden Druck auf dem Bauch verspüren, können, um ein besseres Ergebnis zu erhalten, ein Kissen zwischen Bauch und Bein schieben.

Bei einer Variation zu dieser Übung berühren Sie mit der Stirn die Knie, während Sie den

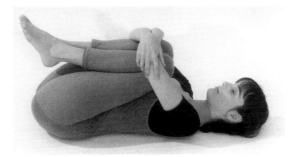

73

in der nachfolgenden Entspannung die untengenannten Wirkungen dieser Übung.

Wirkung: Dieses Asana bewirkt eine sehr gute Durchblutung aller Organe des Bauchs und des Unterleibs und erhält somit alle Organe dieses Bereiches gesund. Durch regelmäßiges Üben dieses Asanas wird die Stuhlentleerung leicht und normal. Krankheiten der Leber, der Milz, des Magens, der Bauchspeicheldrüse, der Eierstöcke, der Gebärmutter und des Darms können geheilt werden. Dieses Asana ist hilfreich, um den Darm von Blähungen zu befreien. Es vermindert den Fettansatz im Unterleibsbereich und erhöht die Elastizität der Knie und der Hüften. Wer an chronischer Verstopfung leidet, sollte am Morgen, bevor er aufsteht, ein halbes Glas lauwarmes Wasser trinken und dieses Asana mindestens drei Runden üben, dann kann er von der Verstopfung befreit werden.

Pavan bedeutet ›Wind‹ und *Mukta* bedeutet ›frei‹. Dieses Asana befreit den Darm von Winden, daher nennt man es *Pavanmuktasana*.

50. Noukasana auf dem Rücken (Bootsstellung auf dem Rücken)

Technik: Legen Sie sich mit gestreckten Beinen auf den Rücken. Legen Sie beide Hände auf die Oberschenkel. Heben Sie nun gleichzeitig die Beine und den Oberkörper an. Halten Sie die Knie durchgedrückt und die Füße gestreckt. Balancieren Sie den Körper auf dem Gesäß. Der Kopf und die Zehen befinden sich auf gleicher Höhe (s. Abb. 74).

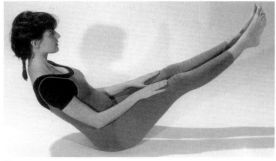

74

Atmen Sie normal und bleiben Sie 20 bis 30 Sekunden in dieser Stellung. Praktizieren Sie drei Runden und entspannen Sie sich nach jeder Runde in *Savasana*.

Konzentration: Konzentrieren Sie sich besonders auf die Bauchmuskeln und die Bauchorgane. Vergegenwärtigen Sie sich in der nachfolgenden Entspannung die untengenannten Wirkungen dieser Übung.

Wirkung: Dieses Asana ist gut für die Leber, die Gallenblase, die Milz und den Darm. Es stärkt die Muskeln und Nerven des Rückens, so daß man sich noch im Alter an einer gesunden und beweglichen Wirbelsäule erfreuen kann.

Nouka bedeutet ›Boot‹. Diese Stellung sieht einem Boot sehr ähnlich und wird daher *Noukasana* oder Bootsstellung genannt.

51. Noukasana auf dem Bauch
(Bootsstellung auf dem Bauch)

Technik: Legen Sie sich auf den Bauch und strecken Sie beide Hände so über den Kopf, daß die Arme die Ohren berühren. Schließen Sie die Beine. Atmen Sie nun ein und heben Sie den Oberkörper (von der Hüfte aufwärts) und beide Beine so weit wie möglich vom Boden hoch. (s. Abb. 75)

Atmen Sie normal und bleiben Sie 20 bis 30 Sekunden in dieser Stellung. Atmen Sie dann aus und lassen Sie Oberkörper und Beine sinken. Praktizieren Sie drei bis vier Runden und entspannen Sie sich nach jeder Runde in *Savasana*.

Konzentration: Konzentrieren Sie sich während der Übung auf die Wirbelsäule, besonders auf das Kreuz. Vergegenwärtigen Sie sich in der nachfolgenden Entspannung die untengenannten Wirkungen dieser Übung.

Wirkung: Dieses Asana stärkt besonders die Nerven der Wirbelsäule, der Hüften und der Beine, da diese Teile gut durchblutet werden. Es entfernt Rückenschmerzen und Ischiasschmerzen von Hüften und Beinen. Alle Organe des Unterleibs erhalten eine gute Massage und bleiben dadurch gesund. Auch die Muskeln des Nackens und der Schultern werden gekräftigt.

Worterklärung siehe ›*Noukasana* auf dem Rücken‹.

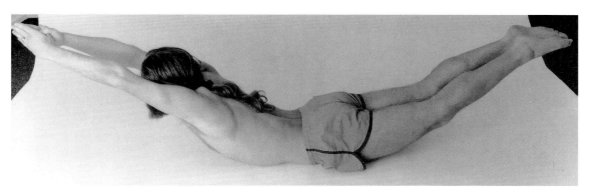

75

52. Purvottanasana

Technik: Sitzen Sie mit nach vorne gestreckten Beinen. Legen Sie die Handflächen etwas hinter den Hüften auf den Boden, so daß die Finger in Richtung der Füße zeigen. Heben Sie das Gesäß nach oben, bis der Körper eine schiefe Ebene bildet, die Fersen bleiben auf dem Boden, die Arme sind gestreckt. Beugen Sie den Kopf so weit wie möglich nach hinten (s. Abb. 76).

Atmen Sie normal und bleiben Sie 30 Sekunden in dieser Stellung. Atmen Sie dann aus, beugen Sie die Ellbogen und die Knie, setzen Sie sich auf den Boden und entspannen Sie sich. Praktizieren Sie zwei bis drei Runden und entspannen Sie sich nach jeder Runde in *Savasana*.

Konzentration: Konzentrieren Sie sich während der Übung besonders auf das Kreuz, die Knie und die Hände. Vergegenwärtigen Sie sich in der nachfolgenden Entspannung die untengenannten Wirkungen dieser Übung.

Wirkung: Dieses Asana kräftigt Nacken, Schultern, Arme, Hände, Füße und ganz besonders die Gelenke in diesen Bereichen. Auch die Beweglichkeit der Schulter-, Arm- und Fußgelenke wird verbessert. Darüber hinaus entfernt es die Anspannung, die durch das Praktizieren anstrengender Vorwärtsbeugeübungen hervorgerufen werden kann.

Purvo bedeutet ›Osten‹ und *Uttan* bedeutet ›heben‹. Bei dieser Übung hebt man die östliche Seite des Körpers, das ist nach der Yogaphilosophie die Vorderseite, hoch. Deshalb wird sie *Purvottanasana* genannt.

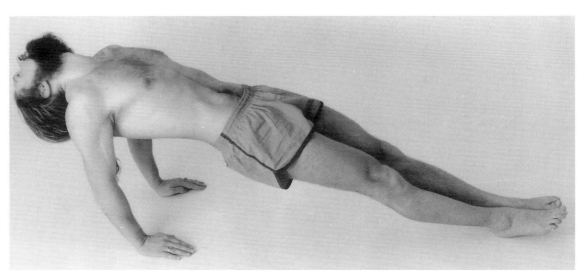

76

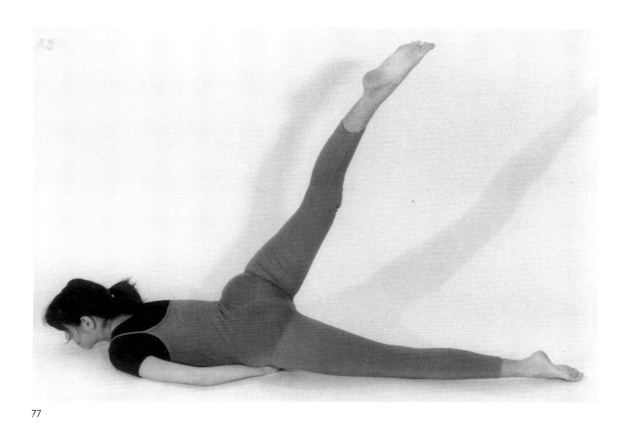

53. Ardha Salabhasana
(Halbe Heuschreckenstellung)

Technik: Legen Sie sich auf den Bauch, berühren Sie mit dem Kinn den Boden und schließen Sie die Beine. Schieben Sie nun die Hände unter die Oberschenkel, so daß die Handflächen auf den Boden zeigen, oder machen Sie eine Faust. Stützen Sie sich mit den Händen oder den Fäusten auf dem Boden ab und heben Sie jetzt das rechte Bein so hoch wie möglich (s. Abb. 77).

Atmen Sie normal und bleiben Sie 10 bis 15 Sekunden in dieser Stellung. Wiederholen Sie

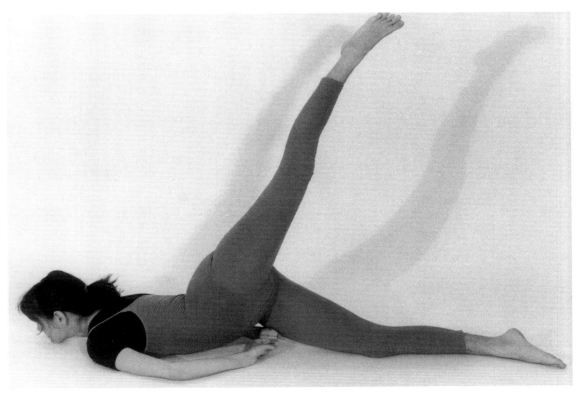

78

die Übung mit dem linken Bein (s. Abb. 78). Praktizieren Sie drei Runden und entspannen Sie sich nach jeder Runde in *Savasana*.

Bei einer Variation dieser Übung können Sie das hochgehobene Bein mit dem anderen abstützen. Das ist am Anfang nicht so anstrengend. (s. Abb. 79)

Konzentration: Konzentrieren Sie sich auf die rechte Seite der Hüfte, wenn Sie das rechte Bein heben, und auf die linke Seite der Hüfte, wenn Sie das linke Bein heben. Vergegenwärtigen Sie sich in der nachfolgenden Entspannung die untengenannten Wirkungen dieser Übung.

Wirkung: Dieses Asana heilt alle Arten von Hüftschmerzen. Auch Arthritis, rheumatische Beschwerden, chronische Menstruationsschmerzen, Gebärmutterknickung und Verstopfung können durch dieses Asana geheilt werden. Es verstärkt das Verdauungsfeuer, gibt einen guten Appetit und vermindert übermäßige Fettansammlung an Bauch und Taille.

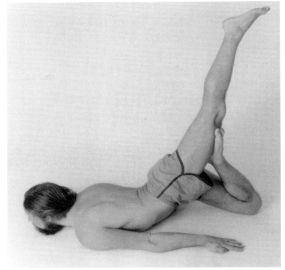

79

Ardha bedeutet ›halb‹, und *Salabh* bedeutet ›Heuschrecke‹. Dieses Asana sieht aus wie eine Heuschrecke, die ein Bein hochhebt. Daher heißt es *Ardha Salabhasana*.

54. Purna Salabhasana
(Volle Heuschreckenstellung)

Technik: Legen Sie sich auf den Bauch, berühren Sie mit dem Kinn den Boden und schließen Sie die Beine. Schieben Sie die Hände unter die Oberschenkel, so daß die Handflächen nach unten zeigen, oder machen Sie eine Faust. Stützen Sie sich mit den Händen auf dem Boden ab und heben Sie beide Beine so hoch wie möglich. Lassen Sie die Beine zusammen (s. Abb. 80). Atmen Sie normal und bleiben Sie 10 bis 20 Sekunden in dieser Stellung. Dann legen Sie die Beine langsam auf den Boden zurück. Praktizieren Sie drei Runden und entspannen Sie sich nach jeder Runde in *Savasana* auf dem Bauch.

Konzentration: Konzentrieren Sie sich während der Übung auf die Hüften. Vergegenwärtigen Sie sich in der nachfolgenden Entspannung die untengenannten Wirkungen dieser Übung.

Wirkung: Alle Vorteile von *Ardha Salabhasana* können durch dieses Asana sehr schnell erreicht werden.

Salabh bedeutet ›Heuschrecke‹ und *Purna* bedeutet ›voll‹. Da bei diesem Asana beide Beine nach oben gehoben werden, nennt man es *Purna Salabhasana*.

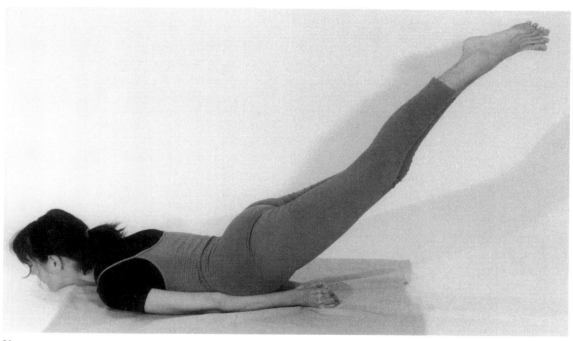

80

55. Bhujangasana (Kobrastellung)

Technik: Legen Sie sich auf den Bauch, halten Sie die Beine geschlossen und berühren Sie mit der Stirn den Boden. Stützen Sie sich leicht mit den Händen auf, Arme und Hände stehen parallel zum Brustkorb. Die Fingerspitzen zeigen nach vorne, die Finger reichen bis zur Höhe der Schulter. Atmen Sie ein und beugen Sie den Oberkörper zurück, aber lassen Sie den Nabel am Boden. Legen Sie den Kopf in den Nacken. Atmen Sie normal und bleiben Sie ca. 30 Sekunden in dieser Stellung. Atmen Sie aus und gehen Sie langsam in die Ausgangsstellung zurück. In der zweiten Runde beugen Sie den Oberkörper etwas weiter zurück, aber der Nabel bleibt auf dem Boden. In der dritten Runde beugen Sie den Oberkörper von der Taille an so weit wie möglich nach hinten. Der Unterleib, die Beine und Zehen bleiben dabei am Boden liegen (s. Abb. 81). Gehen Sie wieder mit dem Ausatmen langsam in die Ausgangsstellung zurück. Entspannen Sie sich nach jeder Runde in *Savasana*.

Bei einer Variation dieser Übung winkeln Sie die Knie an und berühren den Kopf mit den Füßen (s. Abb. 82). Dadurch erreichen Sie eine stärkere Dehnung der Wirbelsäule.

Konzentration: Konzentrieren Sie sich während der ersten Runde auf das Kreuz, während der zweiten Runde auf Galle, Leber, Magen, Milz und während der dritten Runde auf das Herz und den Brustbereich. Vergegenwärtigen Sie sich in der nachfolgenden Entspannung die untengenannten Wirkungen dieser Übung.

Wirkung: Alle Arten von Rückenschmerzen können durch dieses Asana geheilt werden, denn es stärkt alle Muskeln des Rückens. Es gibt guten Appetit, verbessert die Verdauung, heilt Verstopfung, hält Leber und Milz gesund und erhöht die Durchblutung der Gebärmutter und der Eierstöcke. Viele Arten von Frauenleiden können mit diesem Asana geheilt werden.

Wer an hohem Blutdruck leidet, kann bei regelmäßiger Übung dieses Asanas sehr gute Erfolge erzielen.

Bhujanga bedeutet ›Schlange‹. Während der Übung erinnert dieses Asana an eine Schlange, besonders an eine Kobra. Es wird daher *Bhujangasana* oder Kobrastellung genannt. Eine weitere Bezeichnung für dieses Asana ist auch *Sarpasana*. *Sarpa* bedeutet auch ›Schlange‹.

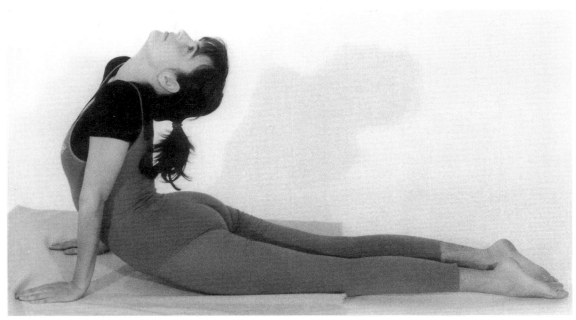
81

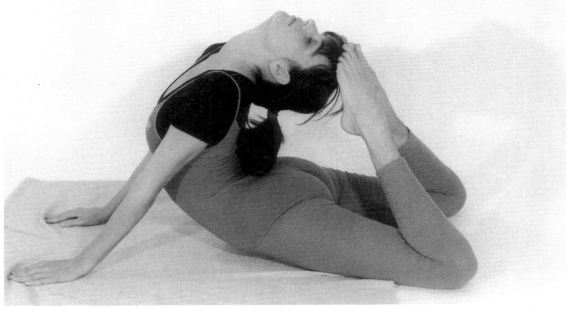
82

56. Dhanurasana (Bogenstellung)

Technik: Legen Sie sich auf den Bauch, schließen Sie die Beine und berühren Sie mit der Stirn den Boden. Winkeln Sie die Knie an und ergreifen Sie die Knöchel von hinten mit den Händen. Beugen Sie nun den Kopf so weit wie möglich zurück und heben Sie Brust und Knie so hoch wie möglich. Spannen Sie die Wirbelsäule wie einen Bogen. Die Arme bleiben gerade. Atmen Sie normal und bleiben Sie 20 bis 30 Sekunden in dieser Stellung (s. Abb. 83). Praktizieren Sie drei bis vier Runden und entspannen Sie sich nach jeder Runde in *Savasana* auf dem Bauch.

Konzentration: Konzentrieren Sie sich während der ersten Runde besonders auf die Nieren, während der zweiten Runde auf den Bauch und die Unterleibsorgane und während der dritten Runde auf die Wirbelsäule. Vergegenwärtigen Sie sich in der nachfolgenden Entspannung die untengenannten Wirkungen dieser Übung.

Wirkung: Dieses Asana ist besonders gut für die Nieren. Es führt zu einer guten Durchblutung der Nieren und beseitigt Störungen im Bereich der Nebennieren. Überschüssiges Fett an Bauch und Taille wird verringert, Bauchbeschwerden, u. a. Verstopfung und Zuckerkrankheit, sowie Frauenleiden können geheilt werden. Diese Übung ist auch sehr gut bei Schilddrüsenüberfunktion. Die Thymusdrüse wird gut durchblutet und das Immunabwehrsystem gestärkt. Die Übung macht die Wirbelsäule biegsam und gesund, beseitigt Rückenschmerzen und führt zu einer guten Durchblutung der Nervenzentren in der Wirbelsäule. Auch die Leber wird gut durchblutet. *Dhanurasana* erhöht die Schönheit und verbessert die Gesundheit der Frau durch die vermehrte Ausschüttung weiblicher Hormone.

Dhanu bedeutet ›Bogen‹. Diese Stellung ähnelt einem Bogen und wird daher *Dhanurasana* oder Bogenstellung genannt.

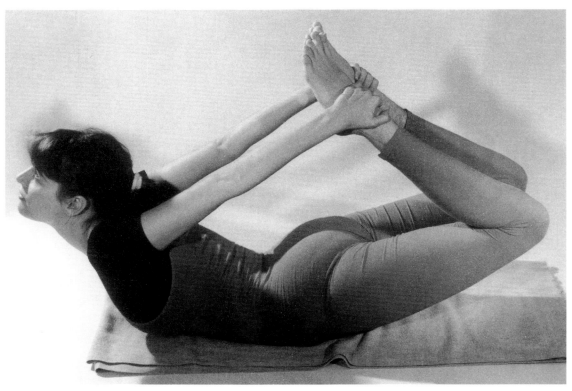

57. Ardha Chakrasana
(Halbe Radstellung)

Technik: Legen Sie sich auf den Rücken. Setzen Sie Ihre beiden Handflächen neben dem Kopf parallel zur Schulter auf den Boden. Die Fingerspitzen zeigen in Richtung der Füße. Lassen Sie zwischen den Füßen etwas Abstand, winkeln Sie die Knie an und stellen Sie die Füße nahe am Gesäß auf den Boden. Mit der Kraft der Arme und der Beine heben Sie die Taille und den Rücken nach oben wie einen Bogen (s. Abb. 84). Atmen Sie normal. Bleiben Sie anfangs zehn Sekunden in dieser Stellung und erhöhen Sie die Dauer allmählich. Dann gehen Sie langsam wieder zurück. Kopf, Schultern und Gesäß kommen auf dem Boden auf. Legen Sie die Hände parallel zum Körper auf den Boden und strecken Sie die Beine. Praktizieren Sie drei Runden und entspannen Sie sich nach jeder Runde in *Savasana*.

Konzentration: Konzentrieren Sie sich während der Übung besonders auf das Kreuz und auf den Bauch. Vergegenwärtigen Sie sich in der nachfolgenden Entspannung die untengenannten Wirkungen dieser Übung.

Wirkung: Dieses Asana erhöht die Schönheit der weiblichen Brüste und bringt den Brustkorb in eine gute Form. Es entfernt überschüssiges Fett an Bauch und Taille und macht die Bauchmuskulatur stärker. Es verhilft den Nieren, den Nebennieren und der Thymusdrüse zu einer guten Funktion.

Ardha bedeutet ›halb‹ und *Chakra* bedeutet ›Rad‹. Da dieses Asana einem halben Rad ähnelt, nennt man es *Ardha Chakrasana*.

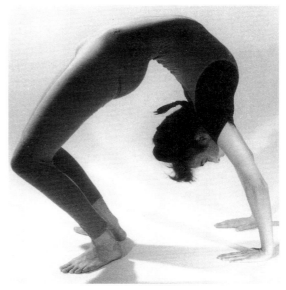

84

58. Purna Chakrasana
(Volle Radstellung)

Technik: Praktizieren Sie *Ardha Chakrasana* oder die Halbe Radstellung und bringen Sie dann beide Hände ganz langsam nahe an die Beine. Umfassen Sie die Knöchel mit den Händen. Atmen Sie normal und bleiben Sie anfangs zehn Sekunden in dieser Stellung. Erhöhen Sie die Dauer allmählich. Dann lassen Sie sich langsam nach unten sinken. Kopf, Schultern und Gesäß kommen auf dem Boden auf. Legen Sie die Hände parallel zum Körper auf den Boden und strecken Sie die Beine. Legen Sie sich zur Entspannung in *Savasana*.

Konzentration: Wie bei *Ardha Chakrasana*.

Wirkung: Alle Vorteile von *Ardha Chakrasana* kann man auch durch dieses Asana erhalten. Darüber hinaus werden die Muskeln des Nackens gestärkt und Hüften, Taille, Knie und Beine werden stärker und beweglicher.

Purna bedeutet ›voll‹ und *Chakra* bedeutet ›Rad‹. Da dieses Asana einem ganzen Rad ähnelt, nennt man es *Purna Chakrasana*.

59. Matsyasana (Fischstellung)

Technik: Sitzen Sie erst in *Padmasana*. Stützen Sie sich mit den Ellbogen ab und legen Sie sich auf den Rücken. Beugen Sie die Arme und stellen Sie die Hände neben dem Kopf auf den Boden. Stützen Sie sich mit den Händen ab, heben Sie den Rücken so hoch wie möglich und beugen Sie den Kopf nach hinten, so daß der mittlere Teil der Schädeldecke den Boden berührt. Legen Sie die Hände wieder nach vorne und ergreifen Sie mit beiden Zeigefingern die beiden großen Zehen. Dehnen Sie den Brustkorb so weit wie möglich, ohne Schmerzen zu spüren. Achten Sie darauf, daß die Knie und die Ellbogen auf dem Boden bleiben (s. Abb. 85).

Atmen Sie normal und bleiben Sie 15 bis 20 Sekunden in dieser Stellung. Wechseln Sie die Beine und wiederholen Sie die Übung. Praktizieren Sie drei Runden und entspannen Sie sich nach jeder Runde in *Savasana*. Wenn Sie *Padmasana* nicht beherrschen, dann können Sie *Matsyasana* auch im Halben Lotossitz *(Ardha Padmasana)* oder mit nach vorne gestreckten Beinen üben. Die Hände liegen dann auf den Oberschenkeln.

Konzentration: Konzentrieren Sie sich besonders auf die Nackenwirbel, den Hals und die Nebenschilddrüsen. Vergegenwärtigen Sie sich in der nachfolgenden Entspannung die untengenannten Wirkungen dieser Übung.

Wirkung: Wie die Sekretion der Schilddrüse, so ist auch die Sekretion der Nebenschilddrüsen für die Gesundheit wesentlich. Die Absonderung der Nebenschilddrüsen dient der Kalziumaufnahme des Körpers; sie wirken bei der Gewinnung des Kalziums aus der Nahrung mit. Wenn die Sekretion zu gering ist, kann nicht genug Kalzium bereitgestellt werden. Die Folgen sind z. B. Verdauungsstörungen, Verstopfung, Magengeschwüre, Blinddarmentzündung, Bruchleiden, Muskelkrämpfe und andere Krankheiten. Ist die Sekretion dieser Drüsen zu hoch, kann es zu hohem Blutdruck kommen.

Diese Übung sollte man unmittelbar nach *Sarbangasana* praktizieren, dann werden Schilddrüse und Nebenschilddrüsen gesund erhalten. Durch *Sarbangasana* wird die Schilddrüse und durch *Matsyasana* werden die Nebenschilddrüsen entwickelt; darum gehören diese Stellungen als eine einzige Übung zusammen.

Durch die Übung dieses Asanas kann sich eine vergrößerte Milz wieder zurückbilden. Bei Verformung der Rippen kann die richtige Form wiedererlangt werden. Die Hypophyse, die Zirbeldrüse und die Thymusdrüse werden gut durchblutet, und die Luftröhre wird entwickelt. Dieses Asana beseitigt Nacken- und Lendensteife und ist hilfreich bei Asthma. Das Lungenvolumen wird gesteigert.

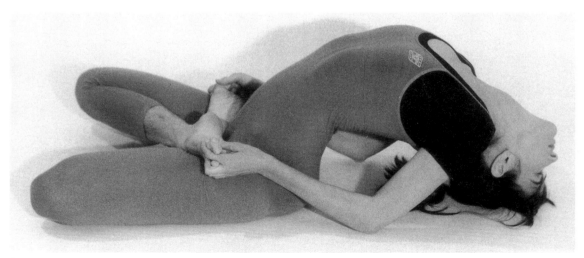

Matsya bedeutet ›Fisch‹. Diese Stellung sieht einem Fisch ähnlich, daher wird sie *Matsyasana* oder Fischstellung genannt.

Anmerkung: Wer an einer vergrößerten Milz leidet, sollte keine anderen *Swasthyasanas* oder Mudras üben außer *Shirsasana, Sarbangasana* und *Matsyasana*.

60. Hastapadasana (Hand-Fußstellung)

Technik: Stehen Sie gerade, schließen Sie die Beine und heben Sie beide Arme über den Kopf. Atmen Sie nun langsam aus und beugen Sie den Oberkörper so weit nach vorne, daß die Handflächen neben den Zehen auf dem Boden aufliegen und die Stirn die Knie berührt (s. Abb. 86).

Halten Sie den Atem an und bleiben Sie fünf bis zehn Sekunden in dieser Stellung. Atmen Sie dann ein und gehen Sie ganz langsam in die Ausgangsstellung zurück. Wiederholen Sie dieses Asana fünfmal und entspannen Sie sich anschließend in *Savasana*.

Am Anfang ist es schwierig, mit den Handflächen den Boden und mit der Stirn die Knie zu berühren. Sie können daher erst folgende Variation üben: Umfassen Sie mit dem rechten und linken Zeigefinger die rechte und linke große Zehe (s. Abb. 87) und versuchen Sie, die Stirn

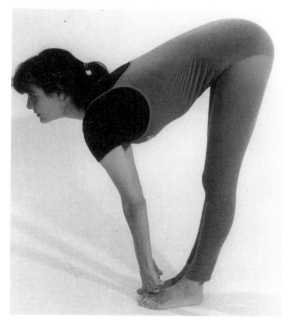

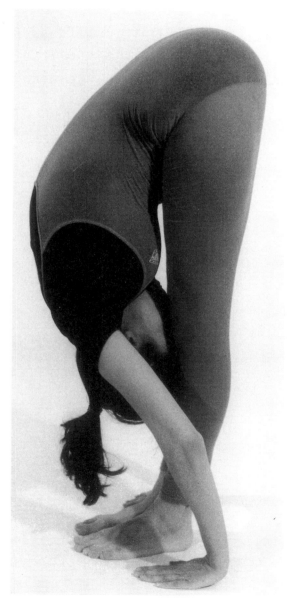

möglichst nahe gegen die Knie zu drücken (s. Abb. 88).

Konzentration: Konzentrieren Sie sich bei dieser Übung besonders auf den Bauch. Vergegenwärtigen Sie sich in der nachfolgenden Entspannung die untengenannten Wirkungen dieser Übung.

Wirkung: Hastapadasana heilt Magenbeschwerden und hält die Leber, die Milz, die Nieren und die Bauchspeicheldrüse gesund. Es vermindert den Herzschlag und ist gut gegen niedrigen Blutdruck, Anämie und Eisenmangel. Es stärkt die Muskeln des Bauchs und Unterleibs und erhöht die Schönheit der Taille und des Bauchs.

Dieses Asana beruhigt die Nervenzellen und entwickelt die Funktion der Hypophyse. Dadurch beruhigt es den Geist.

Es kann als vorbereitende Übung vor *Shirsasana* geübt werden.

Einschränkung: Wer an hohem Blutdruck oder Herzbeschwerden leidet, sollte dieses Asana nicht üben, solange sich sein Zustand nicht gebessert hat.

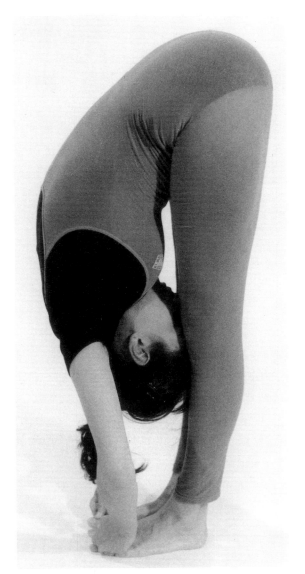

88

61. Ardha Chandrasana (Halbmondstellung)

Technik: Stehen Sie gerade und schließen Sie die Beine. Heben Sie beide Hände nach oben, so daß die Arme die Ohren berühren, und ergreifen Sie beide Daumen. Atmen Sie nun ein und beugen Sie den Oberkörper von der Hüfte an so weit wie möglich nach hinten. Drücken Sie dabei die Knie durch (s. Abb. 89).

Halten Sie den Atem an und bleiben Sie ca. zehn Sekunden in dieser Stellung. Atmen Sie dann aus und gehen Sie in die Ausgangsstellung zurück. Lassen Sie die Arme sinken. Üben Sie dies fünfmal und entspannen Sie sich danach in *Savasana*.

Konzentration: Konzentrieren Sie sich während der Übung besonders auf das Kreuz. Vergegenwärtigen Sie sich in der nachfolgenden Entspannung die untengenannten Wirkungen dieser Übung.

Wirkung: Durch das Üben dieses Asanas kann Verstopfung behoben werden. Die Bauchmuskeln werden gestärkt, beide Nieren werden gut durchblutet und bleiben gesund. Die Nebennieren funktionieren gut, und die Beweglichkeit der Wirbelsäule verbessert sich.

Ardha bedeutet ›halb‹, und *Chandra* bedeutet ›Mond‹. Da die Stellung von der Seite her an einen Halbmond erinnert, heißt sie *Ardha Chandrasana*.

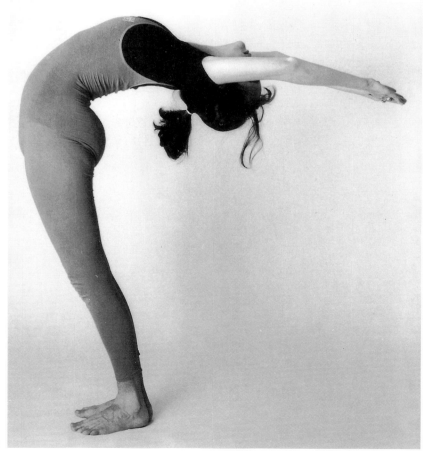

89

62. Ardha Chandrasana
(Halbmondstellung zur Seite)

Technik: Stehen Sie aufrecht und schließen Sie die Beine. Heben Sie beide Arme nach oben; die Arme berühren hinter den Ohren den Kopf. Drücken Sie die Knie durch. Atmen Sie nun aus und beugen Sie den Oberkörper von der Taille aufwärts so weit wie möglich nach rechts. Der Körper soll weder nach vorn noch nach hinten geneigt werden (s. Abb. 90). Halten Sie den Atem an und bleiben Sie zehn Sekunden in dieser Stellung. Atmen Sie dann ein und gehen Sie in die Ausgangsstellung zurück. Atmen Sie aus und lassen Sie die Arme sinken. Üben Sie das Asana anschließend zur linken Seite hin (s. Abb. 91). Praktizieren Sie drei Runden und entspannen Sie sich danach in *Savasana*.

Konzentration: Bei der Beugung nach rechts konzentrieren Sie sich auf die rechte Hüfte und die rechte Niere, bei der Beugung nach links auf die linke Hüfte und die linke Niere. Vergegenwärtigen Sie sich in der nachfolgenden Entspannung die untengenannten Wirkungen dieser Übung.

Wirkung: Dieses Asana ist sehr gut für die Nieren und die Nebennieren. Diese Körperteile bleiben durch regelmäßige Praxis von *Ardha Chandrasana* gesund. Überschüssiges Fett an der Taille wird reduziert, und Schmerzen in der Taille und in den Hüften können geheilt werden.

Worterklärung siehe *Ardha Chandrasana* (Halbmondstellung).

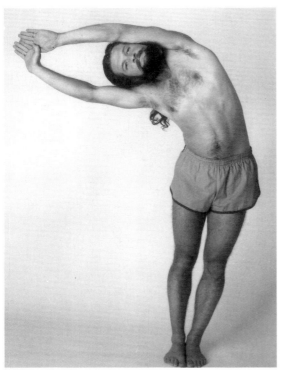

90

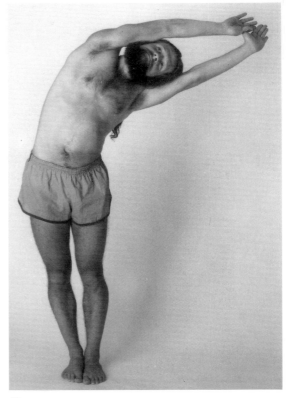

91

63. Trikonasana (Dreiecksstellung)

Technik: Stehen Sie aufrecht, spreizen Sie die Beine etwa einen halben Meter und drücken Sie die Knie durch. Drehen Sie den Körper nach rechts und schauen Sie nach hinten. Atmen Sie aus und beugen Sie langsam den Oberkörper nach vorne. Berühren Sie mit der linken Hand den rechten Fuß. Den rechten Arm strecken Sie senkrecht nach oben, mit dem linken in einer Linie. Schauen Sie auf Ihre rechte Hand (s. Abb. 92). Halten Sie den Atem an und bleiben Sie zehn Sekunden in dieser Stellung. Atmen Sie ein und gehen Sie in die Ausgangsstellung zurück. Atmen Sie aus und lassen Sie die Arme sinken. Üben Sie dieses Asana auf der anderen Seite (s. Abb. 93). Praktizieren Sie insgesamt drei Runden und entspannen Sie sich danach in *Savasana*.

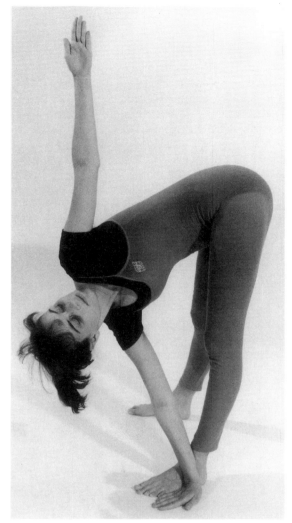

93

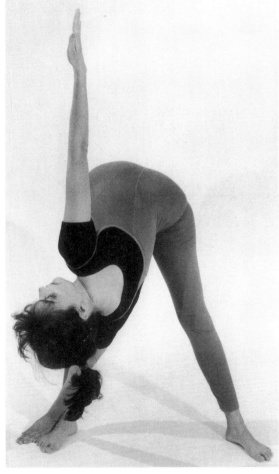

92

Konzentration: Konzentrieren Sie sich bei dieser Übung besonders auf die Knie und auf die Hüften. Vergegenwärtigen Sie sich in der nachfolgenden Entspannung die untengenannten Wirkungen dieser Übung.

Wirkung: Durch dieses Asana werden die Rumpfmuskeln kontrahiert, gedehnt und entspannt. Es gibt den Nerven der Wirbelsäule und den Unterleibsorganen Spannkraft und erhöht die Beweglichkeit der Wirbelsäule. Die peristaltische Bewegung der Gedärme wird verstärkt. *Trikonasana* kräftigt die Muskeln der Beine und korrigiert Verformungen der Beine.

Trikon bedeutet ›Dreieck‹.

64. Briksasana (Baumstellung)

Technik: Stehen Sie aufrecht und schließen Sie die Beine. Beugen Sie nun das rechte Knie und stellen Sie die rechte Fußsohle gegen den oberen Teil des linken Oberschenkels. Suchen Sie sich einen Punkt in Augenhöhe und blicken Sie ununterbrochen auf diesen Punkt. Balancieren Sie den Körper auf dem linken Bein. Legen Sie nun die Hände vor der Brust zusammen wie zum indischen Gruß (s. Abb. 94). Atmen Sie normal und bleiben Sie 30 Sekunden in dieser Stellung. Wechseln Sie die Beine und wiederholen Sie die Übung. Praktizieren Sie insgesamt drei Runden und entspannen Sie sich danach in *Savasana*.

Bei einer Variation dieser Übung legen Sie das Fußgelenk in die Leistenbeuge (s. Abb. 95), anstatt die Fußsohle gegen den oberen Teil des Oberschenkels zu legen.

Die Armstellung kann bei diesem Asana bei beiden oben beschriebenen Beinstellungen variiert werden. Sie können beide Arme zur Seite, beide Arme nach oben oder einen Arm nach oben und den anderen zur Seite strecken (s. Abb. 96, 97 u. 98).

Konzentration: Konzentrieren Sie sich während der Übung speziell auf die Beine und die Kniegelenke. Vergegenwärtigen Sie sich in der nachfolgenden Entspannung die untengenannten Wirkungen dieser Übung.

Wirkung: Dieses Asana erhält das Gleichgewicht des Körpers und kräftigt die Beine, die Oberschenkel, die Taille und die Wirbelsäule. Die Nerven der Beine und Oberschenkel werden gut durchblutet und die Widerstandskraft gestärkt. Auch das geistige Gleichgewicht, die Konzentrationsfähigkeit, die Toleranz und die Willenskraft erhöhen sich.

Briksa bedeutet ›Baum‹. Dieses Asana sieht aus wie ein Baum. Daher wird diese Stellung *Briksasana* genannt.

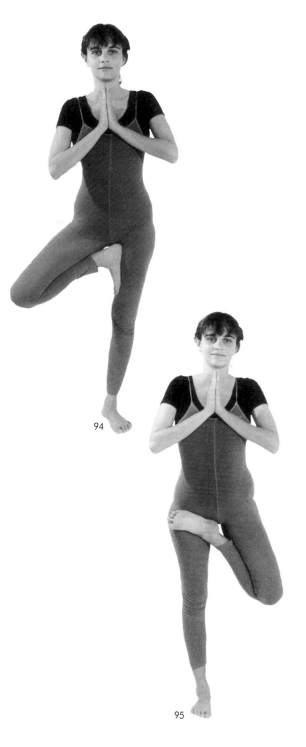

94

95

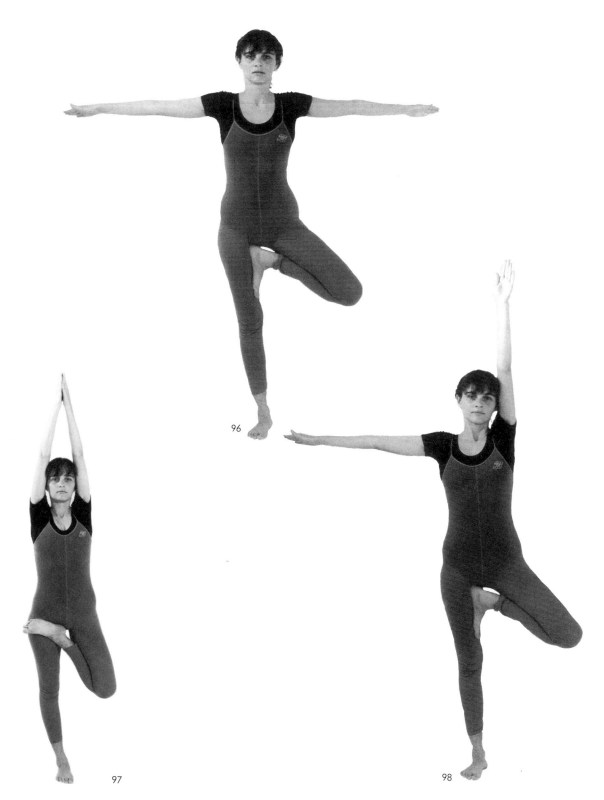

96

97

98

65. Garudasana (Adlerstellung)

Technik: Stehen Sie aufrecht und beugen Sie das rechte Knie ein wenig. Legen Sie nun das linke Bein oberhalb des rechten Knies über das rechte Bein und umfassen Sie das rechte Bein mit dem Knie und dem Knöchel des linken Beines. Balancieren Sie nun auf dem rechten Bein. Beugen Sie den rechten Ellbogen, drehen Sie den linken Ellbogen in die Beuge des rechten hinein und falten Sie in dieser Stellung die beiden Handflächen oder berühren Sie mit der linken Hand die Nase (s. Abb. 99). Atmen Sie normal und bleiben Sie zehn Sekunden in dieser Stellung. Wechseln Sie dann die Arm- und Beinstellung und wiederholen Sie die Übung. Praktizieren Sie drei Runden und entspannen Sie sich danach in *Savasana*.

Konzentration: Konzentrieren Sie sich während der Übung auf die Beine, die Knie- und Fußgelenke, auf die Handgelenke und die Ellbogen. Vergegenwärtigen Sie sich in der nachfolgenden Entspannung die untengenannten Wirkungen dieser Übung.

Wirkung: Durch dieses Asana werden Arme und Beine stark und bekommen eine schöne Form. Es entfernt die Steifheit der Schultern und stärkt die Muskeln der Beine und Oberschenkel. Dieses Asana ist wohltuend für diejenigen, die an Leistenbruch und vergrößerter Prostata leiden.

Garuda bedeutet ›Adler‹. Da diese Stellung an die Form eines Adlers erinnert, wird sie *Garudasana* genannt.

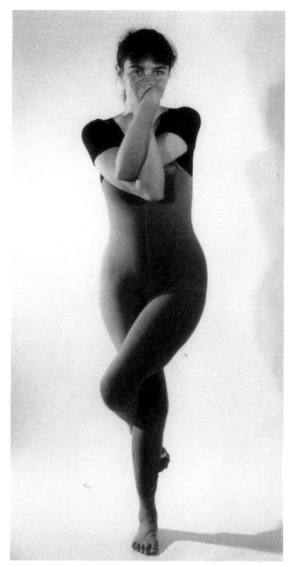

99

66. Virasana (Heldstellung)

Technik: Stehen Sie auf dem rechten Bein und nehmen Sie das linke Bein angewinkelt nach oben. Umfassen Sie das Fußgelenk des linken Beines mit der linken Hand, berühren Sie das Gesäß mit der linken Ferse und strecken Sie die rechte Hand nach oben. Suchen Sie im Raum einen bestimmten Punkt und konzentrieren Sie sich auf ihn (s. Abb. 100). Dadurch ist es leichter, das Gleichgewicht zu halten. Atmen Sie normal und bleiben Sie 30 Sekunden in dieser Stellung. Wechseln Sie dann die Bein- und Armstellung und wiederholen Sie die Übung. Praktizieren Sie insgesamt drei Runden und entspannen Sie sich danach in *Savasana*.

Konzentration: Konzentrieren Sie sich während der Übung wie oben beschrieben auf einen Punkt. Vergegenwärtigen Sie sich in der nachfolgenden Entspannung die untengenannten Wirkungen dieser Übung.

Wirkung: Muskeln, Nerven und Zellen der Beine und des Rektums werden gut durchblutet und gestärkt. Das Gleichgewicht des Körpers verbessert sich, ebenso das geistige Gleichgewicht und die Willenskraft.

Vir bedeutet ›Held‹. Dieses Asana sieht aus wie ein Held. Deshalb heißt es *Virasana*.

67. Variation zu Virasana (Variation zu Heldstellung)

Technik: Wenn Sie *Virasana* beherrschen, dann können Sie versuchen, diese Variation zu üben. Praktizieren Sie *Virasana*. Wenn Sie Ihr Gleichgewicht gefunden haben, beugen Sie sich mit dem Ausatmen nach vorne. Umfassen Sie das rechte Fußgelenk mit der rechten Hand und berühren Sie mit der Stirn das Knie. Halten Sie den Atem an und bleiben Sie fünf bis zehn Sekunden in dieser Stellung, atmen Sie ein, lassen Sie die Hand wieder los und stehen Sie auf. Gehen Sie in die Ausgangsposition zurück und lockern Sie die Beine, indem Sie sie bewegen. Wiederholen Sie die Übung auf der anderen Seite. Üben Sie zwei bis drei Runden und entspannen Sie sich danach in *Savasana*.

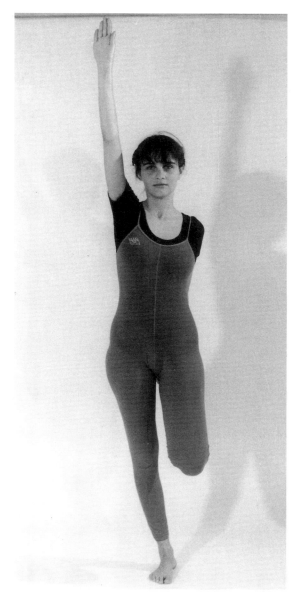

100

Wirkung: Alle Vorteile von *Virasana* können auch durch diese Variation erreicht werden. Es wirkt noch intensiver und kräftigt die Muskeln der Beine noch mehr. Außerdem ist dieses Asana gut für alle Drüsen, Zellen und Nerven im Gehirn, besonders für die Hypophyse. Die Wirbelsäule, alle Organe im Bauch und im Unterleib werden gut durchblutet. Im geistigen Bereich stärkt diese Variation zu *Virasana* Konzentrationsfähigkeit und Willenskraft.

68. Natarajasana (Tänzerstellung)

Technik: Stehen Sie aufrecht. Verlagern Sie Ihr Gewicht auf das linke Bein. Beugen Sie nun das rechte Knie und heben Sie das rechte Bein nach hinten. Ergreifen Sie die große Zehe von oben her mit der rechten Hand und ziehen Sie das rechte Bein so nahe wie möglich zum Kopf. Strecken Sie nun den linken Arm nach oben wie bei *Virasana* (s. Abb. 101).

Atmen Sie normal und bleiben Sie 20 bis 30 Sekunden in dieser Stellung. Lassen Sie dann den linken Arm sinken, lösen Sie die rechte Hand von der rechten großen Zehe und stellen Sie sich wieder auf beide Beine. Wiederholen Sie diese Stellung, auf dem rechten Bein stehend. Praktizieren Sie drei Runden und entspannen Sie sich danach in *Savasana*.

Konzentration: Konzentrieren Sie sich während der Übung besonders auf die Oberschenkel und die Wirbelsäule. Vergegenwärtigen Sie sich in der nachfolgenden Entspannung die untengenannten Wirkungen dieser Übung.

Wirkung: Dies ist eine wunderbare Übung für die Beinmuskeln und für die Wirbelsäule. Sie dehnt verschiedene Bänder des Körpers und macht ihn dadurch beweglicher. Außerdem stärkt sie die Muskeln der Hände und Arme und ist gut für die Nieren.

Gemäß der indischen Mythologie ist *Shiva* der Gott des Tanzes und der Musik. Er wird auch Lord *Nataraj*, d. h. König des Tanzes genannt. Diese Stellung nahm *Shiva* während seines Tanzes ein, daher wird sie *Natarajasana* genannt.

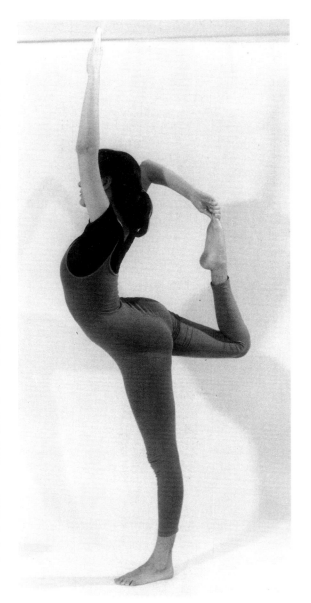

101

69. Viravadrasana
(Stellung des Viravadra)

Technik: Stehen Sie aufrecht und heben Sie beide Arme über den Kopf. Legen Sie die Handflächen zusammen, die Ellbogen bleiben dabei gerade (s. Abb. 102). Spreizen Sie die Beine etwa einen halben Meter. Drehen Sie nun den Oberkörper nach rechts und drehen Sie den rechten Fuß gleichzeitig so, daß er in einer Linie mit dem Oberkörper steht (s. Abb. 103). Auch der linke Fuß wird ein wenig nach rechts gedreht.

Beugen Sie nun das rechte Knie so, daß der rechte Oberschenkel parallel zum Boden und das rechte Schienbein senkrecht zum Boden steht. Strecken Sie das linke Bein nach hinten und drücken Sie das rechte Knie durch. Beugen Sie den Oberkörper nach vorne und sehen Sie auf die Handflächen.

Atmen Sie normal und bleiben Sie 20 bis 30 Sekunden in dieser Stellung. Wechseln Sie nun die Beine und wiederholen Sie die Übung auf der linken Seite (s. Abb. 104). Dann gehen Sie in die Ausgangsstellung zurück. Praktizieren Sie zwei bis drei Runden und entspannen Sie sich danach in *Savasana*.

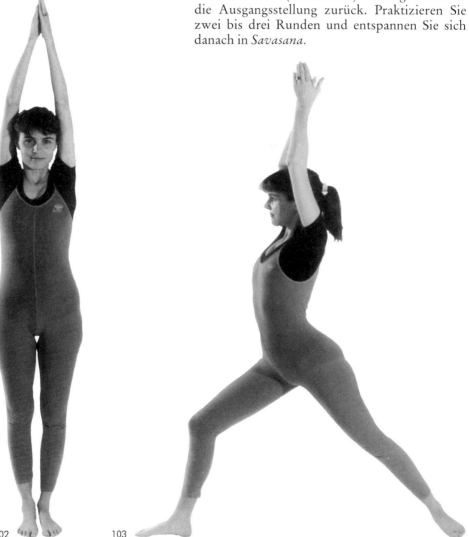

102   103

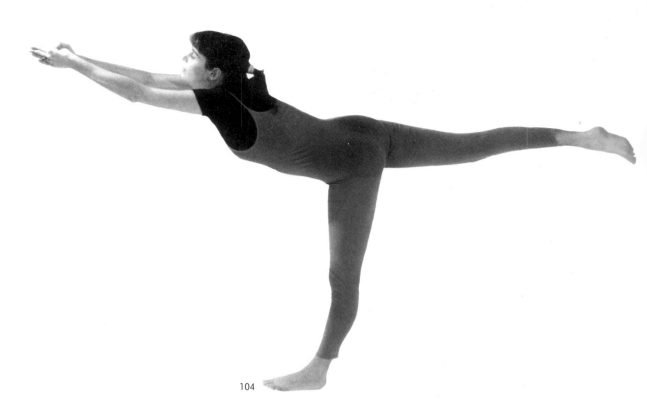

104

Konzentration: Konzentrieren Sie sich bei diesem Asana nicht auf bestimmte Körperteile. Vergegenwärtigen Sie sich aber in der nachfolgenden Entspannung die untengenannten Wirkungen dieser Übung.

Wirkung: Diese Stellung verschafft Erleichterung bei Steifheit im Nacken, in den Schultern und im Rücken. Sie vermindert das Fett im Hüftbereich und stärkt Knöchel und Knie.

Einschränkung: Dies ist ein sehr anstrengendes Asana. Wer an einer Herzkrankheit leidet oder ein schwaches Herz besitzt, sollte dieses Asana nicht üben. Auch Gesunde sollten nicht allzulange in dieser Stellung bleiben.

Gemäß der indischen Mythologie wurde dieses Asana für die Helden erschaffen. Eines Tages zelebrierte König *Daksha* (Der Vater *Satis* und Schwiegervater *Shivas*) eine große Opferhandlung, aber er lud *Shiva* und *Sati* nicht dazu ein. Sati wollte jedoch unbedingt an dieser Opferhandlung teilnehmen und ging zum Haus ihres Vaters. Aber ihr Vater beschimpfte sie und sprach sehr schlecht über *Shiva*. *Sati* konnte diese Beleidigungen nicht ertragen, daher sprang sie ins Feuer und verbrannte. Als *Shiva* dies hörte, war er sehr zornig. Er riß ein Haar von seinem Kopf und erschuf daraus einen mächtigen Helden, dem er die Anweisung gab, die Opferhandlung zu zerstören. Der Name dieses Helden ist *Viravadra*. Er erschien in dieser Stellung, um den Auftrag auszuführen. Daher wird dieses Asana *Viravadrasana* genannt.

70. Parsvottanasana
(Seitenhebestellung)

Technik: Stehen Sie aufrecht und strecken Sie das rechte Bein etwa einen Schritt nach vorne. Halten Sie das Knie durchgedrückt und erweitern Sie die Brust. Falten Sie die Hände auf dem Rücken wie zum indischen Gruß oder verschränken Sie die Arme auf dem Rücken. Atmen Sie ein und neigen Sie die Schultern und den Kopf zurück (s. Abb. 105). Halten Sie den Atem an und bleiben Sie zehn Sekunden in dieser Stellung. Atmen Sie dann aus, beugen Sie sich nach vorne und berühren Sie mit der Stirn das rechte Knie. Halten Sie den Atem an und bleiben Sie zehn Sekunden in dieser Stellung. Atmen Sie dann ein und stehen Sie wieder gerade. Lösen Sie nun die Hände und entspannen Sie sich in normaler Stellung. Praktizieren Sie die Übung nun zur anderen Seite hin, indem Sie mit dem Kopf das linke Knie berühren (s. Abb. 106). Praktizieren Sie drei Runden und entspannen Sie sich danach in *Savasana*.

Konzentration: Konzentrieren Sie sich während der Übung besonders auf das Kreuz, die Knie und die Hände. Vergegenwärtigen Sie sich in der nachfolgenden Entspannung die untengenannten Wirkungen dieser Übung.

Wirkung: Dieses Asana stärkt die Beine, die Knie und die Wirbelsäule und führt zu größerer Beweglichkeit der Wirbelsäule und der Hüftgelenke. Die Spannkraft der Unterleibsmuskeln wird erhalten. Das Asana entfernt die Steifheit von Armen und Schultern und heilt Schmerzen in den Armgelenken und in den Ellbogen. Wer Tennis spielt oder oft mit dem Schraubendreher arbeiten muß, kann durch dieses Asana von Steifheit und Schmerzen befreit werden.

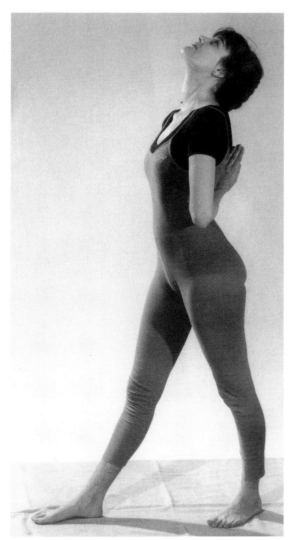

105

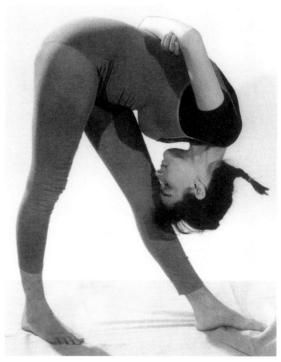

106

71. Prasarita Padottanasana

Parsvo bedeutet ›Seite‹ und *Uttan* bedeutet ›heben‹. Da man sich bei dieser Übung zur rechten und zur linken Seite neigt und dabei das Gesäß hochhebt, wird diese Übung *Parsvottanasana* genannt.

Technik: Stehen Sie aufrecht. Stemmen Sie die Hände in die Hüften und spreizen Sie die Beine. Drücken Sie die Knie durch. Atmen Sie nun aus, beugen Sie den Oberkörper nach unten und legen Sie die Hände auf den Boden, so daß sie mit den Schultern eine Linie bilden. Atmen Sie nun ein und heben Sie den Kopf (s. Abb. 107). At-

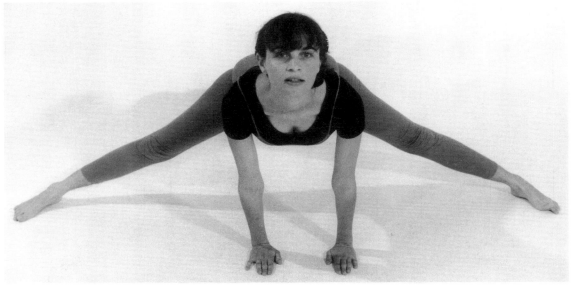

107

men Sie noch einmal aus, beugen Sie die Ellbogen und lassen Sie die Schädeldecke auf dem Boden aufliegen, während Sie das Körpergewicht auf den Beinen halten (s. Abb. 108). Verlagern Sie das Körpergewicht nicht auf den Kopf.

Atmen Sie tief ein und aus und bleiben Sie 20 bis 30 Sekunden in dieser Stellung. Atmen Sie nun ein, heben Sie den Kopf vom Boden und strecken Sie die Arme (s. Abb. 107). Bleiben Sie für einige Sekunden in dieser Stellung. Atmen Sie dann ein und gehen Sie in die Ausgangsstellung zurück. Praktizieren Sie drei Runden. Entspannen Sie sich nach jeder Runde ein wenig im Stehen und nach der dritten Runde in *Savasana*.

Bei einer Variation dieser Übung können Sie die Hände auf dem Rücken zum indischen Gruß zusammenlegen, während Sie mit dem Kopf den Boden berühren (s. Abb. 109). Zusätzlich zu den Wirkungen von *Prasarita Padottanasana* erhöht diese Variation den Gleichgewichtssinn.

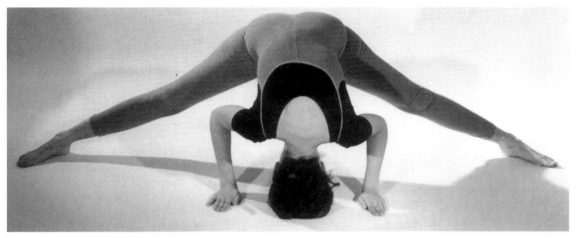

108

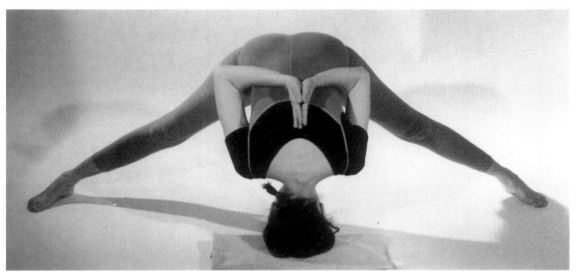

109

Konzentration: Konzentrieren Sie sich während dieses Asanas besonders auf die Knie und das Kreuz. Vergegenwärtigen Sie sich in der nachfolgenden Entspannung die untengenannten Wirkungen dieser Übung.

Wirkung: Durch dieses Asana wird eine sehr gute Blutzirkulation im Kopf und in der Wirbelsäule erreicht. Es erhöht die Verdauungskraft und ist gut für alle Organe im Bauch und Unterleib. Die Muskeln der Beine und Oberschenkel werden stark. Wer nicht in der Lage ist, *Shirsasana* zu üben, kann stattdessen dieses Asana praktizieren.

Prasarita bedeutet ›ausgedehnt‹ oder ›gestreckt‹. *Pada* bedeutet ›Fuß‹, *Uttan* bedeutet ›gehoben‹. In dieser Stellung werden die Beine gestreckt und das Gesäß nach oben gehoben, daher wird dieses Asana *Prasarita Padottanasana* genannt.

72. Bhatayanasana
(Pferdegesichtstellung)

Technik: Sitzen Sie auf dem Boden. Beugen Sie das linke Knie und legen Sie den linken Fuß in die rechte Leistenbeuge. Heben Sie das Gesäß vom Boden, Sie können sich dabei mit den Händen abstützen, und stellen Sie die Spitze des linken Knies auf den Boden. Stellen Sie den rechten Fuß nahe an das gebeugte linke Knie und halten Sie den rechten Oberschenkel parallel zum Boden. Schieben Sie das Becken nach vorne und drücken Sie den Rücken durch. Halten Sie das Gleichgewicht (s. Abb. 110). Heben Sie die Hände und falten Sie die Handflächen vor der Brust oder verschlingen Sie die Arme wie bei *Garudasana* (s. Abb. 111).

Atmen Sie normal und bleiben sie 20 bis 30 Sekunden in dieser Stellung. Lösen Sie die Arme, setzen Sie sich auf den Boden und strecken Sie die Beine. Wiederholen Sie die Übung auf der anderen Seite. Praktizieren Sie drei Runden und entspannen Sie sich anschließend in *Savasana*.

Konzentration: Konzentrieren Sie sich während der Übung hauptsächlich auf die Knie und die Oberschenkel. Vergegenwärtigen Sie sich in der nachfolgenden Entspannung die untengenannten Wirkungen dieser Übung.

Wirkung: Bei diesem Asana werden die Hüftgelenke gut durchblutet, und geringfügige Deformationen der Hüften und Oberschenkel werden korrigiert. Dieses Asana bringt dem unteren Teil des Körpers Beweglichkeit und Stärke.

Bhatayan bedeutet ›Pferd‹. Diese Stellung erinnert an das Gesicht eines Pferdes, daher ist ihr Name *Bhatayanasana* oder Pferdegesichtstellung.

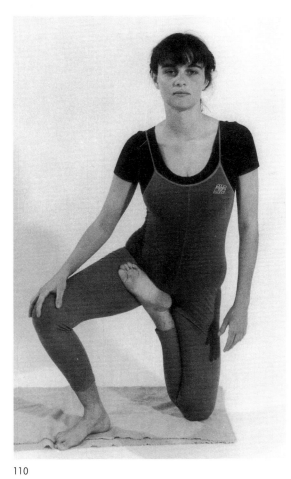

110

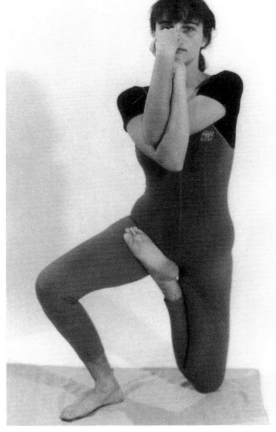

111

73. Mayurasana (Pfaustellung)

Technik: Knien Sie auf dem Boden. Beugen Sie sich nach vorne und legen Sie die Handflächen so auf den Boden, daß die Finger in Richtung der Füße zeigen (s. Abb. 112). Beugen Sie die Ellbogen. Die Unterarme stehen dicht beieinander. Stützen Sie sich in Höhe des Zwerchfells auf die Ellbogen auf (s. Abb. 113). Drücken Sie die geschlossenen Beine durch. Verlagern Sie nun das Gewicht des Körpers auf die Armgelenke und die Hände (s. Abb. 114). Heben Sie die Beine vom Boden und balancieren Sie den ganzen Körper mit gestreckten und geschlossenen Beinen parallel zum Boden (s. Abb. 115).

Wirkung: Dies ist eine wundervolle Übung, die den Unterleibsorganen eine gute Durchblutung und Spannkraft gibt. Sie heilt Krankheiten des Magens und der Milz und verhindert die Ansammlung von Giften, die durch falsche Eßgewohnheiten entsteht. Dieses Asana ist für Diabetiker sehr wohltuend. Es stärkt außerdem die Unterarme, die Ellbogen und die Handgelenke.

Mayur bedeutet ›Pfau‹. Dieses Asana sieht einem Pfau ähnlich, daher nennt man es *Mayurasana*.

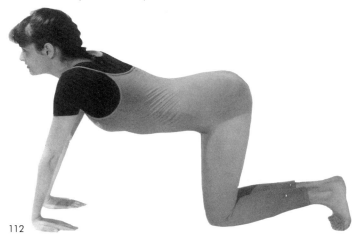

112

Atmen Sie normal und bleiben Sie anfangs zehn Sekunden in dieser Stellung. Erhöhen Sie die Dauer allmählich auf 30 bis 60 Sekunden. Senken Sie zuerst den Kopf und dann die Beine. Praktizieren Sie drei Runden und entspannen Sie sich nach jeder Runde in *Savasana*.

Bei einer Variation von *Mayurasana* legen Sie die Beine zum Lotossitz zusammen und nehmen anschließend die oben beschriebene Stellung ein. Dadurch ist es leichter, das Gleichgewicht zu halten (siehe Abb. 116).

Konzentration: Konzentrieren Sie sich bei dieser Übung besonders auf den Bauch, die Hände, den Nacken und die Schultern. Vergegenwärtigen Sie sich in der nachfolgenden Entspannung die untengenannten Wirkungen dieser Übung.

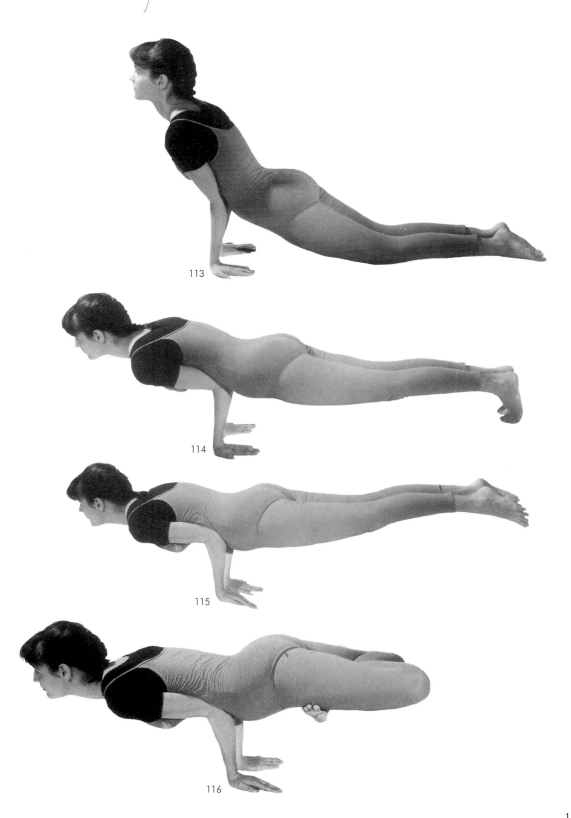

103

74. Shirsasana (Kopfstand)

Technik: Nehmen Sie eine viermal gefaltete Decke (es kann auch ein weiches Kissen sein), legen Sie sie auf den Boden und knien Sie sich davor hin. Verschränken Sie die Finger und legen Sie die Hände so auf die Decke, daß sie mit den beiden Ellbogen ein Dreieck bilden (s. Abb. 117). Legen Sie den Kopf mit dem Scheitel auf die Decke und stützen Sie den Hinterkopf mit den verschränkten Händen ab. Der Druck sollte auf den vorderen Teil der Schädeldecke ausgeübt werden; dieser befindet sich zwischen Fontanelle und Stirn. Auf die Fontanelle selbst sollten Sie keinen Druck ausüben. Ziehen Sie nun die angewinkelten Knie nahe zum Körper und lassen Sie die Zehen zunächst noch am Boden, um den Körper im Gleichgewicht zu halten (s. Abb. 118). Verlagern Sie Ihr Gewicht dann auf den Kopf und die Unterarme und heben Sie langsam den Unterkörper in die Luft, bis sich das Gesäß genau über dem Kopf befindet (s. Abb. 119). Dann strecken Sie langsam die Beine. Halten Sie die Beine geschlossen (s. Abb. 120). Atmen Sie normal und bleiben Sie am Anfang zehn Sekunden in dieser Stellung. Sie können diese Zeitspanne allmählich bis auf 15 Minuten erhöhen. Atmen Sie immer durch die Nase, nie durch den Mund.

Dann senken Sie die Beine ganz langsam und ohne ruckartige Bewegungen. Erst kommen die Zehen und dann die Knie wieder auf den Boden. Es ist wichtig, daß Sie nach dieser Übung noch einige Minuten lang den Kopf in dieser Stellung am Boden lassen und nicht sofort aufstehen, damit sich der Blutdruck normalisieren kann.

Personen, die *Shirsasana* noch nicht beherrschen, sollten am Anfang nur vor einer Wand üben, damit sie nicht mit dem Rücken auf den Boden fallen.

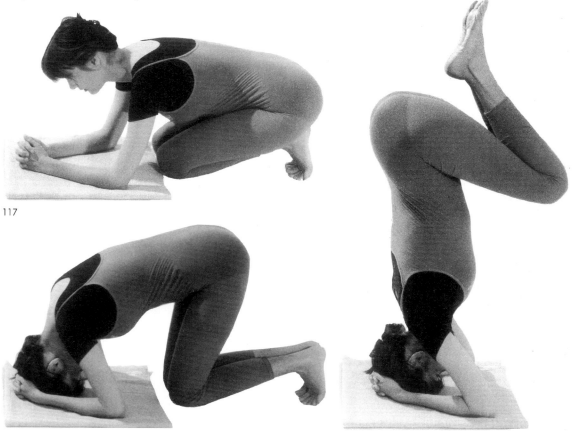

Bei Variationen zu diesem Asana können Sie die Beine spreizen oder den Lotossitz praktizieren, während Sie *Shirsasana* üben (s. Abb. 121 u. 122). Das verstärkt die Beweglichkeit des Körpers und erhöht den Gleichgewichtssinn.

Konzentration: Konzentrieren Sie sich während der Übung zunächst auf den Kopf, dann auf das Gesicht und schließlich auf den Hals- und Brustbereich. Vergegenwärtigen Sie sich in der nachfolgenden Entspannung die untengenannten Wirkungen dieser Übung.

Wirkung: Mit Hilfe der afferenten Nerven und des Herzens wird das Blut von den unteren Teilen des Körpers zum Gehirn, der höchsten Stelle des Körpers, transportiert. Diese Nerven und das Herz müssen gegen die Schwerkraft arbeiten, daher werden sie sehr schnell erschöpft. Durch eine solche Schwächung wird der Körper für verschiedene Krankheiten anfällig. Genauso, wie sich durch Ruhe nach schwerer Arbeit eine Erholung ergibt, können sich die Nerven und das Herz durch *Shirsasana* und *Sarbangasana* erholen und ihre Gesundheit und Aktivität wiedergewinnen, denn durch diese Asana fließt der Blutstrom sehr leicht ins Gehirn, und das gesamte Nervensystem wird angeregt und funktioniert gut.

Wenn die Hypophyse nicht richtig funktioniert, kommt es zu übermäßigem Fettansatz am Körper. Der Mensch wird dadurch träge und untätig, oder der Körper wird mager und schwach. *Shirsasana* unterstützt die Hormonsekretion der Hypophyse und anderer Drüsen des Gehirns und erhält dadurch die Körperfunktionen gesund.

Dieses Asana verhindert Kopfschmerzen, Sodbrennen, Diabetes, Verstopfung, Harnbeschwerden und Hämorrhoiden.

Durch regelmäßiges Üben dieses Asanas gewinnt ergrautes Haar seine normale Farbe zurück, und die Schönheit des Gesichts nimmt zu. Dieses Asana hilft, die Jugend lange Zeit zu erhalten.

Die Geisteskraft nimmt zu, das Gedächtnis verbessert sich, und die erschöpften Gehirnzellen werden regeneriert. *Shirsasana* ist gut für alle Teile des Gehirns, die Ohren, die Augen und die Zähne.

Einschränkung: Kinder unter zwölf Jahren und Menschen, die hohen Blutdruck, Herzbeschwerden oder akute Augenkrankheiten haben, sollten dieses Asana nicht praktizieren.

Shir bedeutet ›das Höchste‹; die höchste Stelle des menschlichen Körpers ist der Kopf. Da der Übende bei diesem Asana auf der höchsten Stelle des Körpers steht, wird es *Shirsasana* genannt.

75. *Surya Namaskar (Sonnengebet)*

Technik: Stehen Sie aufrecht mit dem Gesicht zur Sonne. Halten Sie die Beine geschlossen und legen Sie die Hände vor der Brust zusammen wie zum indischen Gruß (s. Abb. 123). Atmen Sie ein, heben Sie die Arme gestreckt über den Kopf, so daß sie den Kopf berühren, und beugen Sie den Oberkörper nach hinten (s. Abb. 124).

Atmen Sie aus und beugen Sie sich so weit nach vorne, daß sich die Hände in einer Linie mit den Füßen befinden. Berühren Sie mit der Stirn die Knie (s. Abb. 125).

Atmen Sie ein, beugen Sie das rechte Bein und strecken Sie gleichzeitig das linke Bein nach hinten. Sehen Sie nach vorne (s. Abb. 126).

Strecken Sie nun auch das rechte Bein nach hinten, so daß es in einer Linie mit dem linken Bein steht. Das Körpergewicht ruht jetzt auf den Händen und den Füßen (s. Abb. 127). Atmen Sie aus und senken Sie den Körper auf den Boden. In dieser Stellung berühren acht Teile des Körpers den Boden – die Zehen beider Füße, die Knie, die Hände, die Brust und die Stirn. Das Gesäß wird angehoben (s. Abb. 128).

Atmen Sie ein, beugen Sie die Wirbelsäule und heben Sie den Oberkörper so weit wie möglich nach oben (s. Abb. 129).

Atmen Sie aus und heben Sie das Gesäß nach oben. Halten Sie die Füße und die Fersen flach auf dem Boden (s. Abb. 130).

Atmen Sie ein und stellen Sie den linken Fuß nahe den Händen auf den Boden. Berühren Sie mit den Zehen und dem Knie des rechten Beins den Boden. Sehen Sie nach vorne (s. Abb. 131).

Atmen Sie aus. Stellen Sie dabei den rechten Fuß neben den linken und stehen Sie gleichzeitig auf. Die Beine sind gestreckt, die Handflächen bleiben seitlich neben den Füßen auf dem Boden, die Stirn berührt die Knie (s. Abb. 132).

Atmen Sie ein, stehen Sie auf, heben Sie die Arme gestreckt über den Kopf und beugen Sie sich zurück (s. Abb. 133).

Atmen Sie aus und legen Sie die Hände vor der Brust zusammen (s. Abb. 134). Praktizieren Sie insgesamt drei bis fünf Runden und entspannen Sie sich danach in *Savasana*.

Konzentration: Während dieser Übung konzentrieren Sie sich auf keine besonderen Körperteile. Vergegenwärtigen Sie sich jedoch in der nachfolgenden Entspannung die untengenannten Wirkungen dieser Übung.

Wirkung: Diese Übung stärkt das Nervensystem und verbessert den Blutkreislauf, die Atmung und die Verdauung. Die Ansammlung überschüssigen Fetts wird verhindert. Dieses Asana erzeugt Wärme im Körper und macht die Wirbelsäule und die Glieder beweglich. Schultern, Arme, Hände, Brust, Rücken, Hüften, Unterleib und Beine werden wohlgeformt. Nach dem Üben von *Surya Namaskar* ist es einfacher, andere Asanas zu praktizieren.

Surya bedeutet ›Sonne‹, und *Namaskar* bedeutet ›Grüße‹. Seit undenklichen Zeiten pflegten die weisen Männer Indiens dieses Asana früh am Morgen bei Sonnenaufgang zu üben, um den Sonnengott zu grüßen. Sie glaubten, daß die Sonne die Quelle aller Energien ist. Sie glaubten auch, daß sie in den Besitz dieser Energien kommen würden, wenn sie den Sonnengott zufriedenstellen könnten. Auf diese Weise bemühten sie sich darum, ihre Stärke und Vitalität zu vermehren, um ihren Körper auf das Ziel des Yoga vorzubereiten. Diese Stellungen, die Ausdruck ihrer Huldigung sind, wurden uns über die Jahrhunderte als *Surya Namaskar* überliefert.

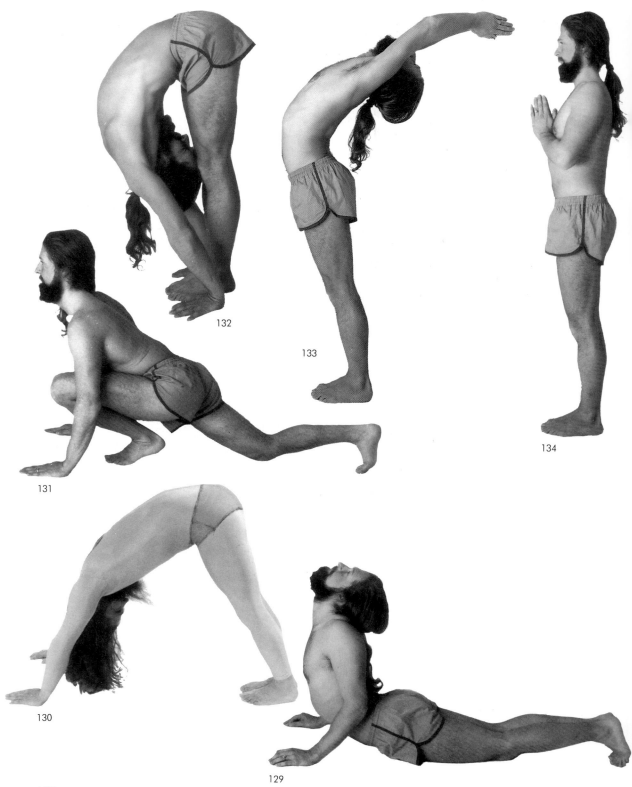

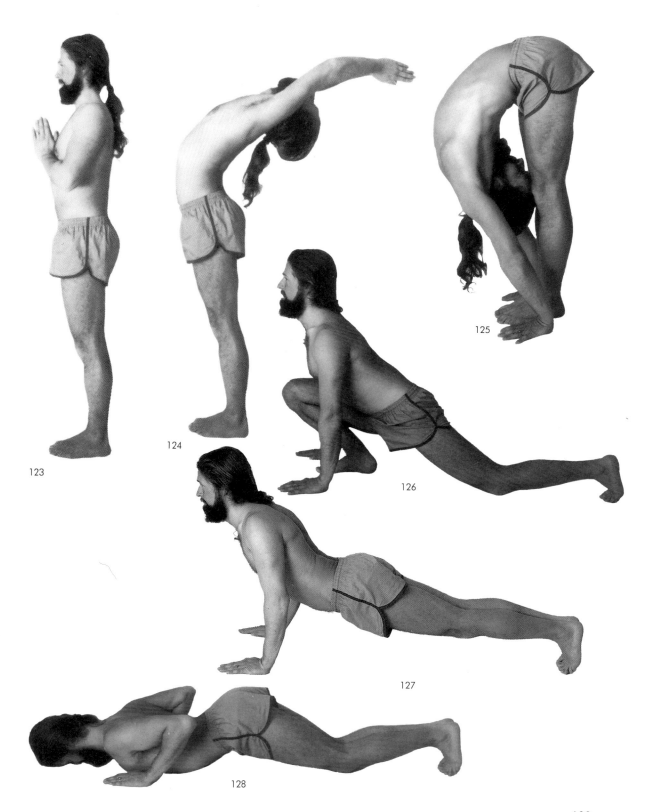

76. Savasana
(Totenstellung in Rückenlage)

Technik: Legen Sie sich mit gestreckten Beinen auf den Rücken. Legen Sie die Hände neben den Oberschenkeln auf den Boden, die Handflächen zeigen nach oben. Entspannen Sie alle Glieder, Muskeln und Nerven (s. Abb. 135). Ihr ganzes Bewußtsein ist weit weg. Sie sind sich Ihres Körpers nicht mehr bewußt. Sie sind frei von Gedanken, Ängsten und Sorgen. Ihr Atem ist tief und regelmäßig.

Sie können *Savasana* auf die gleiche Weise auch in Bauchlage üben (s. Abb. 136).

Bei einer Variation zu *Savasana* liegen Sie auf dem Bauch, ziehen das rechte oder das linke Bein angewinkelt nach oben, beugen den Arm, der auf der gleichen Seite wie das angewinkelte Bein liegt, und legen die Hand über dem Kopf auf den Boden (s. Abb. 137). Der andere Arm wird locker ausgestreckt. Wenn Sie diese Variation zu *Savasana* nach den Asanas praktizieren, dann sollten Sie darauf achten, daß Sie nach jedem Asana bzw. nach jeder Runde die Seite wechseln.

Die allgemeine Regel ist, nach den Asanas in Rückenlage *Savasana* in Rückenlage und nach den Asanas in Bauchlage *Savasana* in Bauchlage zu praktizieren. Wenn Sie sich sowohl vor als auch nach dem Üben der Asanas für einige Minuten in *Savasana* entspannen, dann werden Sie gute Ergebnisse mit den Asanas erzielen. Für die Entspannung in *Savasana* sollte die gleiche Zeit wie für die Übung des Asanas aufgewendet werden.

Wirkung: Während der Übung eines Asanas wird die Blutzirkulation an gewissen Stellen im Körper teilweise unterbrochen. Dadurch erhöht sich die Blutzirkulation in diesem Teil sehr, während man *Savasana* praktiziert. Der verstärkte Blutstrom reißt Giftstoffe, Schlacken und Ablagerungen mit sich fort. Außerdem entfernt dieses Asana schlechte Gedanken, Ängste, Sorgen und Ermüdung von Körper und Geist. Die Glieder und Nerven werden entspannt, und man wird von Erregung und Verwirrung befreit.

Tagsüber arbeitet man oft im Stehen, und das Herz hat eine große Arbeit gegen die Schwerkraft zu leisten. Aber wenn man liegt, ist die Arbeit gegen die Schwerkraft nur gering, so daß es für das Herz nicht schwer ist, das Blut durch den ganzen Körper zu pumpen und in ihm zu verteilen.

Sav bedeutet ›toter Körper‹. Während der Übung dieses Asanas bleibt der Körper unbewegt wie eine Leiche. Daher wird diese Stellung *Savasana* oder Totenstellung genannt.

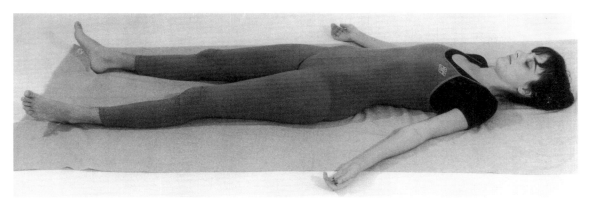

135

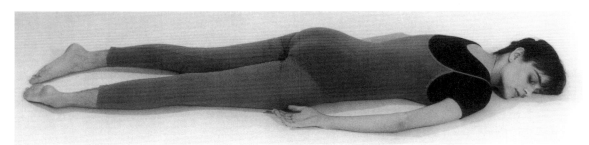

136

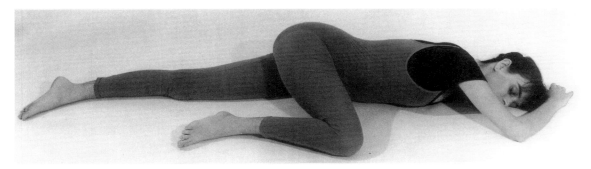

137

Teil 3:
Mudras (Gesten)

Mud bedeutet ›Freude‹ und *Ra* bedeutet ›geben‹. Das, was Freude gibt, heißt *Mudra*.

Die *Mudras* stehen zwischen den Asanas und Pranayama. Es sind Gesten, die Körperübungen mit einer besonderen Atmung verbinden. Auch bei den Asanas gibt es einzelne Übungen, bei denen bestimmte Atemregeln befolgt werden, meistens jedoch ist die Atmung normal.

Das Üben der *Mudras* wirkt sich insbesondere auf das Drüsensystem und die Gelenke der Beine und Oberschenkel positiv aus. Die endokrinen und exokrinen Drüsen werden harmonisiert und in ihrer Funktion gestärkt und die Gelenke der Beine und Oberschenkel gesund erhalten. Aber auch für die inneren Organe, die Muskeln und die Wirbelsäule ist das Praktizieren von *Mudras* nützlich.

mulapadme kundalini yavad nidrayita probho tabod kimchit na siddhyeto tantra, mantra-archanadikam — Yogashastra

Das bedeutet: ›Solange Kundalini Shakti nicht erwacht ist, ist es vergeblich, Tantra* zu praktizieren, Mantrams (s. Seite 15) zu rezitieren oder seine Andacht zu verrichten.‹

Das Ziel des Yoga ist Gottesbewußtsein. Gottesbewußtsein kann man aber nur erreichen, wenn Kundalini Shakti erweckt wird. Kundalini Shakti ist das Wissen. Sie schläft im Steißbeinzentrum, dem untersten der sieben Zentren in der Wirbelsäule (s. Seite 144f.). Wenn sie erwacht, dann fließt sie durch Susumna Nadi, den mittleren Kanal in der Wirbelsäule, nach oben, und alle Zentren oder Knoten der Wirbelsäule öffnen sich. Auf Kundalini Shakti wird im Kapitel über Pranayama noch näher eingegangen (s. Seite 144f.). Das Üben der *Mudras* ist neben Pranayama, Pratyahara, Dharana und Dhyana sehr wichtig, um Kundalini Shakti zu erwecken. Im Zustand des Samadhi (s. Seite 174ff.) ist Kundalini bis zum Sahasrar-Zentrum (das oberste Zentrum in der Wirbelsäule, dessen Ort die Fontanelle ist, s. Seite 144f.), aufgestiegen, und alle Tore des Überbewußtseins haben sich geöffnet.

mohamudra-nabhomudra-uddianam-jalandharam
mulbandham-mohabandham-mohabedascha-kechari
viparitkari-yonir-bajroli-shaktichaloni
taragi-mandabimudra-shambobi-panchadharana
aswini-pashini-kaki-matongicha-bhujangini
panchabingsatimudrani-siddhidaniha-yoginam
— Goraksha Samhita

Das bedeutet: ›Es gibt 25 Arten von *Mudras*, die in den Yogaschriften beschrieben werden:

1. Mohamudra, 2. Nabhomudra, 3. Uddianbandhamudra, 4. Jalandharbandhamudra, 5. Mulbandhamudra, 6. Mohabandhamudra, 7. Mohabedhamudra, 8. Kecharimudra, 9. Viparitkaranimudra, 10. Yonimudra, 11. Bajrolimudra, 12. Shaktichalonimudra, 13. Taragimudra, 14. Mandukimudra, 15. Shambhabimudra, 16–20. Panchadharanamudra (Panchadharanamudra besteht aus folgenden fünf Mudras: 16. Prittvidharanamudra, 17. Ambhosidharanamudra, 18. Agnidharanamudra, 19. Vayobidharanamudra, 20. Akashidharanamudra), 21. Aswinimudra, 22. Pashinimudra, 23. Kakimudra, 24. Mantanginimudra, 25. Bhujanginimudra.‹

Ein anderes wichtiges *Mudra*, das auch sehr gut für die Gesundheit ist, sich aber nicht unter den obengenannten 25 Mudras befindet, ist *Yogamudra*.

Es ist wichtig, bei der Übung der *Mudras* den Unterweisungen eines Lehrers zu folgen. Kinder unter zwölf Jahren dürfen keine *Mudras* praktizieren, da das gesamte Drüsensystem stark angeregt wird und dadurch die körperliche Entwicklung beschleunigt und die geistige gehemmt wird.

---

* *Tan* bedeutet ›Du‹, und *Tatra* bedeutet ›dort‹. Wenn das menschliche Bewußtsein dort, d. h. in das seelische Bewußtsein zurückgezogen ist, dann ist das *Tantra*.

1. Mohamudra (Große Geste)

payumulam bamgulphe sampidya drirajatnataha jamyapadom prosaryatho karairdhritapadangulaha kanthosamkochanam kritwa bhrubormadhyam nirikshayet mohamudrabhidha mudra kathyate chaibo suribhihi.

Dieses Zitat aus der Goraksha Samhita beschreibt die Technik, die unten sinngemäß wiedergegeben ist.

Technik: Setzen Sie sich auf die linke Ferse, winkeln Sie das rechte Bein an und pressen Sie es mit den Händen fest gegen die rechte Seite des Bauches. Halten Sie die Wirbelsäule gerade und drücken Sie das Kinn auf die Brust (s. Abb. 138), wenn Sie Schilddrüsenüberfunktion haben, legen Sie den Kopf in den Nacken. Atmen Sie zweimal tief ein und aus, dann atmen Sie ein wenig ein, halten den Atem an und strecken das rechte Bein nach vorne. Halten Sie die große rechte Zehe mit beiden Zeigefingern fest oder umfassen Sie die Zehen mit den Fingern der rechten Hand und drücken Sie mit den Fingern der linken Hand gegen die Fußsohle. Berühren Sie mit der Stirn das rechte Knie (s. Abb. 139). Bleiben Sie mit angehaltenem Atem fünf bis zehn Sekunden in dieser Stellung. Setzen Sie sich wieder auf, ziehen Sie das rechte Bein zum Körper zurück und geben Sie einen festen Druck auf die rechte Seite des Bauches, während Sie ausatmen (s. Abb. 138).

Wiederholen Sie diesen Vorgang auf der anderen Seite, indem Sie sich auf die rechte Ferse setzen, das linke Bein anwinkeln und mit den Händen fest gegen die linke Seite des Bauches pressen usw. (s. Abb. 140 u. 141).

Setzen Sie sich nun auf das Gesäß, winkeln Sie beide Beine an und pressen Sie sie mit den Händen fest gegen den Bauch. Sie üben einen Druck auf den mittleren Teil des Bauches aus. Pressen Sie das Kinn auf die Brust, bei Schilddrüsenüberfunktion legen Sie den Kopf in den Nacken und halten Sie die Wirbelsäule gerade (s. Abb. 142). Atmen Sie zweimal tief ein und aus. Atmen Sie dann ein wenig ein, halten Sie den Atem an, strecken Sie beide Beine nach vorne und halten Sie die rechte große Zehe mit dem rechten Zeigefinger und die linke große Zehe mit dem linken Zeigefinger fest oder umfassen Sie die Zehen des linken Fußes mit den Fingern der linken Hand und die Zehen des rechten Fußes mit den Fingern der rechten Hand. Berühren Sie mit der Stirn beide Knie (Abb. 143). Bleiben Sie fünf bis zehn Sekunden mit angehaltenem Atem in dieser Stellung.

Nehmen Sie dann beide Beine zurück, üben Sie Druck auf den mittleren Teil des Bauches aus und atmen Sie aus.

Das ist eine Runde. Praktizieren Sie drei Runden und entspannen Sie sich danach in Savasana. Es ist wichtig, dieses Mudra auf der linken Ferse sitzend zu beginnen, da die peristaltische Bewegung des Darmes von rechts nach links geht. Sonst werden die Abfallprodukte des Darms wieder zurückgeschoben.

Wirkung: Dies ist ein Mudra, das von großem Nutzen ist. Es ist das einzige Mudra, das für alle inneren und äußeren Teile des Körpers vorteilhaft ist, insbesondere für das endokrine Drüsensystem. Hypophyse, Schilddrüse, Nebenschilddrüsen, Mandeln, Thymusdrüse, Nebennieren, Leber, Magen, Milz, Bauchspeicheldrüse, Gebärmutter, Eierstöcke und Hoden bleiben durch das regelmäßige Üben von *Mohamudra* gesund, denn dieses Mudra bewirkt eine gute Durchblutung und eine exakte Hormonsekretion. Erkrankungen der Schilddrüse und der Nebenschilddrüsen können geheilt werden.

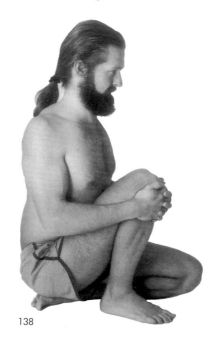

138

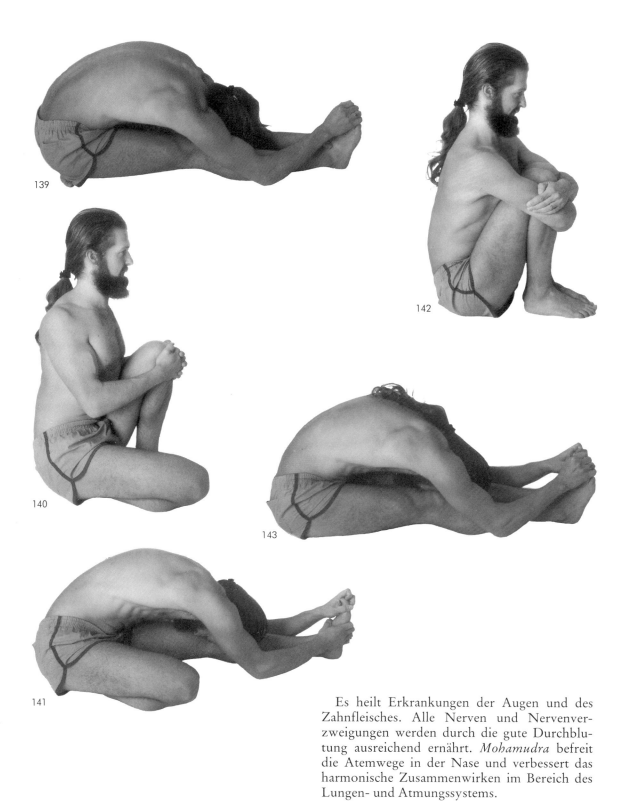

Es heilt Erkrankungen der Augen und des Zahnfleisches. Alle Nerven und Nervenverzweigungen werden durch die gute Durchblutung ausreichend ernährt. *Mohamudra* befreit die Atemwege in der Nase und verbessert das harmonische Zusammenwirken im Bereich des Lungen- und Atmungssystems.

Die Wirbelsäule und die Gelenke der Hüften und Beine werden durch regelmäßiges Üben von *Mohamudra* beweglich und stark.

Dieses Mudra hilft bei Zuckerkrankheit und jeder anderen Unausgewogenheit im Verdauungssystem. Es bewirkt eine gute peristaltische Bewegung und verhindert Verstopfung. In den Schriften steht sogar, daß ein Mensch, der zweimal täglich *Mohamudra* übt, giftiges Essen verdauen kann.

Beim Praktizieren von Mohamudra werden Samenleiter und Mastdarm massiert. Darum können Impotenz und Hämorrhoiden durch regelmäßige Praxis dieses Mudras geheilt werden.

Außerdem erhöht *Mohamudra* die Schönheit und den Glanz des Körpers. Das Gehirn wird sehr gut mit frischem Blut versorgt, wodurch die Geisteskraft erhöht wird. Darüber hinaus hilft *Mohamudra*, Kundalini Shakti zu erwekken.

Konzentration: Normalerweise konzentriert man sich bei der Übung aller Mudras auf das Ajna Chakra*, es sei denn, es wird ein besonderer Hinweis gegeben. Das gilt auch für *Mohamudra*.

Das Wort *Moha* bedeutet ›groß‹. *Mohamudra* bedeutet ›Große Geste‹. Da diese Stellung für alle Teile des Körpers von großem Nutzen ist, wird sie *Mohamudra* genannt.

2. Nabhomudra (Himmelsgeste)

jatro jatro sthito yogi sarvakaryesu sarbada urdhajeohbaha sthiro bhutwa dharoyet pavanam sada nabhomudra bhabadesa yoginam roganishini.

Dieses Zitat aus der Goraksha Samhita beschreibt die Technik, die unten sinngemäß wiedergegeben ist.

Technik: Ein Yogi sollte immer, auch bei allen Tätigkeiten, seine Zunge nach oben rollen, so daß die Unterseite der Zunge den Gaumen berührt. Dabei sollte er ständig einen ausgewogenen Geisteszustand bewahren und das Einatmen so lange wie möglich zurückhalten, ohne daß dies für ihn anstrengend ist.

Wirkung: Durch dieses Mudra kommt eine ausreichende Menge an Speichel aus den drei Speicheldrüsen. Dadurch wird schlechter Mundgeruch beseitigt, und der Übende bekommt eine gute Verdauung. Die Fähigkeit, ohne Mühe zu sprechen, verstärkt sich. Stottern kann durch *Nabhomudra* geheilt werden. Die Geschmacksnerven werden gut durchblutet. Der Geist wird von vielen Gedanken, von Ärger und Leidenschaft befreit und erhält Ruhe. Das trägt dazu bei, den Zustand der Selbstverwirklichung zu erreichen.

Nabho bedeutet ›Himmel‹. Da bei diesem Mudra der Geist in den Himmel zurückgezogen wird, heißt es *Nabhomudra*.

3. Uddianbandhamudra

udoray paschimam tanam naverurdhamacha karoyet uddinam kurute jasmadbishrantam mohakhagaha uddianam twasou bandho mrityumatangakeshari.

Dieses Zitat aus der Gheranda Samhita beschreibt die Technik, die unten sinngemäß wiedergegeben ist.

Technik: Stehen Sie aufrecht, spreizen Sie die Beine ca. 20 cm und entspannen Sie alle Muskeln des Körpers. Winkeln Sie die Knie ein wenig an und beugen Sie den Oberkörper leicht nach vorne. Legen Sie beide Handflächen auf die Oberschenkel. Atmen Sie nun vollständig aus und ziehen Sie die Bauchmuskeln so weit wie

---

* Das ist das sechste Zentrum, es wird auch Zentrum des Kommandos genannt; siehe Seite 144.

möglich nach innen. Achten Sie darauf, daß Sie alle anderen Teile des Körpers locker lassen und keinen Druck im Herzen oder in der Lunge spüren.

Halten Sie den Atem an und bleiben Sie fünf bis zehn Sekunden in dieser Stellung, atmen Sie dann ein, stehen Sie auf und entspannen Sie sich etwas, indem Sie fünf- bis sechsmal tief ein- und ausatmen. Praktizieren Sie dies fünfmal und entspannen Sie sich anschließend in Savasana.

Wirkung: *Uddianbandhamudra* ist eine sehr gute Übung für den Unterleib. Sie verstärkt das Verdauungsfeuer, beseitigt Verdauungsstörungen, Verstopfung, Blinddarmentzündung, Amöbenruhr, Hämorrhoiden und Leberbeschwerden.

Dieses Mudra ist auch eine gute Übung für Asthmatiker und Diabetiker und beseitigt außerdem viele Frauenkrankheiten.

Einschränkung: Kinder unter zwölf Jahren und alle, die ein schwaches Herz oder schwache Bauchmuskeln haben, sollten diese Übung nicht praktizieren. Asthmapatienten sollten erst mit den Asanas beginnen und dann mit dieser Übung fortfahren.

Uddian bedeutet ›das, was nach außen oder nach oben geht‹ und *Bandha* bedeutet ›zusammenziehen‹. Da bei diesem Mudra die Bauchmuskeln, die normalerweise nach außen gehen, nach innen zusammengezogen werden, heißt es *Uddianbandhamudra*.

4. Jalandharbandhamudra

kanthosamkochanam kritwa chibukam hridoye nyaset jalondhoray krite bondhay sorashadhar-bandhanam jalandharam mohamudra mrityo-scha kshoykarini.

Dieses Zitat aus der Gheranda Samhita beschreibt die Technik, die unten sinngemäß wiedergegeben ist.

Technik: Sitzen Sie in einer bequemen Stellung. Atmen Sie nun ein, pressen Sie das Kinn an die Brust und halten Sie den Atem an, solange dies ohne Anstrengung möglich ist (s. Abb. 144). Heben Sie dann den Kopf und atmen Sie langsam aus. Am ersten Tag sollte man den Atem fünfmal anhalten, am zweiten zehn-

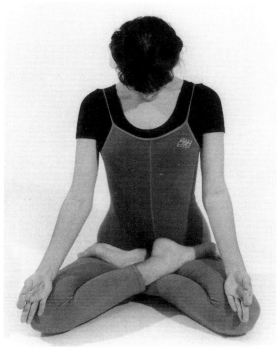

144

mal und am dritten zwanzigmal. Halten Sie bei allen folgenden Übungsrunden den Atem 20 mal an und praktizieren Sie dieses Mudra anfangs zweimal und nach dem dritten Tag dreimal täglich.

Wirkung: Dieses Mudra erzeugt einen starken Druck auf die Schilddrüse, die Nebenschilddrüsen, Lymphdrüsen und die Mandeln, so daß Schwierigkeiten im Bereich dieser Drüsen vorgebeugt werden kann. Es erzeugt Hitze im Körper und neutralisiert Gift. Erkältung und Husten können geheilt werden.

In der Hatha-Yoga-Pradipika steht, daß man drei Bandhas gemeinsam üben soll: *Mulbandha*, *Uddianbandha* und *Jalandharbandha*. Der Übende erreicht dadurch einen großen Erfolg. Geist und Prana (s. Seite 141 ff.) werden ganz ruhig, und die Jugend kann lange erhalten werden.

Einschränkung: Wer an Schilddrüsenüberfunktion leidet, sollte das Kinn nicht zu stark gegen die Brust pressen.

Yogi *Jalandhar* hat diese Übung entdeckt. *Bandha* bedeutet ›Kontraktion‹. *Jalandharbandhamudra* ist die Kontraktionsübung, die Yogi *Jalandhar* entdeckte.

5. Mulbandhamudra (Analkontraktion)

parsina bampadasya yonimakumchoyettaha navigranthim merudane sampidya jatnataha sudhihi medhryam dakshingulphe tu drirabandham samachoret jarabinashini mudra mulbandho nigadyate

Dieses Zitat aus der Gheranda Samhita beschreibt die Technik, die unten sinngemäß wiedergegeben ist.

Technik: Sitzen Sie in Padmasana oder in einer anderen bequemen Stellung oder setzen Sie Ihre linke Ferse unter den Analbereich (wie z. B. bei Siddhasana) und üben Sie mit der Ferse einen Druck gegen den Damm aus. Ziehen Sie die Muskeln des Afters nach oben, atmen Sie langsam ein und verharren Sie fünf Sekunden lang in dieser Stellung. Atmen Sie dann langsam aus und entspannen Sie die Muskeln. Praktizieren Sie dieses Mudra am Anfang zweimal täglich zehn Runden. Sie können die Anzahl der Runden allmählich bis auf 20 erhöhen.

Wirkung: Mulbandhamudra ist gut gegen Verstopfung, Impotenz, Menstruationsbeschwerden, viele andere Frauenkrankheiten und Hämorrhoiden. Es hilft, den Samen zurückzuhalten und Stuhl und Urin zu halten.

Wenn die Apana-Luft durch das Üben dieses Mudras zum Nabel aufsteigt, dann verstärkt sich Agni oder das Verdauungsfeuer. Normalerweise ist Apana nach unten gerichtet, aber durch das Üben dieses Mudras steigt sie auf und verbindet sich mit der Prana-Luft. *Mulbandhamudra* hilft auch, Kundalini Shakti zu erwecken.

Mul bedeutet ›Wurzel‹ und *Bandha* bedeutet ›Kontraktion‹. Da bei dieser Übung die Muskeln des Afters, also die Wurzel der Wirbelsäule, zusammengezogen werden, heißt sie *Mulbandhamudra*.

6. Mohabandhamudra

bampadasya gulfe tu payumulam nirodhayet dakshapadena tadgulpham sampidya jatnataha sudhihi shanaihi shanaischaloyet parsnim yonimakumchoyechhanaihi jalandhare dharoyet pranammohabandho nigadyate.

Dieses Zitat aus der Gheranda Samhita beschreibt die Technik, die unten sinngemäß wiedergegeben ist.

Technik: Sitzen Sie in Padmasana oder in einer anderen leichten Stellung. Dann setzen Sie sich auf die linke Ferse, verschließen Sie mit ihr die Öffnung des Afters und legen Sie den rechten Fuß auf das linke Knie. Atmen Sie nun langsam ein, ziehen Sie den After zusammen und pressen Sie das Kinn auf die Brust. Halten Sie den Atem fünf Sekunden an, dann lösen Sie das Kinn von der Brust. Atmen Sie langsam aus und entspannen Sie die Analkontraktion. Üben Sie zehn Runden. Wechseln Sie dann die Beinstellung und praktizieren Sie *Mohabandhamudra* noch einmal zehn Runden.

Wirkung: Durch dieses Mudra werden die männlichen und weiblichen Fortpflanzungsorgane gesund erhalten, und Krankheiten finden keine Angriffsfläche. Diese Übung gibt dem Körper Schönheit und Glanz. Ein Yogi erreicht durch sie großen Erfolg.

Moha bedeutet ›groß‹ und *Bandha* bedeutet ›Kontraktion‹. Diese Kontraktionsübung umfaßt drei verschiedene Stellungen, daher wird sie *Mohabandhamudra* genannt.

7. Mohabedhamudra

roopjoubanalabanyam narinam purusam bina mulbandha-mohabandhou mohabedham bina tatha mohabandham samasdya uddinkumbhakam choret mohabhedhaha samakhyato yoginam siddhidayakaha.

Dieses Zitat aus der Gheranda Samhita beschreibt die Technik, die unten sinngemäß wiedergegeben ist.

Genauso wie die Schönheit, die Jugend und der Glanz einer Frau ohne den Mann fruchtlos sind, so sind *Mulbandhamudra* und *Mohabandhamudra* ohne *Mohabedhamudra* fruchtlos.

Technik: Sitzen Sie in einer meditativen Stellung. Atmen Sie aus und halten Sie den Atem an. Üben Sie mit angehaltenem Atem gleichzeitig *Mohabandhamudra* und ziehen Sie die Bauchmuskeln ein wie bei *Uddianbandhamudra*. Dann entspannen Sie die Kontraktion und atmen anschließend wieder ein. Dies wird *Mohabedhamudra* genannt. Üben Sie dies zehnmal.

Wirkung: Durch die regelmäßige Praxis dieses Mudras bleibt die Haut immer elastisch, und das Körpergewebe bleibt bis ins hohe Alter fest und gesund. Der Körper wird nicht zittrig, und das Haar wird nicht grau. Darüber hinaus erzielt der Übende die guten Wirkungen von *Mulbandhamudra*, *Uddianbandhamudra* und *Jalandharbandhamudra*. Außerdem erlangt der Yogi durch dieses Mudra die acht Vhibutis s. Seite 179ff.).

Bedha bedeutet ›das, was durchdringt‹, und *Moha* bedeutet ›groß‹. Mit Hilfe dieser Mudras kann man den feinen Kanal in der Wirbelsäule durchdringen, daher wird es *Mohabedhamudra* genannt.

8. Khecharimudra

jeohbadho nadim samchhinnam rasanam chaloyet sada dohyennabaniteno louhajantreno karsayet ebam nityam samabhyasallambikam dirghtam brojet jabadgachhadbhrumodhye tada gachhati khechori rasanam talumodhye tu shanihi shanaihi probesoyet kapalkuhare jeohba probista biparitga bhrubormodhye gota dristirmudra bhabati khechori.

Dieses Zitat aus der Gheranda Samhita beschreibt die Technik, die unten sinngemäß wiedergegeben ist.

Technik: Unterhalb der Zunge ist das Zungenbändchen. Zuerst ist es notwendig, dieses Zungenbändchen zu durchschneiden und dann immer mit der Zungenspitze die Schnittstelle zu berühren. Die Instruktionen für das Einschneiden des Zungenbändchens werden in der Hatha-Yoga-Pradipika gegeben:

snuhipatramnibham shastram sutikshnam snigdhanirmalam samadaya tatasteno rommatram samuchhinet.

Verwenden Sie eine saubere, sterilisierte, scharfe Klinge, wie etwa das Blatt eines Manasa-Baumes (eine Kakteenart) und schneiden Sie das Zungenbändchen etwa einen Millimeter ein. Dann reiben Sie über sieben Tage an der Schnittstelle etwas Steinsalz ein. Nach diesen sieben Tagen schneiden Sie weitere zwei Millimeter ein. Dann legen Sie eine Ruhepause von sieben Tagen ein. Fahren Sie auf diese Weise sechs Monate fort. Die Zunge wird dann ohne Schwierigkeiten über den Bereich des Gaumens nach innen gelangen. Nehmen Sie diesen Schnitt nicht selbst ohne die Unterweisung eines erfahrenen Lehrers vor.

Reiben Sie die Zunge mit etwas Butter ein und reinigen Sie die Zunge mit Hilfe eines eisernen Zungenreinigers. Ziehen Sie die Zunge jeden Tag mit den Fingern heraus, dann wird sie immer länger. Dann rollen Sie Ihre Zunge aufwärts zum Gaumen, wie bei *Nabhomudra*, und konzentrieren Sie sich dabei auf den Punkt in der Mitte zwischen beiden Augenbrauen. Dies wird *Khecharimudra* genannt.

Wirkung: Wer dieses Mudra übt, wird niemals von Durst, Hunger oder Schwäche geplagt. Faulheit und Furcht vor Krankheiten, dem Alter und dem Tod verschwinden. Der Übende erhält eine schöne Erscheinung und kann Samadhi erreichen. Man kann den Geschmack verschiedener Säfte schmecken und Tag für Tag sehr glücklich werden.

Khechari bedeutet ›was im Himmel fliegt‹. Da durch dieses Mudra der Geist in den Himmel zurückgezogen wird, heißt es *Khecharimudra*. Gemäß der Yogaphilosophie existieren der Himmel, die Erde und die Hölle im menschlichen Körper. Der Ort des Himmels befindet sich im Schädel, von der Medulla oblongata, dem Verlängerten Rückenmark, an aufwärts.

9. Viparitkaranimudra

navimule baset suryastalumule cha chandrama amritam grasate suryastato mrityubasho naroha urdhye cha niyote suryaschandramcha adho anoyet viparitkori mudra sarbatantresu gopita.

Dieses Zitat aus der Gheranda Samhita beschreibt die Technik, die unten sinngemäß wiedergegeben ist.

Der Ort von *Surya* (der Sonne) befindet sich in der Wurzel des Nabels, und der Ort von *Chandra* (dem Mond) befindet sich in der Wurzel des Gaumens. Eine anregende Kraft, die in der Sprache der Yogis Nektar genannt wird, kommt vom Sahasrar oder der Fontanelle herunter. *Surya* trinkt diesen Nektar, und dadurch sterben die Geschöpfe. Wenn dieser Nektar von *Chandra* getrunken wird, sterben sie niemals. Deshalb ist es wichtig, den Sonnenstrom nach oben und den Mondstrom nach unten zu bringen. Durch *Viparitkaranimudra* ist das möglich. Dieses Mudra wird in jedem Tantra Shastra als sehr geheim bezeichnet.

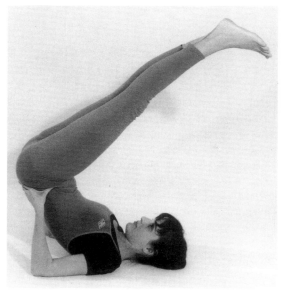

145

Technik: Legen Sie sich auf den Rücken. Die Arme liegen seitlich neben dem Körper. Winkeln Sie die Knie an und ziehen Sie sie an den Bauch. Dann heben Sie den Unterkörper von der Taille an nach oben wie bei *Sarbangasana* (Kerze oder Schulterstand) und stützen das Gesäß mit den Händen ab. Strecken Sie die Beine und halten Sie sie geschlossen. Neben der anderen Atemtechnik besteht der Unterschied zu *Sarbangasana* darin, daß der Oberkörper nicht im 90°-Winkel, sondern in einem Winkel von etwa 45° zum Boden steht (s. Abb. 145). Atmen Sie tief ein und halten Sie den Atem an, so lange dies ohne Anstrengung möglich ist. Atmen Sie dann aus, atmen Sie erneut ein und halten Sie den Atem nochmal so lange an, wie dies ohne Anstrengung möglich ist. Bleiben Sie anfangs drei Minuten in dieser Stellung. Nach einiger Zeit regelmäßiger Übung können Sie bis zu fünf Minuten in dieser Stellung bleiben, aber nur, wenn dies ohne Anstrengung möglich ist.

Dieses Mudra ist *Sarbangasana* sehr ähnlich. Nach dem Praktizieren dieses Mudras sollte man *Sarbangasana* üben.

Wirkung: Die meisten Wirkungen von *Sarbangasana* können auch durch dieses Mudra erreicht werden. Darüber hinaus können Krankheiten und der Alterungsprozeß nicht im Körper Einzug halten. Der Übende erlangt allseitigen Erfolg.

Viparitkarani bedeutet ›umgekehrt‹. Da bei diesem Mudra die unteren Teile des Körpers nach oben gekehrt werden, heißt es *Viparitkaranimudra*.

10. Yonimudra

siddhasanam samasadya karnochakshurnasomukham angusthatarjanimadhyanamadivischa sadhayet kakivihi pranam samkrisya apane yojayetaha shatchakrani kromadhyatwa hunghamsamuna sudhihi chaitanyamanayeddevim nidrita ya bhujangini jivena sahitam shaktim samuthapya karambuje shaktimoyam swayam bhutwa param shivena sangamam nanasukham biharamcha chintayet paramam sukham shivashaktisamayogadekantam bhubi bhaboyet anandamcha swayam bhutwa aham brohmeti sambhabet.

Dieses Zitat aus der Goraksha Samhita beschreibt die Technik, die unten sinngemäß wiedergegeben ist.

Technik: Sitzen Sie in Siddhasana oder in einer leichten, angenehmen Stellung. Schließen Sie die Ohren mit den Daumen, die Augen mit den Zeigefingern, die Nase mit den Mittelfingern und den Mund mit den Ringfingern (s. Abb. 146 und 147). Öffnen Sie die Nasenlöcher ein wenig und atmen Sie tief ein. Stellen Sie sich vor, daß Shakti nach oben steigt und sich mit *Shiva* (s. Seite 144f.), dessen Ort die Fontanelle ist, vereint. Sagen Sie während der Dauer der Einatmung geistig ›Sho‹. Schließen Sie die Nasenlöcher, öffnen Sie den Mund und atmen Sie durch den Mund aus. Sagen Sie während der Dauer der Ausatmung geistig ›Hom‹. Stellen Sie sich vor, daß Shakti wieder zurück ins Steißbeinzentrum geht. Atmen Sie siebenmal ein und aus.

Wirkung: Dieses Mudra ist gut für die Augen, die Ohren und das Gehirn. Durch dieses Mudra kann die Atmung reguliert werden. *Yonimudra* hilft, Kundalini Shakti zu erwecken. Der Übende kann durch regelmäßiges Praktizieren dieses Mudras Samadhi erreichen.

Yoni bedeutet ›Vagina‹. Durch das Üben dieses Mudras erscheint ein Licht, das die Form der Vagina hat. Daher wird es *Yonimudra* genannt.

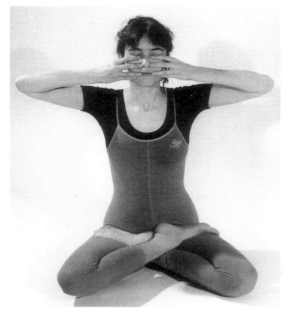

146

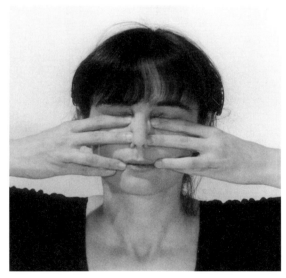

147

11. Bajrolimudra

dharambastabhya karayostalabhyam urdhe kshipet padajugam shiraha khe shaktiprobodhaya chirajibnaya bajrolimudra munoyo badanti.

Dieses Zitat aus der Goraksha Samhita beschreibt die Technik, die unten sinngemäß wiedergegeben ist.

Technik: Sitzen Sie auf dem Boden mit nach vorne gestreckten Beinen. Setzen Sie beide Handflächen neben den Oberschenkeln auf den Boden. Heben Sie nun mit der Kraft der Hände ganz langsam den ganzen Körper hoch. Der ganze Körper soll durchgestreckt und unbewegt bleiben (s. Abb. 148).

Atmen Sie normal und bleiben Sie zehn bis fünfzehn Sekunden in dieser Stellung. Gehen Sie dann langsam in die Ausgangsstellung zurück. Praktizieren Sie drei Runden und entspannen Sie sich nach jeder Runde in Savasana.

Wirkung: Alle Vorteile von Vrischikasana (Skorpion) kann der Übende durch dieses Mudra erhalten. Der Körper wird stark, und die Lebensdauer vergrößert sich.

Bajroli bedeutet ›wie Donner‹. Durch das Üben dieses Mudras wird der ganze Körper stark wie Donner, daher wird es *Bajrolimudra* genannt.

12. Shaktichalonimudra

muladhare atmashaktihi kundali paradevata shayita bhujagakara sardhatribolayanwita jabad sa nidrita dehe tabajjivaha pashurjatha jnanam no jayote tabod kotiyogam samabhyaset udghatoyet kabatamcha jatha kunchikaya hathat kundalinya probodheno brahmadwaram probhedoyet.

Dieses Zitat aus der Gheranda Samhita beschreibt die Technik, die unten sinngemäß wiedergegeben ist.

Technik: Sitzen Sie in Padmasana oder in einer bequemen Stellung. Halten Sie beide Knie mit den Händen fest. Atmen Sie nun ein, ziehen Sie gleichzeitig den After zusammen und den Bauch nach oben. Halten Sie den Atem an, so lange dies ohne Anstrengung möglich ist. Dann atmen Sie aus und entspannen Sie dabei ganz, ganz langsam die Kontraktion des Bauches und des Afters. Praktizieren Sie dies 20 mal pro Übung und üben Sie dieses Mudra zweimal täglich.

Konzentration: Konzentrieren Sie sich während der Übung besonders auf den After oder das Steißbeinzentrum.

Wirkung: Der Übende kann durch regelmäßiges Praktizieren dieses Mudras sexuelle Leidenschaften kontrollieren. Der Samen kann im Körper zurückgehalten werden, und der Körper bleibt gesund, schön und stark. Wer an feuchten Träumen leidet, kann durch dieses Mudra geheilt werden. Auch bei Erkrankungen der Geschlechtsorgane ist eine Heilung durch *Shaktichalonimudra* möglich.

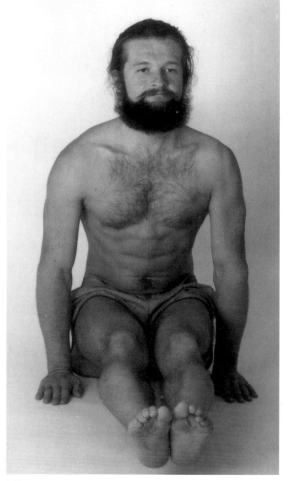

Shakti bedeutet ›Kraft‹, und *Chaloni* bedeutet ›transportieren‹. Durch *Shaktichalonimudra* wird *Kundalini Shakti* nach oben gebracht, so daß sie im ganzen Körper genutzt werden kann.

13. Taragimudra

udaram paschimottanam kritwa cha taragakriti taragi sa para mudra jaramrityubinashini

Dieses Zitat aus der Goraksha Samhita beschreibt die Technik, die unten sinngemäß wiedergegeben ist.

Technik: Sitzen Sie in der Ausgangsstellung von Paschimottanasana. Atmen Sie aus, beugen Sie sich nach vorne und ziehen Sie gleichzeitig den Bauch ein. Halten Sie den Atem so lange an, wie es ohne Anstrengung möglich ist. Dann atmen Sie ein, setzen sich langsam auf und entspannen die Kontraktion der Bauchmuskeln.

Wirkung: Dieses Mudra heilt Verstopfung, Beschwerden im Bereich von Leber, Magen und Milz und Schwierigkeiten mit der Bauchspeicheldrüse. Außerdem werden die Bauchmuskeln stärker.

Taragi bedeutet ›Teich‹. Wenn der Bauch eingezogen wird, dann entsteht die Form eines Teiches. Daher wird dieses Mudra *Taragimudra* genannt.

14. Mandukimudra

asyam samutthitam kritwa jeobamulam prochaloyet shana irgosedamritamtu mandukimudrikam biduha.

Dieses Zitat aus der Goraksha Samhita beschreibt die Technik, die unten sinngemäß wiedergegeben ist.

Technik: Sitzen Sie in einer bequemen Stellung. Schließen Sie den Mund und rollen Sie die Zunge nach oben wie bei *Nabhomudra* und *Khecharimudra*. Wenn Sie bei dieser Übung Erfolg erreichen, dann tropft eine Flüssigkeit, die die Yogis *Amrita* oder Nektar nennen, von der Fontanelle herunter. Dieser Nektar wird von der Zunge aufgenommen und heruntergeschluckt.

Manduka bedeutet ›Frosch‹. Frösche fangen Insekten mit Hilfe ihrer klebrigen Zunge. Bei *Mandukimudra* wird die Flüssigkeit ebenfalls mit der Zunge aufgefangen.

15. Shambhabimudra

netranjanam samalokya atmaramam nirikshayet sa bhachhasmbhabi mudra sarbbatantresu gopita.

Dieses Zitat aus der Goraksha Samhita beschreibt die Technik, die unten sinngemäß wiedergegeben ist.

Technik und Konzentration: Sitzen Sie in einer meditativen Stellung. Drücken Sie das Kinn leicht gegen die Brust. Ihre Augenlider sind halb

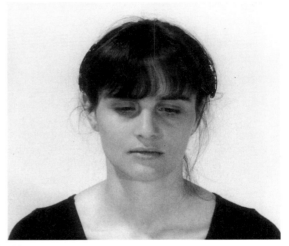

149

geöffnet und sollten völlig unbewegt bleiben, also auch nicht blinzeln. Konzentrieren Sie sich auf die Stelle zwischen den beiden Augenbrauen. Ihr äußerer Blick ist unentwegt auf diesen Punkt gerichtet, aber Ihre innere Vorstellungskraft befindet sich im zweiblättrigen Lotos des *Ajna Chakras* (s. Abb. 149). Dieses Zentrum befindet sich in der Medulla oblongata. Atmen Sie kurz ein und aus und spüren Sie, daß Sie in dieses Zentrum ein- und ausatmen. Wenn Sie in dieser Stellung beobachtet werden, dann könnte der Eindruck entstehen, daß Ihr Blick nach außen gerichtet ist, in Wirklichkeit ist aber nur das *Ajna Chakra*, der Ort der individuellen Seele (s. Seite 144 f.), in Ihrem Bewußtsein.

Wirkung: Shambhabimudra wird hauptsächlich bei der Meditation geübt. Es dient in erster Linie der spirituellen Entwicklung. Die Konzentration auf das Ajna Chakra gibt der Hypophyse und der Epiphyse Impulse, die wiederum helfen, verschiedene Botschaften aus dem geistigen und spirituellen Bereich zu erhalten. Wenn der Übende dieses Mudra lange und erfolgreich praktiziert, wird er frei von der materiellen Verhaftung an Sinnesobjekte, er entwickelt seine Intuition, er erhält die Fähigkeit, richtig zu urteilen und die richtigen Entscheidungen zu fällen, er erfährt verschiedene göttliche Visionen und kann Wissen über die Seele oder Selbstverwirklichung erreichen. Im geistigen Bereich führt dieses Mudra zu größerer Konzentrationsfähigkeit, zu Willenskraft und zu gutem Gedächtnis. Der körperliche Nutzen dieser Übung besteht darin, daß sie die Sehkraft stärkt.

Shambhabi hat viele verschiedene Bedeutungen. *Shama* bedeutet ›Ende, Stillstand, Einstellung, Ablassen, Abstand nehmen, Erleichterung, Milderung, Linderung, Besänftigung, Abschwächung, sinnliche und geistige Ruhe, Bezähmen der Sinne und des Geistes, Nachlassen und Unterwerfen der Wünsche‹. *Bhabi* bedeutet ›Sein‹. Durch dieses Mudra erlangt der Übende Ruhe der Sinne und des Geistes, er nimmt Abstand von der materiellen Welt und den materiellen Wünschen und findet Erleichterung vom weltlichen Chaos. Daher wird dieses Mudra *Shambhabimudra* genannt.

16.–20. PANCHADHARANAMUDRA

kathita shambhobimudra shrinuswa panchadharanam dharanani samasadya kim na sidhyati bhutalay.

Dieses Zitat aus der Goraksha Samhita beschreibt die Technik, die unten sinngemäß wiedergegeben ist.

Pancha bedeutet ›fünf‹, und *Dharana* bedeutet ›Konzentration‹. Bei diesem Mudra konzentriert sich der Übende auf fünf verschiedene Orte. Diese entsprechen den fünf unteren Zentren in der Wirbelsäule und den dazugehörigen Elementen (siehe Tabelle der Chakras, Seite 145). Die Konzentration auf diese fünf verschiedenen Orte wird zusammengefaßt unter dem Begriff *Panchadharanamudra*. Es sollte unter der Leitung eines erfahrenen Lehrers praktiziert werden. Wer Erfolg in diesem Mudra erlangt, erhält die Meisterschaft über alles in diesem Universum.

16. Prittividharana (Konzentration auf das Element Erde)

jattotam haritaldesharachitam bhoumam lakaranwitam bedasram kamalasaneno sahitam kritwa hridi sthayinam pranamstatro biliya panchaghatikam chittvanwitam dharoye desa stambhakari kshitijayam kuryadadho dharana.

Dieses Zitat aus der Goraksha Samhita beschreibt die Technik, die unten sinngemäß wiedergegeben ist.

Technik: Die Region von *Prittivi* oder der Erde ist das Steißbeinzentrum. Es hat die Form einer vierblättrigen Lotosblüte. Seine Farbe ist gelb, und sein Samen-Buchstabe ist ›La‹. Konzentrieren Sie sich jeden Tag drei Stunden lang in der Meditation auf das Steißbeinzentrum und ziehen Sie Ihren Atem in dieses Zentrum zurück. Während dieser Konzentration sollten Sie eine Schwingung in diesem Zentrum fühlen und durch dieses Zentrum ein- und ausatmen. Natürlich atmen Sie in Wirklichkeit weiter durch die Nase ein und aus, aber jetzt sollten Sie versuchen zu fühlen, wie die Luft durch dieses Zentrum fließt.

Wirkung: Wenn der Übende dieses *Dharana* mit Erfolg praktiziert, dann wird er frei von allen Sünden und er erreicht die Meisterschaft in dieser Welt.

17. Ambhosidharana
(Konzentration auf das Element Wasser)

samkhenduprotimoncha kundadhabalam tatwam kilalam shubam tatpijusabakarveejasahit juktam sada vishnuna pranamstatro biliyo panchaghatikam chittvanwitam dharoye desa duhasahatapaharani syadambhosi dharana.

Dieses Zitat aus der Gheranda Samhita beschreibt die Technik, die unten sinngemäß wiedergegeben ist.

Technik: Die Region von *Apa* oder dem Wasser ist das Kreuzbeinzentrum. Es hat die Form eines Halbmondes, seine Farbe ist orange oder weiß, wie die Schale einer weißen Seemuschel, und sein Samen-Buchstabe ist ›Va‹. Konzentrieren Sie sich jeden Tag in der Meditation drei Stunden lang auf das Kreuzbeinzentrum und ziehen Sie Ihren Atem in dieses Zentrum zurück. Während dieser Konzentration sollten Sie eine Schwingung in diesem Zentrum fühlen und durch dieses Zentrum ein- und ausatmen. Natürlich atmen Sie in Wirklichkeit weiter durch die Nase ein und aus, aber jetzt sollten Sie versuchen zu fühlen, wie die Luft durch dieses Zentrum fließt.

Wirkung: Wenn der Übende dieses *Dharana* mit Erfolg praktiziert, dann wird er von Sünden befreit und erreicht die Meisterschaft über das Element Wasser. Er wird niemals durch Wasser sterben, selbst dann nicht, wenn er in einen Strudel gerät.

18. Agnidharana
(Konzentration auf das Element Feuer)

yannavisthitomindragopasadrisam veejam trikonanwitam tattvam tejomoyam prodeeptamarunam rudreno yatsiddhidom pranamstatro biliya panchaghatikam chittvanwitam dharoye desa kaligabhirbhitiharani vaiyanaradharana.

Dieses Zitat aus der Gheranda Samhita beschreibt die Technik, die unten sinngemäß wiedergegeben ist.

Technik: Die Region von *Tejas* oder dem Element Feuer ist das Nabelzentrum. Es hat die Form eines Dreiecks, und seine Farbe ist rot. Sein Samenmantra ist ›Ra‹. Konzentrieren Sie sich jeden Tag drei Stunden lang in der Meditation auf das Nabelzentrum und ziehen Sie Ihren Atem in dieses Zentrum zurück. Während dieser Konzentration sollten Sie eine Schwingung in diesem Zentrum fühlen und durch dieses Zentrum ein- und ausatmen. Natürlich atmen Sie in Wirklichkeit weiter durch die Nase ein und aus, aber jetzt sollten Sie versuchen zu fühlen, wie die Luft durch dieses Zentrum fließt.

Wirkung: Wenn der Übende dieses *Dharana* mit Erfolg praktiziert, dann wird er niemals durch Feuer sterben. Er wird von allen Krankheiten im Bereich des Bauches geheilt.

19. Vayobhidharana
(Konzentration auf das Element Luft)

yadbhinnanjanpunjasannibhomidam dhumrabhasam param tatwam sattvamoyam ya-karsahitam yatreswaro devate pranastethatra biliya panchaghatikam chittvanwitam dharoye desa khe gamanam karoti yaminam syadwayohidharana.

Dieses Zitat aus der Gheranda Samhita beschreibt die Technik, die unten sinngemäß wiedergegeben ist.

Technik: Die Region von *Vayu* oder dem Element Luft ist das Herzzentrum. Es hat die Form eines Hexagramms und ist von violetter oder von schwarzer, rauchiger Farbe, sein Samen-Buchstabe ist ›Ya‹. Konzentrieren Sie sich jeden Tag drei Stunden lang in der Meditation auf das Herzzentrum und ziehen Sie Ihren Atem in dieses Zentrum zurück. Während dieser Konzentration sollten Sie eine Schwingung in diesem Zentrum fühlen und durch dieses Zentrum ein- und ausatmen. Natürlich atmen Sie in Wirklichkeit weiter durch die Nase ein und aus, aber jetzt sollten Sie versuchen zu fühlen, wie die Luft durch dieses Zentrum fließt.

Wirkung: Wenn der Übende dieses *Dharana* mit Erfolg praktiziert, wird er niemals durch einen Sturm sterben und er erhält die Fähigkeit zur Levitation. Er kann immer ein jugendliches Aussehen bewahren.

20. Akashidharana
(Konzentration auf das Element Äther)

yat sindhobarbarshudhyabarisadrisam byomam param vasitam tattvam devasadashiveno sahitam veejam hakaranwitam pranamstatro biliya panchaghatikam chittvanwitam dharoye desa mokshakabatvedankari kuryannabhodharana.

Dieses Zitat aus der Gheranda Samhita beschreibt die Technik, die unten sinngemäß wiedergegeben ist.

Technik: Die Region von *Akasha* oder dem Element Äther ist das Nackenzentrum. Es hat die Form eines Kreises, seine Farbe ist blau oder rauchig, und sein Samen-Buchstabe ist ›Ha‹. Konzentrieren Sie sich jeden Tag drei Stunden lang in der Meditation auf das Nackenzentrum und ziehen Sie Ihren Atem in dieses Zentrum zurück. Während dieser Konzentration sollten Sie eine Schwingung in diesem Zentrum fühlen und durch dieses Zentrum ein- und ausatmen. Natürlich atmen Sie in Wirklichkeit weiter durch die Nase ein und aus, aber jetzt sollten Sie zu fühlen versuchen, wie die Luft durch dieses Zentrum fließt.

Wirkung: Wenn der Übende dieses *Dharana* mit Erfolg praktiziert, dann ist er nicht ängstlich in Zeiten der Zerstörung. Er erreicht die Meisterschaft über den Himmel und erlangt die Fähigkeit zur Levitation.

21. Aswinimudra

akunchoyetgudadwaram prokashoyet punahapunaha sa bhovedaswinimudra shaktiprobodhkarini.

Dieses Zitat aus der Goraksha Samhita beschreibt die Technik, die unten sinngemäß wiedergegeben ist.

Technik: Sitzen Sie in einer meditativen Stellung und halten Sie die Wirbelsäule gerade. Atmen Sie ein, halten Sie den Atem an und ziehen Sie den After wieder und wieder, insgesamt siebenmal ohne Unterbrechung, so weit wie möglich nach oben und entspannen Sie dann plötzlich die Kontraktion. Atmen Sie aus und erholen Sie sich ein wenig, indem Sie tief ein- und ausatmen. Praktizieren Sie fünf Runden. Anschließend entspannen Sie sich in Savasana.

Üben Sie dieses Mudra zweimal täglich. *Aswinimudra* ähnelt *Mulbandhamudra*. Bei *Aswinimudra* wird jedoch der After häufiger kontrahiert als bei *Mulbandhamudra*, und bei *Mulbandhamudra* wird die Kontraktion länger gehalten. Außerdem werden bei *Mulbandhamudra* zuerst die Muskeln des Afters kontrahiert und dann eingeatmet, bei *Aswinimudra* ist es umgekehrt.

Konzentration: Konzentrieren Sie sich bei diesem Mudra genauso wie bei *Shaktichalonimudra* auf den After oder das Steißbeinzentrum.

Wirkung: Alle Arten von Krankheiten im Anal- und Genitalbereich wie Hämorrhoiden, Fisteln oder ein Vorfall des Rektums oder der Gebärmutter und andere Frauenkrankheiten können durch das Üben dieses Mudras geheilt werden. Es hilft bei der Vorbeugung gegen Impotenz und bringt den Samenerguß unter Kontrolle.

Aswini bedeutet ›Stute‹. Dieses Mudra gleicht der Analkontraktion der Stute bei der Stuhlentleerung. Es wird daher *Aswinimudra* genannt.

22. Pashinimudra

kanthopristhe kshipet padou pashabadrirobandhanam sa ebo pashini mudra shaktiprobodhakarani.

Dieses Zitat aus der Goraksha Samhita beschreibt die Technik, die unten sinngemäß wiedergegeben ist.

Technik: Sitzen Sie mit nach vorne gestreckten Beinen. Winkeln Sie das linke Knie an, heben Sie das linke Bein nach oben und legen Sie den linken Unterschenkel auf den Nacken. Winkeln Sie das rechte Knie an, heben Sie das rechte Bein nach oben und legen Sie den rechten Unterschenkel über den linken Unterschenkel. Der Nacken wird fest von beiden Unterschenkeln umschlossen. Atmen Sie normal. Bleiben Sie fünf bis zehn Sekunden in dieser Stellung und wechseln Sie anschließend die Beine, indem Sie zuerst das rechte Bein nach oben nehmen und dann das linke. Das ist eine Runde. Praktizieren Sie drei solcher Runden und entspannen Sie sich nach jeder Runde in Savasana.

Wirkung: Alle guten Wirkungen von *Dipada Sirasana* können auch durch dieses Mudra erreicht werden. Die Muskeln der Schultern werden stärker. Verstopfung und Arthritis der Hüft- und Beingelenke können geheilt werden.

Pash bedeutet ›Lasso‹. Da der Kopf bei diesem Mudra wie von einem Lasso umschlossen wird, heißt es *Pashinimudra*.

23. Kakimudra

kakachanahubadasyeno pibedbayushanahi shanaihi kakimudra bhabedesa sarvarogabinashini.

Dieses Zitat aus der Goraksha Samhita beschreibt die Technik, die unten sinngemäß wiedergegeben ist.

Technik: Sitzen Sie in einer einfachen, bequemen Stellung, Sie können auch auf dem Stuhl sitzen. Halten Sie die Wirbelsäule aufrecht. Spitzen Sie die Lippen wie den Schnabel einer Krähe (s. auch Abb. 152). Atmen Sie langsam durch den Mund ein, halten Sie den Atem einige Sekunden lang an und atmen Sie durch die Nase aus. Üben Sie das 20mal hintereinander und ruhen Sie sich anschließend ein wenig mit normaler Atmung aus. Das ist eine Runde. Praktizieren Sie insgesamt drei Runden.

Wirkung: Durch dieses Mudra bleibt der Übende gesund wie eine Krähe. Das Mudra beugt vor gegen Fieber und Magenbeschwerden. Es beseitigt Durst und regt die Nerven an.

Kak bedeutet ›Krähe‹. Beim Praktizieren dieses Mudras spitzt der Übende den Mund wie den Schnabel einer Krähe, daher wird es *Kakimudra* genannt.

24. Matanginimudra

kanthamagnojalay sthitwa nasabhyam jalomahoret mukhannirgamayet paschat punarbaktreno chahoret nasabhyam rechoyet paschat kuryadevam punaha punaha matongini para mudra jaramrityuvinashini.

Dieses Zitat aus der Gheranda Samhita beschreibt die Technik, die unten sinngemäß wiedergegeben ist.

Technik: Nehmen Sie eine Schale, die mit sauberem Wasser gefüllt ist. Atmen Sie das Wasser langsam durch die Nasenlöcher ein und lassen Sie es durch den Mund herausfließen. Praktizieren Sie diesen Vorgang zehnmal. Am Anfang kann dies von einem unangenehmen Gefühl begleitet sein, aber nach einigen Tagen werden Sie sich beim Praktizieren dieses Mudras wohlfühlen.

Wirkung: Erkältung und Husten kann durch dieses Mudra vorgebeugt werden. Die Nasenlöcher und der Kehlkopf werden von Schleim befreit. Wer dieses Mudra übt, wird stark wie ein Elefant.

Matanga bedeutet ›Elefant‹. Da Elefanten das Wasser durch den Rüssel aufnehmen und derjenige, der dieses Mudra übt, stark wird wie ein Elefant, heißt es *Matanginimudra*.

25. Bhujanginimudra

baktram kimchit suprasarya chanilam galaya pibet sa bhabedbhujagimudra jaramrityubinashini.

Dieses Zitat aus der Gheranda Samhita beschreibt die Technik, die unten sinngemäß wiedergegeben ist.

Technik: Sitzen Sie in einer einfachen, bequemen Stellung. Sie können auch auf dem Stuhl sitzen. Öffnen Sie den Mund, atmen Sie durch den Kehlkopf ein und durch die Nasenlöcher aus. Atmen Sie auf diese Weise zehnmal ein und aus. Ruhen Sie sich dann aus und wiederholen Sie die Übung.

Wirkung: Dieses Mudra heilt Dyspepsie und Übersäuerung des Magens.

Bhujangi bedeutet ›Schlange‹. Durch das Üben von *Bhujangimudra* erwacht Kundalini Shakti.

26. Yogamudra

Yogamudra gehört nicht zu den 25 Mudras, die in der Goraksha Samhita beschrieben werden. Es ist aber auch ein sehr wichtiges Mudra, das Körper und Geist entwickelt.

Technik: Sitzen Sie in Padmasana oder in Ardha Padmasana. Legen Sie die Hände auf den Rücken und umfassen Sie sie. Atmen Sie ein. Atmen Sie dann aus und beugen Sie sich mit dem Ausatmen nach vorne, bis die Stirn den Boden berührt. Halten Sie den Atem in dieser Position an. Bleiben Sie, so lange es Ihnen auf angenehme Weise möglich ist, mit angehaltenem Atem in dieser Stellung. Atmen Sie wieder ein und setzen Sie sich auf. Üben Sie sieben Runden und entspannen Sie sich nach der letzten Runde in Savasana.

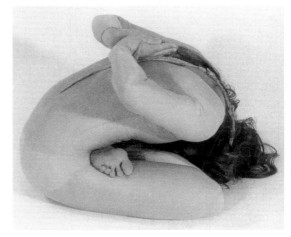
150

Variationen dieser Übung praktizieren Sie, indem Sie die Hände auf dem Rücken zum indischen Gruß zusammenlegen (s. Abb. 150) oder die Hände gegen den Unterleib pressen (s. Abb. 151).

Konzentration: Konzentrieren Sie sich bei diesem Mudra auf den Punkt zwischen den Augenbrauen und vergegenwärtigen Sie sich in der anschließenden Entspannungsphase in Savasana die untengenannten Wirkungen dieser Übung.

Wirkung: Der Kopf, die Wirbelsäule und alle Organe im Bauch werden gut durchblutet und bleiben dadurch gesund. Außerdem öffnet sich Susumna Nadi (der zentrale Wirbelsäulenkanal, s. Seite 144 ff.), und Kundalini Shakti kann aufsteigen.

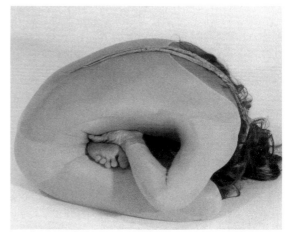
151

Durch dieses Mudra kann die Einheit von Körper, Geist und Seele erreicht werden, daher heißt es *Yogamudra*.

Teil 4
Shatkarma (Sechs Reinigungssysteme und einfache Reinigungsprozesse)

Übermäßiges Fett und Schleim sind Hindernisse, um Pranayama zu üben. Um dieses überschüssige Fett und den Schleim aus dem Körper zu entfernen und um die Nadis zu reinigen, gab das Yogashastra die Anweisung, die *Shatkarmas* oder die sechs Reinigungssysteme zu üben.

Im Altertum, als Abführmittel noch nicht entdeckt waren, haben die weisen Yogis die Notwendigkeit gefühlt, ihren Körper durch natürliche Verfahren zu reinigen. *Shatkarma* ist ein wertvolles Geschenk von ihnen. Viele Menschen nehmen heutzutage zur Reinigung des Darmes Medikamente ein, die giftige Substanzen enthalten. Oder sie verwenden ein Klistier, denken aber nicht darüber nach, wie sehr sie die Nerven der Hüften und des Anus verletzen. Durch diese Verfahren erhalten sie zeitweise Erleichterung, aber sie werden Opfer chronischer Verstopfung. Auf der anderen Seite ist *Shatkarma*, das im Yoga beschrieben wird, einfach, bequem und frei von Nebenwirkungen. Es stärkt das Verdauungssystem und befreit den Körper von Krankheiten.

Alle Reinigungsverfahren, die im Yoga beschrieben werden, sollte der Praktizierende besser von einem erfahrenen Yogalehrer lernen. Der Lehrer kann die Technik und die Positionen genau erklären.

*dhoutirbastistotha netilouliko tratakantatha
kapalabhatischaitani shatkarmani sonakoret.*
Goraksha Samhita

Das bedeutet: ›Die sechs Reinigungssysteme, die *Shatkarma* genannt werden, sind *Dhouti* (Reinigung durch Waschen), *Basti* (Reinigung des Afters), *Neti* (Reinigung mit Hilfe eines bestimmten Stoffes), *Louliki* (Reinigung des ganzen Bauches), *Tratak* (Reinigung durch eine bestimmte Art des Schauens) und *Kapalabhati* (Reinigung der Stirn).‹

*medoshleshmadhikaha purbam shatokarmani
somachoret anyastu nachoret tani dosanam sa-
mobhabotaha.*
Hatha-Yoga-Pradipika

Das bedeutet: ›Alle, die überschüssiges Fett und Schleim im Körper haben, sollten die sechs Reinigungssysteme praktizieren, bevor sie Pranayama üben. Wer kein überschüssiges Fett oder Schleim im Körper hat, braucht die sechs Reinigungsübungen nicht zu machen.‹

1. Angadhouti (Waschen des Körpers)

Das Hauptglied des Shatkarma ist *Angadhouti*; (*Anga* bedeutet ›Körper‹. *Dhouti* bedeutet ›Waschen‹. *Angadhouti* bedeutet also ›Waschen des Körpers‹.) Es gibt vier verschiedene Arten von *Dhoutis*: *Antardhouti* (innere Waschung), *Dantodhouti* (Reinigung der Zähne), *Hriddhouti* (Reinigung des Herzens) und *Mulshodhan* (Reinigung des Afters).

Antardhouti (innere Waschung)

*batasaram barisarom bohnnisarom bohiscritom
shoreeranirmolaibo antordhoutischoturbidha.*
Goraksha Samhita

Das bedeutet: ›Es gibt vier Arten von *Antardhoutis*: Batosar, Barisar, Bohnnisar und Bohiscriti.‹

Batosar (Reinigung mit Hilfe der Luft)

*kakachanchubodasyeno pibedayum shanaihi
shanaihi chaloyedudaram poschadbartmana
rechoyechhanaihi batosarom parom gopyam de-
honirmalokaronom sarborogokshoyakarom deh-
analobibardhanam.*

Dieses Zitat aus der Gheranda Samhita beschreibt die Technik, die unten sinngemäß wiedergegeben ist.

Technik: Setzen Sie sich in Padmasana. Spitzen Sie die Lippen wie den Schnabel einer

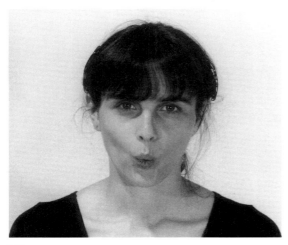

152

Krähe. Atmen Sie jetzt ganz langsam durch den Mund ein und füllen Sie Ihren Bauch mit Luft. (s. Abb. 152) Danach atmen Sie sofort wieder durch den Mund aus. Praktizieren Sie diese Übung am Anfang zehnmal und steigern Sie allmählich bis auf 15 mal.

Wirkung: Diese Übung reinigt den Körper. Sie hilft, viele Krankheiten zu entfernen, und erhöht die Verdauungskraft.

Bato bedeutet ›Luft‹, *Batosar* ist Reinigung mit Hilfe der Luft.

Barisar
(Reinigung mit Hilfe von Wasser)

akantham puroyedwari boktreno cha pibechhanoihi chaloyedudorenoibo chedoradrechoyededhaha barisaram param gopyam dehonirmalakarakam sadhoyetat projatwena debodeham propodyate.

Dieses Zitat aus der Gheranda Samhita beschreibt die Technik, die unten sinngemäß wiedergegeben ist.

Technik: Trinken Sie langsam eine große Menge Wasser, bis es Ihnen an der Kehle steht, dann schütteln Sie den Unterleib und schließlich ziehen Sie den Bauch zusammen. Stecken Sie Ring-, Mittel- und Zeigefinger bis zur Zungenwurzel in den Mund, bis Sie das ganze Wasser wieder erbrechen. Sie können auch Salzwasser verwenden, das ist noch wirksamer.

Wirkung: Diese Übung reinigt den Magen, die Luftröhre und die Kehle und beugt vielen Krankheiten vor.

Bari bedeutet ›Wasser‹, *Barisar* ist Reinigung mit Hilfe von Wasser.

Bohnnisar oder Agnisar
(Reinigung mit Hilfe von Feuer)

navigranthim merupristha chaloyet shatobarokam agnisarmesha dhoutiryoginam yogasiddhida udaramoyadoshamcha vinashayati nischitam tatha jatharshudhimcho agnistasya bibordhayet.

Dieses Zitat aus der Gheranda Samhita beschreibt die Technik, die unten sinngemäß wiedergegeben ist.

Technik: Stehen Sie mit leicht gespreizten Beinen. Stützen Sie beide Hände auf die Oberschenkel und neigen Sie den Oberkörper nach vorne. Atmen Sie jetzt ein und ziehen Sie dabei den unteren Teil des Bauches ein, als wollten Sie mit ihm die Wirbelsäule berühren. Bleiben Sie fünf Sekunden in dieser Stellung, atmen Sie dann langsam aus und entspannen Sie den Unterleib allmählich wieder. Praktizieren Sie diese Übung 25 bis 30 mal.

Wirkung: Diese Übung verstärkt den Hunger. Sie kann Übersäuerung des Magens, Verdauungsstörungen, Verstopfung und viele andere Krankheiten heilen. Herzkranke und Mädchen, die ihre Menstruation noch nicht haben, sollten diese Übung nicht praktizieren.

Bohnni bedeutet ›Feuer‹, *Bohnnisar* ist Reinigung mit Hilfe des Feuers. Durch Zurückziehen des Unterleibs wird *Agni* oder das Verdauungsfeuer angeregt. *Agni* bedeutet ebenfalls ›Feuer‹.

Bohiscriti (Reinigung des Dickdarmes)

kakimudram shodhayitwa puroyedudaram morut dharoyedardhajamostu chaloyedodhobartmana esa dhoutihi para gopya na prokasya kadachana.

Dieses Zitat aus der Gheranda Samhita beschreibt die Technik, die unten sinngemäß wiedergegeben ist.

Technik: Setzen Sie sich in Padmasana. Spitzen Sie Ihre Lippen wie den Schnabel einer Krähe (s. Abb. 152), atmen Sie durch den Mund ein und halten Sie den Atem an, so lange es Ihnen ohne Schwierigkeiten möglich ist. Atmen Sie dann aus und spüren Sie, daß die Luft durch Darm und After entweicht.

Wirkung: Diese Übung beseitigt Blähungen und Verstopfung. Sie hilft, Beschwerden im Bereich des Herzens, des Bauches und des Unterleibes vorzubeugen.

Bohi bedeutet ›raus, hinaus‹, und *Scriti* bedeutet ›wie man es macht‹. *Bohiscriti* ist eine Methode, um den Stuhl aus dem Dickdarm zu entfernen.

Dantodhouti (Reinigung der Zähne)

dantomulam jeohbamulam ramdhramcha karnojugmoyoha kapalramdhram ponchoite dantodhoutirbidhiyote.

Gheranda Samhita

Das bedeutet: ›Die fünf verschiedenen Arten von *Dantodhoutis* sind *Dantodhouti, Dantomuladhouti, Jeobhadhouti, Karnarandhradhouti* und *Kapalrandhradhouti*.‹

Danto bedeutet ›Zähne‹. Wenn man die Zähne putzt, sollte man zur gleichen Zeit auch Zahnfleisch, Zunge, Ohren und Stirnhöhlen reinigen. Deshalb gehören *Dantomuladhouti, Jeobhadhouti, Karnarandhradhouti* und *Kapalrandhradhouti* zum Reinigungssystem des *Dantodhouti*.

Technik: Die Reinigung der Zähne, wie man sie täglich vornimmt, wird *Dantodhouti* genannt.

Dantomuladhouti (Massage des Zahnfleisches)

Technik: Massieren Sie vor und nach dem Zähneputzen das Zahnfleisch mit den Fingern, und zwar auf beiden Seiten des Gaumens vorne und hinten. Man sollte nach jeder Mahlzeit die Zähne bürsten und das Zahnfleisch massieren.

Wirkung: Aufgrund der guten Blutzirkulation bleiben die Zähne gesund. Karies und anderen Zahnkrankheiten wird vorgebeugt, und die Zähne bleiben für immer glänzend und hell.

Danto bedeutet ›Zähne‹, und *Mul* bedeutet ›Wurzel‹. Die Wurzeln der Zähne sitzen im Zahnfleisch. Durch die Massage des Zahnfleischs werden die Zahnwurzeln gesund erhalten, daher heißt diese Reinigungsübung *Dantomuladhouti*.

Jeobhadhouti (Reinigung der Zunge)

Technik: Spülen Sie den Mund nach dem Reinigen der Zähne mit Wasser. Dann legen Sie Ihren Ring-, Mittel- und Zeigefinger auf die Zunge und reiben diese gründlich bis zur Zungenwurzel. Am Anfang kann dies zu Brechreiz führen, das gibt sich aber bei regelmäßiger Praxis.

Wirkung: Aller Schleim aus dem Bereich des Kehlkopfes und des Rachens kann durch diese Übung entfernt werden. Die Zunge wird gut durchblutet. Die Stimme wird kräftiger, und Stottern kann überwunden werden.

Jeobha bedeutet ›Zunge‹. *Jeobhadhouti* ist das Reinigen der Zunge.

Karnarandhradhouti (Reinigung der Ohren)

Technik: Reinigen Sie den Gehörgang mit dem Zeigefinger.

Wirkung: Dadurch wird schlechter Geruch und Schmutz beseitigt. Das Ohr bleibt gesund, und die Schwingungen können deutlich wahrgenommen werden.

Karna bedeutet ›Ohr‹, und *Randhra* bedeutet ›Loch‹.

Karnarandhradhouti ist das Reinigen des Gehörganges.

Kapalrandhradhouti (Reinigung der Stirn)

Technik: Waschen Sie die Augen mit Wasser. Dann nehmen Sie eine Handvoll Wasser und schütten Sie es gegen die Stirn. Praktizieren Sie dies etwa 20 mal. Dann reiben Sie die Stirn mit dem rechten Daumen etwa drei- bis fünfmal, vor allem die Stelle in der Mitte zwischen den Augenbrauen und darüber.

Wirkung: Diese Übung beseitigt den Schleim, der sich hinter der Stirn angesammelt hat. Sie heilt Kopfschmerzen und hat eine besänftigende Wirkung auf die Augen und die Stirnhöhlen. Man sollte diese Übung viermal täglich wiederholen.

Kapal bedeutet ›Stirn‹, und *Randhra* bedeutet ›Loch‹.

Kapalrandhradhouti ist die Reinigung der Stirnhöhlen.

Hriddhouti (Reinigung des Herzens)

hriddhoutim tribidham kuryat dando-bamanbasosa eati dhautikromenaibo hridoyam nirmalam bhabet.

Goraksha Samhita

Das bedeutet: ›Es gibt drei verschiedene Arten von *Hriddhoutis: Dandadhouti, Bamandhouti* und *Basodhouti*).‹ Unter allen *Hriddhoutis* ist *Basodhouti* das beste und am häufigsten praktizierte, deshalb wird auch nur *Basodhouti* in diesem Kapitel erläutert. *Bamandhouti* wird auf ähnliche Weise praktiziert wie *Barisar*.

Hrid bedeutet ›Herz‹. *Hriddhouti* ist die Reinigung der Teile des Körpers, die sich in der Nähe des Herzens befinden.

Basodhouti

Technik: Nehmen Sie ein sauberes Stück Musselinstoff, das vier Finger bzw. drei bis fünf Zentimeter breit und vier bis fünf Meter lang ist. Die Ränder dieses Tuches sollten gut gesäumt sein, so daß keinesfalls ein loser Faden an den Seiten herunterhängt. Legen Sie das Tuch, bevor Sie es benutzen, in Salzwasser ein und schlucken Sie es dann langsam der Länge nach hinunter. Zunächst schlucken Sie nur 30 bis 40 Zentimeter des Tuches, holen es dann langsam wieder heraus, waschen, desinfizieren und trocknen es und legen es in eine verschlossene Schachtel, in die kein Staub gelangen kann. Schlucken Sie jeden Tag 30 Zentimeter mehr hinunter, bis Sie das ganze Tuch bis auf das oberste Stück aufgenommen haben. Verfahren Sie jedesmal auf die gleiche Weise wie beim ersten Mal.

Wirkung: Diese Übung reinigt Rachen und Kehlkopf, entfernt die giftige Säure, die sich in Magen und Kehlkopf angesammelt hat, und erhält den Körper dadurch frei von Krankheiten.

Baso bezeichnet eine bestimmte Stoffart. *Basodhouti* ist die Reinigung, die mit Hilfe eines solchen Stoffes erfolgt.

Mulshodhan (Waschen des Anus)

Technik: Jedesmal, wenn Sie Stuhlgang hatten, sollten Sie den Anus waschen. Stellen Sie sich unter die Dusche oder in die Badewanne und waschen Sie diesen Körperteil mit der Hand unter fließendem Wasser. Verwenden Sie eine milde Seife, die die zarte Haut in diesem Bereich nicht verletzt.

Wirkung: Die regelmäßige Reinigung des Anus auf diese Weise ist notwendig, um viele Arten von Analkrankheiten wie z. B. Infektionen, Entzündungen und Hämorrhoiden zu verhindern.

Mul bedeutet ›Wurzel‹. Der Anus liegt an der Wurzel der Wirbelsäule. *Shodhan* bedeutet ›Reinigung‹. *Mulshodhan* ist die Reinigung des Afters.

2. Bastiproyog (Reinigung des Afters)

Basti bedeutet ›Gesäß‹. *Bastiproyog* ist die Reinigung dieses Körperteils.

jaloboastihi suskabastirbasti syaddibidha smrita jalobastim falay kuryachhuskabastim sada kshitou.
Gheranda Samhita

Das bedeutet: ›Es gibt zwei Arten von *Bastis*: *Jalobasti* und *Suskabasti*‹.

Jalobasti ist Reinigung des Afters mit Hilfe von Wasser, und *Suskabasti* ist Reinigung des Afters ohne Wasser.

Jalobasti (Reinigung des Afters im Wasser)

navimagnojalay payum nystanalotkatasanam akumchanam prosaroncho jalobastim samachoret promehancha udabartam krurbayum nibaroyet bhabet swachhandodehascha kamdevosamo bhabet.

Dieses Zitat aus der Goraksha Samhita beschreibt die Technik, die unten sinngemäß wiedergegeben ist.

Technik: Setzen Sie sich in einen Teich oder in die Badewanne. Das Wasser sollte bis zur Hüfte reichen. Praktizieren Sie Utkotasana (Seite 47). Dann ziehen Sie das Wasser mit Hilfe des Rektums und des Schließmuskels nach innen und schütteln es im Darm hin und her. Pressen Sie das Wasser anschließend wieder nach draußen. Machen Sie die Übung fünfmal. Man kann diese Übung auch auf andere Art praktizieren: Setzen Sie sich in eine Wanne mit Salzwasser und üben Sie Utkotasana. Das Wasser sollte bis zum Nabel reichen. Nehmen Sie dann ein fünf Finger langes Bambusröhrchen, das zuvor mit Vaseline oder Rhizinusöl eingefettet wurde, und führen Sie es etwa drei Finger breit in den After ein. Kontrahieren Sie jetzt den Schließmuskel des Afters und ziehen Sie das Wasser dadurch in den Dickdarm hinein. Schütteln Sie das Wasser im Dickdarm gut hin und her und pressen Sie es anschließend wieder nach draußen. Praktizieren Sie diese Übung dreimal.

Wirkung: Diese Übung reduziert ein Übermaß an Galle und Schleim im Körper. Sie heilt Krankheiten der Milz und des Magens, Verdauungsstörungen, Blähungen, Verstopfung und Harnbeschwerden.

Jal bedeutet ›Wasser‹. *Jalobasti* ist daher die Reinigung des Gesäßes mit Hilfe von Wasser.

Suskabasti (Reinigung des Afters ohne Wasser)

bastim paschaduttaneno chaloyitwa shanairadhaha aswinimudroya payumakumchoyet prosaroyet.

Dieses Zitat aus der Goraksha Samhita beschreibt die Technik, die unten sinngemäß wiedergegeben ist.

Technik: Setzen Sie sich in Paschimottanasana auf den Boden und üben Sie langsam Aswinimudra. Wiederholen Sie dies 15 bis 20 mal.

Wirkung: Diese Übung beseitigt Verstopfung und heilt Krankheiten des Afters und der Geschlechtsorgane. Es ist eine gute Übung, die vielen Frauenkrankheiten und Hämorrhoiden vorbeugt.

Suska bedeutet ›trocken‹. *Suskabasti* ist daher die Reinigung des Anus ohne Wasser.

3. Neti (Reinigung der Nasendurchgänge)

bitostimanam suksmasutram nasanale probesoyet mukhnnirgamoyet paschat prochyate netikarma tati sadhayennetikarmani kecharisiddhimapnuyat kafodosa binasyanti divyadristihi projayote.

Dieses Zitat aus der Gheranda Samhita beschreibt die Technik, die unten sinngemäß wiedergegeben ist.

Technik: Nehmen Sie einen dünnen, 30 bis 40 cm langen Faden und führen Sie ihn sehr langsam durch das rechte Nasenloch ein. Am Anfang kann es vorkommen, daß Sie dabei mehrmals niesen müssen und dieser Vorgang von einer unangenehmen Empfindung begleitet ist. Das gibt sich aber nach ein paar Tagen regelmäßiger Übung. Nachdem Sie den Faden langsam eingeführt haben, holen Sie ihn aus dem Mund wieder heraus. Fassen Sie jetzt das eine

Ende des Fadens mit Daumen und Zeigefinger der rechten Hand und das andere Ende mit Daumen und Zeigefinger der linken Hand. Ziehen Sie den Faden vier- bis fünfmal hin und her und wiederholen Sie anschließend den ganzen Vorgang mit dem linken Nasenloch.

Nachdem Sie diese Übung beendet haben, waschen Sie den Faden, legen ihn in Salzwasser, trocknen ihn und bewahren ihn in einer Schachtel auf, die frei von Staub ist.

Wirkung: Diese Übung reinigt die Nasendurchgänge und den Schädel von Schleim. Sie verbessert die Sehkraft und heilt Schnupfen. Wer häufig unter Erkältungskrankheiten, Husten und Migräne leidet, kann durch diese Übung eine große Hilfe bekommen.

In den Yogaschriften steht, daß sich durch regelmäßiges Üben von *Neti* die Fähigkeit des Voraussehens entwickelt.

Neti bezeichnet ein textiles Band. Mit Hilfe eines solchen Bandes wird dieser Reinigungsprozeß durchgeführt. Nach diesem Band wird das ganze System *Neti* genannt.

4. Loulikiyoga: Uddian und Nouli (Zusammenziehen der Muskeln des Unterleibs)

Louli bedeutet ›ganzer Bauch‹. *Louliki* ist die Reinigung dieses Körperteils.
Uddian wird im Teil 3, Seite 116 f. ausführlich beschrieben.

Nouli

Technik: Wer *Uddianbandhamudra* gut kann, dem wird *Nouli* nicht schwerfallen.

Stehen Sie in der gleichen Position wie bei *Uddianbandhamudra* (s. Abb. 153). Atmen Sie aus und ziehen Sie den oberen Teil des Bauches so stark wie möglich zusammen. Ziehen Sie jetzt auch die Muskeln auf den Seiten des Bauches zusammen und versuchen Sie, den mittleren Teil des Bauches dadurch nach vorne zu drücken.

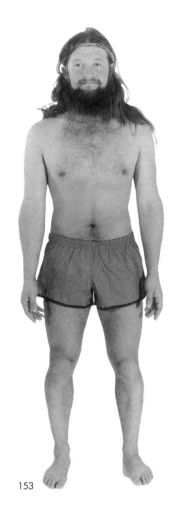

153

Bleiben Sie fünf bis zehn Sekunden mit angehaltenem Atem in dieser Stellung (s. Abb. 154). Entspannen Sie dann die Bauchmuskeln, während Sie einatmen und in die Ausgangsposition zurückgehen. Anschließend entspannen Sie Ihren Körper mit fünf tiefen Atemzügen. Praktizieren Sie diese Übung fünfmal auf die gleiche Weise.

Wirkung: Durch *Nouli* werden die inneren Organe des Bauches und Unterleibes gesund erhalten. Der ganze Unterleib wird sehr gut durchblutet. Viele Frauenkrankheiten und Krankheiten im Bereich der Geschlechtsorgane können durch diese Übung geheilt werden. Die Atembeschwerden von Asthmatikern werden erleichtert. Sie können jedoch zunächst Schwierigkeiten bei dieser Übung bekommen, wenn sie

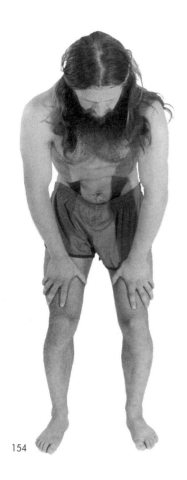

154

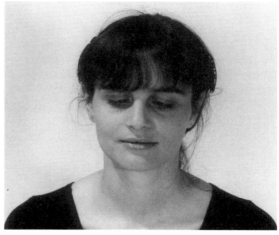

155

Blicken Sie ständig, ohne zu blinzeln, auf einen bestimmten Punkt, bis Ihre Augen zu tränen beginnen. Dies wird *Tratak* genannt.

Sie können auch auf die Nasenspitze (s. Abb. 155) schauen oder auf den Punkt in der Mitte zwischen den beiden Augenbrauen. Durch diese Übung kann man Shambhabimudra (s. Seite 123) vollenden.

gleichzeitig einen Druck auf die Bauchmuskeln ausüben und den Atem anhalten. Sie sollten erst ein paar andere Asanas praktizieren, ihre Lungen durch einige einfache Atemübungen trainieren und dann *Nouli* versuchen.

5. Tratakyoga (Fixierung der Augen auf ein Objekt)

nimesonmesakam toktwa sukshamamlaksham nirikshoyet jabodasruni patanti tratakam prochyate budhaihi. Ebomabyasyogena shanbhobi jayote dhrubam netroroga binashyanti divyadristihi projayote.

Dieses Zitat aus der Gheranda Samhita beschreibt die Technik, die unten sinngemäß wiedergegeben ist.

Technik: Sie können diese Übung in einer meditativen Stellung oder stehend praktizieren.

Wirkung: Tratakyoga reinigt die Augen, so daß alle Arten von Augenkrankheiten mit Hilfe dieser Übung geheilt werden können. Es ist eine Erfahrung, daß viele ihre Brillen weggeworfen haben, nachdem sie diese Übung praktiziert haben. Zudem verbessert sie die Konzentrationsfähigkeit, erhöht die Geisteskraft und reinigt den Geist von Unwissenheit. Der Übende kann göttliche Visionen erfahren. Die Fähigkeit zum Vorhersehen, zur Hypnose und zum Mesmerismus entwickelt sich.

Tratak bezeichnet das Schauen auf eine ganz bestimmte Art und Weise.

6. Kapalabhati (Zwerchfellatmung)

Kapalabhati gehört zu den sechs Reinigungssystemen, aber auch zu den Pranayamaübungen. Es wird in Teil 5 Pranayama (s. Seite 156) ausführlich beschrieben.

7. Einfache Reinigungsprozesse

›Jeder menschliche Körper ist ein Tempel des lebendigen Gottes.‹ Wie wir den Tempel reinigen, so müssen wir auch unseren Körper reinigen. Wenn sich Gifte längere Zeit im Körper speichern, dann wird dieser ein Tempel der Krankheiten. In dem Kapitel über Shatkarma wird über die sechs Reinigungssysteme und ihre Verfahren berichtet, aber diese Verfahren sind ein wenig schwierig für Einwohner von Städten, in denen es keine Teiche und keine Wasserquellen gibt, und für Menschen aus westlichen Ländern, die nicht daran gewöhnt sind, sich auf diese Art zu reinigen. Das ist der Grund, warum hier einige einfache Methoden beschrieben werden, den Körper zu reinigen und dadurch Krankheiten vorzubeugen oder sie zu heilen.

Wenn man diese Reinigungsübungen regelmäßig praktiziert, dann leidet man nie unter irgendeiner Krankheit. Yoga ist eine vollständige Methode. Zusammen mit den Asanas und Pranayamaübungen ist Shatkarma ein Teil des Yoga, der dazu dient, den Körper frei von Krankheiten und vollkommen zu erhalten.

Dhoutikriya (gemeint sind *Agnisardhouti*, *Bamandhouti* und *Barisardhouti*) reinigt den Bauch, die Bronchien, die Lungen und die Brust. *Basti Kriya* reinigt den Darm und den Unterleib. Es hilft, Gift aus dem Körper als Urin und Stuhlgang auszuscheiden.

Agnisardhouti Nr. 1

Technik: Stellen Sie sich aufrecht mit leicht gespreizten Beinen hin. Die linke Hand legen Sie auf den linken und die rechte Hand auf den rechten Oberschenkel. Beugen Sie sich ein wenig nach vorne. Jetzt atmen Sie langsam und tief ein. Mit dem Einatmen ziehen Sie den Nabel nach innen, als sollten Sie ihn an der Wirbelsäule befestigen. Sie sollten keinen Druck in einem anderen Teil des Körpers, wie z.B. Herz, Lungen oder Rektum spüren. Dann atmen Sie aus und entspannen den Nabel langsam. Praktizieren Sie diese Übung 20 mal. Steigern Sie allmählich auf 100 mal. *Agnisardhouti* sollten Sie morgens vor dem Frühstück üben, nachdem Sie Darm und Blase entleert haben.

Wirkung: Diese Methode verstärkt das Verdauungsfeuer. Dadurch erhält man einen guten Stuhlgang, und Durchfall wird beseitigt. Außerdem heilt *Agnisardhouti* Nr. 1 Leber- und Milzkrankheiten.

Agni bedeutet ›Feuer‹. *Agnisardhouti* ist eine Methode, die das Verdauungsfeuer anregt und dadurch den Darm reinigt.

Agnisardhouti Nr. 2

Technik: Stellen Sie sich aufrecht hin. Dann atmen Sie aus, halten Sie den Atem an und ziehen Sie den Nabel so oft wie möglich zur Wirbelsäule zurück. Wenn es nicht mehr möglich ist, Kumbhaka auszuführen, d. h. den Atem anzuhalten, dann atmen Sie langsam ein und entspannen Sie den Nabel wieder. Atmen Sie wieder aus, halten Sie den Atem an und ziehen Sie die Muskeln so oft wie möglich zusammen wie zuvor. Praktizieren Sie die Technik auf diese Weise drei- bis fünfmal und steigern Sie allmählich auf 15 bis 20 mal. Erinnern Sie sich daran, daß diese Methode für die Lungen und das Herz nicht anstrengend sein sollte. Andere Teile des Körpers sollten während der Übung nicht angespannt sein. *Agnisardhouti* sollten Sie morgens vor dem Frühstück üben, nachdem Sie Darm und Blase entleert haben.

Wirkung: Dieses *Dhoutkriya* stärkt die Leber, die Milz, die Bauchspeicheldrüse, die Nebennieren und heilt Verdauungsstörungen, Übersäuerung des Magens und Verstopfung.

Agni bedeutet ›Feuer‹. *Agnisardhouti* ist eine Methode, die das Verdauungsfeuer anregt und dadurch den Darm reinigt.

Bamandhouti

Technik: Trinken Sie eineinhalb bis zwei Liter Wasser, dann stecken Sie Zeige- und Mittelfinger in den Mund und bewegen langsam das Zäpfchen. Dadurch werden Sie sich übergeben. Wiederholen Sie diesen Vorgang wieder und wieder, bis das ganze Wasser herauskommt. Wer Schwierigkeiten hat, zu erbrechen, kann anstelle von normalem Wasser auch Salzwasser verwenden. An dem Tag, an dem Sie *Bamandhouti* praktizieren, sollten Sie nicht arbeiten. Diese Reinigungsübung darf frühestens nach einem Monat wiederholt werden. Es genügt, *Bamandhouti* zweimal im Jahr zu üben. Wer ein schwaches Herz hat, sollte ganz darauf verzichten.

Wirkung: Alle Säure, Galle und Schleim des Körpers, die für längere Zeit dort aufgespeichert sind, kommen auf diese Weise heraus, und der Körper wird frei von Übersäuerung des Magens, schlechter Verdauung, Erkältung und Husten.

Baman bedeutet ›erbrechen‹. Die Reinigung des Körpers erfolgt in diesem Prozeß mit Hilfe des Erbrechens.

Barisardhouti

Technik: Nehmen Sie einen Gummischlauch, der einen halben Meter lang ist und drei bis fünf Zentimeter Durchmesser hat. Der Schlauch sollte weich sein. Desinfizieren Sie diesen Gummischlauch vor jedem Gebrauch, indem Sie ihn in heißem Wasser zusammen mit einer desinfizierenden Lösung kochen. Stehen Sie aufrecht und trinken Sie jetzt mindestens zwei Liter warmes Wasser. Nehmen Sie den Schlauch, führen Sie ihn sehr langsam in den Mund ein und schlucken Sie ihn sehr langsam herunter bis zum Ende des Kehlkopfs. Das andere Ende des Schlauches hängt an der Seite des linken Oberschenkels. Am Anfang kann es passieren, daß Sie das ganze Wasser erbrechen, während Sie den Schlauch in den Rachen einführen, aber nach ein paar Tagen, wenn Sie sich daran gewöhnt haben, kommt das Wasser zusammen mit Schleim, Galle und anderen unreinen Substanzen durch den Schlauch heraus. Versuchen Sie jeden Tag immer wieder, den Schlauch sehr langsam einzuführen, aber versuchen Sie es nicht gewaltsam. Sie werden sehen, daß er jeden Tag ein bißchen weiter in den Bauch gelangt. Nach einigen Wochen bekommt man diesen Vorgang unter Kontrolle, und es ist möglich, den ganzen Schlauch zu verschlucken. Ein 10 cm langer Teil des Schlauchs muß jedoch immer draußen bleiben. Praktizieren Sie diese Technik nicht nur einmal, sondern fahren Sie so lange fort, bis der ganze Schleim, die ganze Galle und alle unverdauten Nahrungsreste herauskommen. Anschließend ziehen Sie den Schlauch sehr langsam heraus, reinigen Sie ihn mit flüssiger Seife, desinfizieren Sie ihn und hängen Sie ihn zum Trocknen in den Schatten.

Nachdem dieser Reinigungsprozeß geübt wurde, sollte man mindestens eine halbe Stunde lang nichts essen. Den geeigneten Schlauch sollte man sehr sorgfältig auswählen und hierbei den Rat des Lehrers einholen.

Es ist sehr wichtig, daß Sie diesen Prozeß von einem erfahrenen Lehrer lernen. Er wird Ihnen die richtige Durchführung zeigen. Sie können unter seiner Anleitung üben, bis Sie die Technik beherrschen. Dann können Sie *Barisardhouti* allein praktizieren.

Diese Methode ist überhaupt nicht schwer. Jeder kann sie anwenden. Am Anfang kann es vorkommen, daß man sich dabei unwohl fühlt, da es eine neue Erfahrung ist, aber nach einigen Tagen ist es angenehm, *Barisardhouti* zu praktizieren.

Wirkung: Dieser Reinigungsprozeß hilft, allen Arten von Verdauungsschwierigkeiten wie z.B. Übersäuerung des Magens, Verstopfung, Magen- und Leberkrankheiten, aber auch Erkältungskrankheiten, Husten, chronischer Bronchitis, Nervosität, Lepra vorzubeugen oder sie zu heilen. Er reinigt den inneren Teil des Körpers und befreit ihn von Bakterien.

Bari bedeutet ›Wasser‹. Dieser Prozeß reinigt den inneren Teil des Körpers mit Hilfe von Wasser.

Einfaches Basti Kriya

Technik: Trinken Sie morgens nach dem Aufstehen einen Liter warmes Wasser, das mit Zitronensaft und etwas Salz vermischt ist. Üben Sie sofort danach drei Minuten lang Viparitkaranimudra, drei Runden Pavanmuktasana und fünfmal Hastapadasana. Nachdem Sie diese Asanas geübt haben, können Sie das Bedürfnis bekommen, auf die Toilette zu gehen. Geben Sie diesem Bedürfnis nach und waschen Sie anschließend den Mund und den Körper.

Wer durch das Praktizieren dieser Übungen kein Ergebnis bekommt, kann zusätzlich zu den oben genannten Asanas noch Yogamudra, Ardha Chakrasana, Bhujangasana und Dhanurasana üben.

Wirkung: Nachdem Sie das Zitronenwasser getrunken und anschließend Viparitkaranimudra geübt haben, fließt das ganze Wasser durch den Magen und die Gedärme und reinigt sie, indem es übriggebliebene Magensäfte, Schleim und unverdaute Nahrungsreste in den Darm schwemmt. Es macht den Stuhlgang flüssig und sorgt dafür, daß er aus dem Körper ausgeschieden wird. Auf diese Weise reinigt es die inneren Teile des Körpers vollkommen und befreit sie von Giftstoffen.

Basti bedeutet u. a. ›Gesäß‹, und *Kri* bedeutet ›handeln‹. Beim Praktizieren von *Basti Kriya* werden Magen und Darm auf dem natürlichen Weg von Giftstoffen befreit.

Zitronenwasser ist sehr gut, um das Verdauungsfeuer zu verstärken. Es enthält ein Höchstmaß an Vitamin C und Kalzium. Zitronenwasser ist sowohl eine Medizin als auch eine Diät. Zitronenwasser ist ein sehr gutes Mittel, um den Körper zu reinigen (s. Seite 216).

Sonnenbad

Technik: Legen Sie sich auf den Bauch in die Sonne, der Kopf bleibt im Schatten. Wenn Ihr Rücken sehr warm geworden ist, dann wechseln Sie die Stellung, indem Sie sich auf den Rücken legen und die Sonne auf Brust, Bauch und Unterleib scheinen lassen. Wenn möglich, nehmen Sie das Sonnenbad unbekleidet, wenn das nicht möglich ist, dann tragen Sie nur dünne Unterwäsche. Die Zeit, die Sie für das Sonnenbad aufwenden, sollte zu 75 % für die Rückseite des Körpers und zu 25 % für die Vorderseite verwendet werden.

Die geeignete Zeit für das Sonnenbad: Im Sommer ist die beste Zeit für ein Sonnenbad von der Morgendämmerung an bis 12.00 Uhr und im Winter von der Morgendämmerung an bis 14.00 Uhr. In den tropischen Ländern ist die beste Zeit für das Sonnenbad im Sommer von der Morgendämmerung an bis 9.00 Uhr und im Winter von der Morgendämmerung an bis 12.00 Uhr. Am Anfang sollten Sie sich zehn Minuten lang in der Sonne baden und allmählich die Zeitspanne erhöhen. Wenn Sie zu schwitzen beginnen oder sich sehr warm fühlen, dann sollten Sie das Sonnenbad beenden. Im Winter können und sollen Sie die Zeitspanne für das Sonnenbad verlängern, denn es braucht Zeit, bis Sie sich warm fühlen.

Wirkung: Das Sonnenbad trägt dazu bei, Erkältungskrankheiten, Husten, Asthma, Blutarmut, Nervenschwäche, Lähmung, Tuberkulose usw. zu bessern. Vitamin D ist ein wichtiger Nahrungsbestandteil. In der Haut des menschlichen Körpers existiert eine ölige Substanz, die sich mit den Sonnenstrahlen vermischt und zu Vitamin D umgewandelt wird. Vitamin D beeinflußt den Kalzium- und Phosphorstoffwechsel und ist daher wichtig für die Knochenbildung. Sonnenbäder verstärken die Vitalität und die Widerstandskraft, und sie zerstören Krankheitskeime.

Die beste Zeit, um ein Sonnenbad zu nehmen, ist der frühe Morgen, von Sonnenaufgang bis 9.00 Uhr. Zu dieser Zeit enthalten die Sonnenstrahlen ein Höchstmaß an ultravioletten Strahlen, die für den Körper sehr nützlich sind.

Zuviel in der Sonne zu baden, ist schädlich für die Haut und für den ganzen Körper. Es zerstört die Zellen, man kann dadurch Hautkrebs, Sonnenstich und Herzklopfen bekommen. Wer unter Herzkrankheiten oder hohem Blutdruck leidet, sollte das Sonnenbad nicht nachmittags, sondern vom Sonnenaufgang an bis 9.00 Uhr nehmen. Wer Fieber hat, sollte ganz auf das Sonnenbad verzichten, bis das Fieber abgeklungen ist.

Wannenbad

Technik: Die Badewanne sollte so groß sein, daß Sie sich bequem hineinsetzen und die Beine ausstrecken können. Das Wasser sollte bis zur Taille reichen. Im Winter sollte die Badetemperatur in den kalten Ländern zwei bis drei Grad weniger als die Körpertemperatur betragen. Im Sommer sollte die Badetemperatur in den kalten Ländern zwischen 30 und 35 Grad betragen.

Setzen Sie sich in die Wanne, lassen Sie Taille und Nabel ruhig und entspannt ins Wasser sinken. Denken Sie, daß Ihr Körper gereinigt wird, daß alle Körpersysteme gesund sind und besänftigt werden. Ihr ganzer Körper wird gut durchblutet. Nehmen Sie am Anfang ein zehnminütiges Bad und erhöhen Sie die Dauer des Badens allmählich auf eine halbe Stunde. Das Wasser sollte jedoch nicht zu heiß sein, denn es ist sehr ungesund, heiße Bäder zu nehmen. Heiß zu baden ist schädlich für die Knochen, die Bänder, die Muskeln, die Venen und die Nerven.

Wirkung: Wannenbäder sind gut für Patienten, die unter Rheuma, Lähmung, Herzkrankheiten, hohem Blutdruck, Blutarmut, Magengeschwüren, Dickdarmkatarrh, Verstopfung, Verlagerung des Uterus, Tripper, Unfruchtbarkeit und Vergrößerung der Prostata leiden.

Teil 5
Pranayama (Zurückhalten der kosmischen Energie)

1. Prana oder die kosmische Energie

Leben ist Atem und Atem ist Leben. Jedes lebende Geschöpf hängt vom Atem ab. Der Atem beginnt im Moment der Empfängnis, und das Leben endet mit dem letzten Atemzug. Die richtige Atmung hat eine überragende Bedeutung für jeden in allen Lebensbereichen, denn Atem, Körper und Geist stehen in gegenseitiger Beziehung.

Für einen Yogi ist die richtige Atmung das oberste Prinzip. Ein Yogi zählt seine Lebensdauer nach der Anzahl der Atemzüge. Seit dem Altertum kannten die weisen Yogis Indiens die Wissenschaft des richtigen Atmens. Erst haben sie selbst den Nutzen des richtigen Atmens erfahren und dann zur Evolution der Nation beigetragen. Sie konnten viele Krankheiten verhindern, sie haben ihren Geist entwickelt und sie haben einen hohen spirituellen Bewußtseinszustand erreicht.

Auch Menschen, die ein Familienleben führten, gaben der Atmung eine besondere Bedeutung in ihrem täglichen Leben. Während der Zeit des Gottesdienstes, während ihrer religiösen und spirituellen Praktiken, vor dem Essen, Trinken und Schlafen und vor dem Ausüben aller weltlichen Pflichten achteten sie auf ihren Atem. Sie waren verdienstvoll, besaßen gute Gesundheit, Wohlstand, Reinheit, Frieden und Glück. Es ist schade, daß die meisten Menschen durch den Einfluß der modernen Zivilisation die traditionelle Art des Lebens vergessen haben. Dadurch wurden sie Opfer von neuartigen Krankheiten und von Armut.

Pranayama ist die vierte Stufe des Astanga Yoga. In den Yogasutren des Patanjali wird *Pranayama* folgendermaßen erklärt:

tasmin sati svasa-prasvasayor gati-vicchedah pranayama.

Das bedeutet: Nachdem man Beständigkeit in den Asanas erreicht hat, folgt die Regulierung des Atems oder die Kontrolle über *Prana*. Das ist die Unterbrechung von Ein- und Ausatmung.

In der Sprache der Yogis ist die richtige Atmung ein Teil von *Pranayama*. Der Atem ist der äußere Ausdruck von *Prana*. Das Wort *Prana* bedeutet weder Sauerstoff noch Atem, sondern *Prana* ist Lebensenergie und existiert überall. *Ayama* bedeutet ›zurückhalten‹. *Pranayama* ist das Zurückhalten oder Speichern der Lebensenergie, das u. a. durch die richtige Art des Atmens erreicht werden kann.

Prana kann durch die Nahrung, durch Wasser, Sonnenlicht und Luft aufgenommen werden. Durch jede Handlung verbraucht man dieses *Prana* wieder, sowohl durch körperliche Bewegungen als auch durch geistige Aktivitäten und emotionale Ausbrüche. *Prana* ist die Brücke zwischen dem physischen Körper und dem Astralleib. Wenn sich das *Prana* in den Astralkörper zurückgezogen hat, dann tritt der Tod des physischen Körpers ein.

In den Schriften des Prasna Sruti steht:

Prana befindet sich in den Augen, in den Ohren, im Mund und in der Nase. *Prana* kommt durch den Geist in den Körper.

Im *Shanti Parva*, einem Teil des *Mohabharata*, des großen Epos der Hindus, wird gesagt:

›Im ganzen Körper werden Geist, Intelligenz, Ego und die grobstofflichen Elemente von *Prana* gesteuert. *Prana* hält sich im Gehirn auf, von *Prana* wurde dieser Körper aufgebaut und entwickelt und *Prana* ernährt ihn. *Prana* bewegt die Zellen, die Gewebe und die Muskeln des Körpers und bringt Empfindung in alle Glieder.‹

Die göttliche Natur von Prana

Prana ist eine Kraft Atmas. Atma erhält das Leben der Geschöpfe durch den Atem. Bei jedem Atemzug sollten wir den Segen und die Gegenwart von Atma fühlen. Ohne Atma gibt es weder *Prana* noch Leben. *Prana* existiert im physischen und im geistigen Körper und reguliert die Gedanken, pulsiert durch die Nerven, vibriert durch das Herz, den ganzen Körper und das Universum. Ein Yogi versucht, das ganze kosmische *Prana* zu verwirklichen. Auf dem Weg zur Vollendung erwirbt er verschiedene mysteriöse Kräfte und vereint sich schließlich mit dem allumfassenden Bewußtsein oder Gottesbewußtsein. Das ist das endgültige Ziel der Yogis.

In dieser modernen Welt begegnen wir dauernd Unruhe und Unfrieden. Wenn wir diese Unruhe und diesen Unfrieden von uns abhalten können, indem wir tief in die inneren Teile unseres Körpers tauchen und unser inneres Bewußtsein dabei entwickeln, so ist nichts wünschenswerter als das. Hinter dem unruhigen *Prana* verbirgt sich ein *Prana* vollkommener Ruhe, und man kann äußerstes körperliches und seelisches Wohlbefinden in dieser Ruhe finden. Dieses Wohlbefinden, diese Behaglichkeit, Erholung und Ruhe ist göttlicher Natur. *Prana* ist die Natur des Göttlichen. Das ruhige und stille *Prana* wird Seele genannt, und der äußere Teil des *Prana*, der Illusionen unterworfen und unwissend ist, wird Natur genannt. Wenn sich dieses äußere *Prana* in das innere *Prana* zurückzieht, hat der Jiva das Bewußtsein der Seele erreicht.

Der Jiva, der sich mit seinem Körper identifiziert und mit seinen Sinnen der materiellen Welt verhaftet ist, erbaut sich eine Wand der Dualität, die zwischen ihm und der allumfassenden Seele steht. In Wirklichkeit ist er jedoch nicht von der ewig ruhigen und ewig segensreichen, allumfassenden Seele getrennt. Wenn der Jiva sehr stark unter dem weltlichen Theater zu leiden hat und des Lebens überdrüssig wird, dann bemüht er sich darum, seine wahre Natur herauszufinden, obgleich das für ihn mit harter Arbeit und großer Ernsthaftigkeit verbunden ist. Wenn er dabei seine eigenen Fehler entdeckt, versucht er, sie zu berichten. Diese Sorgfalt, Ernsthaftigkeit und beständige Übung heißen ›Sadhana‹.

Warum befindet sich der Jiva in diesem Zustand der Verblendung? Dieser Zustand entsteht durch den Einfluß von ›Maya‹ (Illusion). Die Heiligen haben durch ihre Weisheit erkannt, daß der Jiva, aufgrund des Einflusses der illusionären Wünsche der materiellen Welt, die durch die Verwandlung des ruhigen *Pranas* in unruhiges *Prana* entstehen, seine göttliche Natur nicht kennenlernen möchte und bereit ist, die Wahrheit zu vergessen. Solange es dem Jiva nicht gelingt, das unruhige *Prana*, das in ihm aktiv ist, in das ruhige, göttliche *Prana* zurückzuziehen, hat er keine Möglichkeit, seine wahre Natur zu erkennen. Denn dieses unruhige *Prana* erzeugt den Geist durch die Luft und zieht ihn ständig zu den materiellen Wünschen. Wo immer dieses unruhige *Prana* existiert, kommt es zu einem Tauziehen zwischen materiellen Wünschen, Körperbewußtsein und Sinnlichkeit. Der Geist wird von den Sinnen und vom Ego zu diesen materiellen Wünschen hingezogen. Der Meister des Geistes ist die Luft, aber hinter der unruhigen Luft existiert eine grenzenlose Ruhe, und das ist Brahma. Alle unruhige und ruhige Luft gehört ihm. Nur dann kann man die Befreiung erreichen, wenn die ganze unruhige Luft ruhig und rein geworden ist.

Im Altertum haben die Yogis ein großartigeres Leben entdeckt, da sie die Luftarten beherrscht und gereinigt haben. Der Weg dazu wird in den Yogaschriften aufgezeigt, aber diese wundervollen Methoden werden gegenwärtig vernachlässigt. Durch das moderne Leben müssen die meisten Menschen den Nutzen entbehren, den sie aus den wertvollen Yogaschriften bekommen könnten. Darüber hinaus sind in der Gegenwart wahre Sprecher des Yoga selten zu finden.

Über die Funktion der fünf Luftarten

Gemäß der Yogaphilosophie hat *Prana* fünf Formen: *Prana*, *Apana*, *Samana*, *Udana* und *Vyana*. Es gibt auch untergeordnete Formen von *Prana*: *Naga*, *Kurma*, *Krikara*, *Devdatto* und *Dhananjaya*.

Die *Prana*-Luft arbeitet vom Herzzentrum bis zum unteren Teil des Nackenzentrums und ist aufwärts gerichtet. *Prana* reguliert die Tätigkeit des Herzens. *Prana* erhält den Körper durch die Atmung und stellt Energie für alle Aktionen des Körpers zur Verfügung. Es trägt dazu bei, die Nahrung in den Bauch zu bringen,

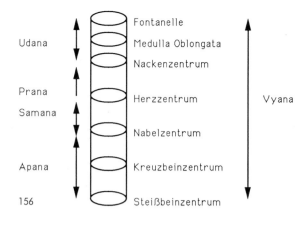

das Blut in die Arterien zu verteilen und es regt die Venentätigkeit an.

Die *Apana*-Luft arbeitet zwischen dem Steißbeinzentrum und dem unteren Teil des Nabelzentrums und ist sowohl aufwärts als auch abwärts gerichtet. Der Sitz von *Apana* befindet sich in den Geschlechtsorganen und im After. Die *Apana*-Luft gibt einen Druck nach unten. Die wichtigste Funktion von *Apana* ist es, die pranische Luft zusammenzuziehen und bei der Atmung zu helfen. *Apana* trägt auch dazu bei, Harn, Stuhl und die Menstruationsflüssigkeit auszuscheiden und den Darm von Winden zu befreien. Außerdem hilft *Apana* der Gebärmutter, den Embryo nach der Empfängnis zu halten und das Kind zur richtigen Zeit zu gebären.

Die *Samana*-Luft arbeitet zwischen dem Nabelzentrum und dem unteren Teil des Herzzentrums und ist sowohl aufwärts als auch abwärts gerichtet. Sie assimiliert die feste und flüssige Nahrung und die Luft. Sie aktiviert die Verdauungskraft und regt den Magen und die Bauchspeicheldrüse an, Sekrete zu bilden. Die *Samana*-Luft hilft, das Blut und die Hormone zu erzeugen und verteilt beides in Zellen und Nerven. Sie beseitigt die Abfallprodukte aus den Gedärmen und reguliert die Aktivität der *Prana*- und der *Apana*-Luft.

Die *Udana*-Luft arbeitet zwischen dem Nakkenzentrum und der Fontanelle und ist sowohl aufwärts als auch abwärts gerichtet. Der Sitz der *Udana*-Luft befindet sich im Bereich des Kehlkopfes, des Gaumens und des Gehirns. Es ist die Funktion von *Udana*, die Hitze im Körper zu erzeugen. *Udana* hilft zu sprechen und zu singen. Der feinere Teil von *Udana* aktiviert den Geist, die Intelligenz, das Gedächtnis und ernährt den Körper. *Udana* ist eng mit Leben und Tod verbunden. Wenn *Udana* den Körper verläßt, tritt der Tod ein, denn *Udana* trennt den astralen vom grobstofflichen Körper. Die *Udana*-Luft hilft dem Geist, den transzendentalen Zustand zu erreichen. In den Schriften wird gesagt, daß jemand, der die Kontrolle über *Udana* hat, auch den Tod kontrollieren kann.

Vom Herzen gehen 101 Nerven aus, und jeder Nerv hat 72 000 Verästelungen. Die *Vyana*-Luft arbeitet im ganzen Körper innerhalb dieser Nerven. Sie hilft, den ganzen Körper, seinem Bedarf entsprechend, zu durchbluten. Sie steuert die Muskeln der Arterien und der Venen, die unwillkürlichen Muskeln und die motorischen Nerven. Sie treibt den Schweiß aus dem Körper und bringt den Eiter aus den Wunden. Außerdem werden alle Arten von Bewegungen mit Hilfe der *Vyana*-Luft ausgeführt.

Die Arbeit der fünf *Pranas* ist wie in einem Netzwerk miteinander verbunden. Durch die Hilfe von *Udana* bringt *Prana* die Nahrung in den Körper, mit Hilfe von *Vyana* geht die Nahrung zu der Verdauungsabteilung. *Samana* assimiliert die verdaute Nahrung, und *Apana* hilft, die Abfallprodukte zu beseitigen. *Vyana* wiederum fördert die Durchblutung des ganzen Körpers und transportiert die Hormone, die mit dem Blut vermischt werden, in den ganzen Körper. Auf diese Weise bauen die fünf Luftarten gemeinsam und in gegenseitiger Harmonie den ganzen Körper auf, entwickeln ihn und sorgen für seine Ernährung.

Funktion der untergeordneten Pranas

Naga erzeugt das Aufstoßen und den Schluckauf.
Kurma hilft, die Augen zu öffnen.
Krikara gibt Hunger und Durst.
Devdatto bewirkt das Gähnen.
Dhananjaya verursacht die Zersetzung des Körpers nach dem Tod.

2. Über Bhutas, Chakras, Nadis und Kundalini Shakti

Weitere Erläuterungen über Pranayama müssen im Zusammenhang mit den *Bhutas* oder Elementen, mit den *Chakras* oder Nervenzentren, mit den *Nadis* (Nerven) und mit *Kundalini Shakti* erfolgen.

Bestandteile und Elemente des Körpers

Der menschliche Körper besteht aus sieben Bestandteilen, nämlich aus Samen, Blut, Mark, Fett, Fleisch, Knochen und Haut. Diese sieben Bestandteile werden aus den fünf *Bhutas* oder den fünf grobstofflichen Elementen aufgebaut. Die fünf *Bhutas* sind: *Kshiti* (Erde), *Apa* (Wasser), *Teja* (Gas oder Feuer), *Morut* (Luft) und *Byom* (Äther).

Die Knochen, das Fleisch, die Nägel, die Haut und das Haar werden vom Element Erde erzeugt.

Der Samen, das Blut, das Mark, der Stuhlgang und der Urin kommen aus dem Wasserelement.

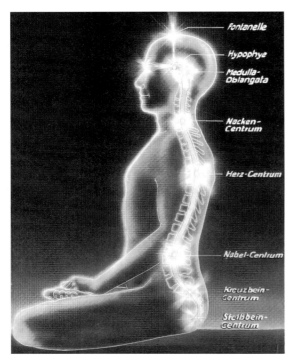

Schlaf, Hunger, Durst, Müdigkeit, Faulheit und Lethargie entstehen aus dem Feuerelement.

Aufnahme, Ventilation, Abstoßen, Zusammenziehen und Ausdehnung werden vom Luftelement verursacht.

Leidenschaft, Ärger, Gier, Illusion und Scham stammen vom Element Äther.

Diese fünf *Bhutas* haben besondere feinstoffliche Wirkungszentren im Körper. Diese Orte werden *Chakras* oder Nervenzentren genannt.

Über die Chakras

Die Yogis stellen sich die *Chakras* als Lotosblüten vor. Die *Chakras* sind feinstoffliche Wirkungszentren im Astralkörper. Ihre besondere Bedeutung kann man durch Meditation oder Innenschau erfahren. Die körperliche Entsprechung der *Chakras* sind die Nervengeflechte in der Wirbelsäule. Die Orte und die Bezeichnungen der *Chakras* von unten nach oben sind folgende:

Muladhara (Steißbeinzentrum): Es befindet sich drei bis vier Zentimeter oberhalb des Afters, im letzten Wirbel in der Wirbelsäule.

Swadisthana (Kreuzbeinzentrum): Es befindet sich auf der Höhe der Peniswurzel in der Wirbelsäule.

Monipura (Nabelzentrum): Es befindet sich auf der Höhe des Nabels in der Wirbelsäule.

Anahata (Herzzentrum): Es befindet sich auf der Höhe des Herzens in der Wirbelsäule.

Vishudhya (Nackenzentrum): Es befindet sich in der Wurzel der Kehle in der Wirbelsäule. Beim Abtasten des Nackens kann man einen Wirbel fühlen, der etwas weiter hervorragt als die anderen. Dort ist das Nackenzentrum.

Ajna (6. Zentrum): Es befindet sich in der Medulla oblongata und in der Hypophyse. Wenn man genau in der Mitte zwischen den beiden Augenbrauen waagerecht zehn Zentimeter nach innen geht, erreicht man dieses Zentrum.

Sahasrar (7. Zentrum): Dieses Zentrum befindet sich am Ort der vorderen vierseitigen Fonta-

Tabelle der Chakras

Chakra:	Element:	Blütenblätter:	Farbe:	Qualität:	Samenmantra:	Shakti:
Muladhara	Erde	4	Gelb	Gandha/Geruch	Lam	Dakini
Swadisthana	Wasser	6	Orange	Rasa/Geschmack	Bam	Rakini
Monipura	Feuer	10	Rot	Rupa/Form	Ram	Lakini
Anahata	Luft	12	Violett	Sparsa/Berührung	Yam	Kakini
Vishudhya	Äther	16	Tiefblau	Shabda/Ton	Ham	Shakini
Ajna		2	Hellblau	Atma	Ham-Ksah	Hakini
Sahasrara		1000	Grün	Paramatma	Aum	Shiva

nelle. Man kann sie finden, wenn man von der Stelle zwischen den beiden Augenbrauen zehn Finger breit ohne Daumen nach oben abmißt.

Jedes *Chakra* hat eine bestimmte Anzahl von Blütenblättern. Diese Blätter symbolisieren die verschiedenen Eigenschaften oder Formen der Glückseligkeit. Es gibt 50 verschiedene Samen-Buchstaben in Sanskrit, die den Blütenblättern zugeordnet werden. *Muladhara* besitzt vier Blütenblätter, *Swadisthana* sechs, *Monipura* zehn, *Anahata* zwölf, *Vishudhya* 16, *Ajna* zwei und *Sahasrara* 1000.

In bestimmten Chakras herrschen bestimmte *Gunas* (s. Seite 12f.) vor. Tama-Guna arbeitet vorwiegend vom Steißbein- bis zum Nabelzentrum. Raja-Guna arbeitet vorwiegend vom Nabel- bis zum Nackenzentrum. Sattva-Guna arbeitet vorwiegend vom Nackenzentrum bis zur Medulla oblongata. Zwischen der Medulla oblongata und der Fontanelle arbeitet kein Guna. Dieser Zustand wird Nirguna (ohne Guna) genannt.

Über die Nadis (Nerven)

Die Nadis entsprechen in etwa den Nerven. Sie haben jedoch nicht nur eine physische, sondern auch eine astrale Bedeutung. Sie können als astrale Kanäle bezeichnet werden.

Gehirn und Wirbelsäule sind für einen Yogi sehr wichtig. Die Wirbelsäule ist innen hohl und besteht aus dem gleichen Material wie der Schädel. Durch die hohle Röhre in der Wirbelsäule führt ein Nervenstrang vom Gehirn zum After. Der Sanskritname dieses Stranges ist *Susumna* (zentraler Wirbelsäulenkanal). Auf beiden Seiten des zentralen Kanales *Susumna* befindet sich je ein weiterer Nervenstrang, der in Sanskrit *Ida* bzw. *Pingala* genannt wird. Diese beiden Nervenstränge reichen von der Basis des Schädels bis zum Steißbein.

Ida und *Pingala* sind Begriffe aus der Yogaphilosophie, die in etwa dem sympathischen und parasympathischen Nervenstrom entsprechen. *Ida* wird auch als Mondnerv bezeichnet; seine Wirkungsweise ist vorwiegend passiv. *Pingala* wird auch als Sonnennerv bezeichnet, seine Wirkungsweise ist vorwiegend aktiv. Sie kreuzen sich in jedem Zentrum (s. Abb. 158). Gemäß der Yogaphilosophie fließt durch den *Ida Nadi* der Mondstrom und durch den *Pingala Nadi* der Sonnenstrom.

Der sympathische und der parasympathische Nervenstrom leiten die Nervenimpulse weiter, die das Muskelgewebe der Eingeweide und der kleinen Arterien steuern. Die Spannung der Blutgefäße wird aufrechterhalten durch die Wirkungsweise des vasomotorischen Zentrums in den Nervenknoten des Rückenmarks. Sie beeinflussen und beherrschen den Blutkreislauf, die Verdauung und die Atmung.

Unter den 72 000 im menschlichen Körper existierenden Nadis sind die 14 folgenden die wichtigsten: *Ida, Pingala, Susumna, Saraswati,*

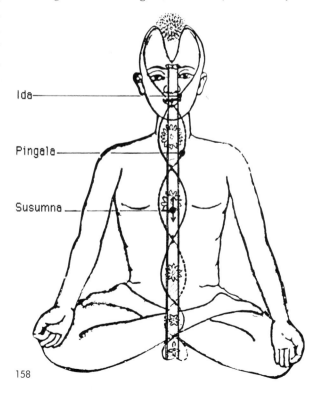

158

Varuni, Pusa, Hastijiobha, Jasaswini, Biswadori, Kuhu, Samkhini, Payaswini, Alambusa und *Gandhari*. Unter diesen 14 wiederum sind *Ida*, *Pingala* und *Susumna* die drei wichtigsten. Unter diesen ist *Susumna* der allerwichtigste, denn im *Susumna Nadi* befindet sich *Vajrini Nadi* und in diesem *Chitrini Nadi*. *Chitrini Nadi* wird auch *Brahma Nadi* genannt. Die Yogis beschäftigen sich viel mit diesen *Nadis* und konzentrieren sich auf sie, denn *Kundalini Shakti*, die Schlangenkraft, tritt in den Durchgang des *Chitrini Nadi* ein und steigt durch diesen Nervendurchgang in der Wirbelsäule zur Fontanelle auf. Dadurch erreicht ein Yogi die Befreiung.

Normalerweise ist dieser Nervendurchgang des *Susumna* blockiert, aber durch die richtigen Übungen und die richtige Atmung öffnet sich der Durchgang des *Susumna*. *Kundalini Shakti*, die im *Muladhara* Zentrum schläft, erwacht und kann durch den Durchgang des *Susumna* und *Chitrini Nadi* aufsteigen, um *Sahasrar* zu erreichen. Das hängt aber letztlich von der Gnade Gottes ab. Allein durch das Üben der Asanas ist es nicht möglich, diesen Zustand zu erreichen. Der Aspekt Gottes, der als *Kundalini* bekannt ist, muß dabei seine Gunst gewähren.

Die Orte der Nadis im Körper: *Susumna* befindet sich im mittleren Kanal der Wirbelsäule; *Ida*, der linke, sympathische Nervenstrom, reicht von dem linken Nasenloch bis zum Steißbeinzentrum; *Pingala*, der rechte, parasympathische Nervenstrom reicht vom rechten Nasenloch bis zum Steißbeinzentrum; *Kuhu*, der Schamnerv des Kreuzbeinzentrums befindet sich auf der linken Seite der Wirbelsäule; *Gandhari* befindet sich hinter dem linken, sympathischen Nervenstrom und reicht von einer Ecke des linken Auges bis zum linken Bein; *Hasthijihova* reicht von der großen Zehe des linken Fußes bis zur Ecke des linken Auges; *Saraswati* befindet sich auf der rechten Seite von *Susumna* und reicht bis zur Zunge; *Pusa* befindet sich rechts vom sympathischen Nervenstrom und reicht von der Ecke des rechten Auges bis zum Unterleib; *Payaswini* befindet sich zwischen *Pusa* und *Saraswati*; *Samkhini* zwischen *Gandhari* und *Saraswati*; *Yasaswini* auf der Vorderseite des rechten, sympathischen Nervenstromes und reicht vom rechten Daumen bis zum linken Bein; *Varuni* befindet sich zwischen *Kuhu* und *Hastijiobha*; *Alambusa*, die Steißbeinnerven reichen vom Kreuzbein bis zu den Geschlechtsorganen und *Biswadori*, der Nerv des Nabelzentrums, befindet sich zwischen *Kuhu* und *Hastijiobha*.

Diese Nerven sind sehr wichtig. Z. B. reicht *Kuhu Nadi* vom Steißbein bis zum Kreuzbeinzentrum. Durch Aswinimudra oder Mulbandhamudra kann die sexuelle Energie (diese Energie kommt von *Kundalini Shakti*) zurückgezogen werden und durch *Kuhu Nadi* aufsteigen. Diese sexuelle Energie verwandelt sich dadurch in spirituelle Energie.

Der Zusammenhang von Nadis und Gunas: Die *Gunas* (die drei kosmischen Kräfte, s. Seite 12 f.), die *Nadis* und die Atmung sind voneinander abhängig. Den *Gunas* entsprechend werden Atmung und *Nadis* angeregt: Der Strom des Mondes fließt durch *Ida Nadi* oder den Mondnerv, der Strom der Sonne durch *Pingala Nadi* oder den Sonnennerv.

Wenn *Tama Guna* arbeitet, dann fließt der Atem durch *Ida Nadi*, und das linke Nasenloch ist geöffnet. Der geistige Zustand zu dieser Zeit ist tamasisch oder träge. Wenn *Raja Guna* arbeitet, dann fließt der Atem durch den *Pingala Nadi*, und das rechte Nasenloch ist geöffnet. Der geistige Zustand zu dieser Zeit ist rajasisch oder dynamisch. Wenn *Tama Guna* in *Raja Guna* übergeht oder *Raja Guna* in *Tama Guna*, dann erscheint in der Zwischenzeit *Sattva Guna*. Der Atem fließt dann durch den mittleren Kanal in der Wirbelsäule, durch *Susumna Nadi*. In dieser Zeit sind beide Nasenlöcher gleichermaßen geöffnet, und der geistige Zustand ist sattvisch oder ausgeglichen.

Die *Gunas* arbeiten auch in der Atmosphäre. Im allgemeinen arbeitet in der Nacht meistens *Tama Guna* und am Tag meistens *Raja Guna*. *Sattva Guna* erscheint in der Morgendämmerung, zwischen 3.30 und 5.30 Uhr, und in der Abenddämmerung zwischen 17.00 und 19.00 Uhr. Das ist der Grund, warum die Yogis die Anweisung geben, zu diesen Zeiten zu meditieren.

In den Pranayamaübungen werden Verfahren gezeigt, durch die man den Atem von einem zum anderen Nasenloch wechseln kann und damit auch den Einfluß der *Gunas* verändern kann (s. Seite 12f.). Dieser Wechsel des Atems kann für kranke Menschen sehr wichtig sein, da sie dadurch Erleichterung bekommen können. Wenn ein Patient, der unter einer bestimmten Krankheit leidet, seinen Atem wechseln kann, dann wird er zur Hälfte von dieser Krankheit befreit. Dieses Verfahren findet auch Anwendung bei der Yogatherapie (s. Seite 216ff.).

Außer bestimmten Pranayamaübungen gibt es auch noch eine andere Möglichkeit, den Atem und damit die *Gunas* zu wechseln. Wenn z.B. das rechte Nasenloch verschlossen ist, kann man sich auf die linke Seite legen, ein Kissen unter den Rippen. Dann öffnet sich das rechte Nasenloch. Umgekehrt kann man sich bei verschlossenem linkem Nasenloch auf die rechte Seite legen, ein Kissen unter den Rippen, und das linke Nasenloch wird sich öffnen. Bei akuten Krankheiten und bei starker Erkältung kann es vorkommen, daß diese Methode nicht funktioniert. Dann sollte man die alternative Atemübung (s. Seite 153, 2. Atemübung) praktizieren.

Ein Yogi bemüht sich immer darum, daß beide Nasenlöcher gleichermaßen geöffnet sind, denn dann erhält er einen ausgewogenen Geisteszustand in der Meditation und in jeder Situation des Lebens. Er wird weder von Überaktivität noch von Trägheit beherrscht, er ist aktiv in der Ruhe und ruhig in der Aktivität.

Und wie kann man feststellen, durch welches Nasenloch der Atem gerade hauptsächlich strömt? Man kann sich vor eine Glasscheibe stellen oder einen Spiegel zur Hand nehmen und durch beide Nasenlöcher ausatmen. Es entstehen zwei Dunstkreise, der größere zeigt an, durch welches Nasenloch der Atem gerade stärker fließt und damit, welches *Guna* im Moment vorherrscht.

Die Beobachtung des Atems und ihre Anwendung: Im Altertum waren die Weisen, die Mönche und die Menschen, die ein Familienleben führten, sowohl bei spirituellen als auch bei häuslichen Pflichten daran gewöhnt, ihren Atem zu beobachten, bevor sie eine Handlung ausführten. Sie folgten den Anweisungen der Schriften ernsthaft, und der Erfolg folgte ihnen.

Im Pavanvijoy Swarodaya (einer heiligen Schrift) wurde sehr deutlich über die Wahrheit der Beobachtung des Atems vor dem Ausführen einer Handlung geschrieben. Unten stehen einige Anweisungen, die der Sammlung und Übersetzung des Autors Kaliprasanna Kavyatirtha entstammen:

›Wenn *Ida* oder der Mondnerv arbeitet und der Atem durch das linke Nasenloch strömt, sollte man auf Pilgerschaft gehen, es ist eine geeignete Zeit für Meditation und Gottesdienst, für aussichtsreiche Arbeit, für den Beginn eines neuen Geschäfts usw. Diese Beschäftigungen werden in dieser Zeit erfolgreich sein.

Wenn *Pingala* oder der Sonnennerv arbeitet und der Atem durch das rechte Nasenloch strömt, kann man alle dynamischen Handlungen erfolgreich ausführen. Es ist die geeignete Zeit zum Essen, man erhält in dieser Zeit gute Verdauung. Der Geschlechtsakt, der Kampf mit Feinden usw. werden ebenfalls erfolgreich sein.

Wenn beide Nasenlöcher geöffnet sind, sollte man weder dynamischen noch spirituellen Beschäftigungen nachgehen. Zu dieser Zeit sollte man nur an Gott denken. Es ist die Zeit, in der man weder Gewinne noch Verluste hat.

Bevor man an irgendeinen Ort geht, sollte man erst den Atem beobachten. Wenn der Atem durch die rechte Nase strömt, sollte man mit dem rechten Bein den ersten Schritt machen, wenn der Atem durch die linke Nase strömt, mit dem linken Bein. Dann wird man erfolgreich und sicher sein.

Die fünf grobstofflichen Elemente steigen in beiden Nasenlöchern, dem Atem entsprechend, auf. Wenn die Luft während der Ein- und Ausatmung den oberen Teil des Nasenloches berührt, dann steigt das Element Feuer auf. Wenn der Atem den unteren Teil des Nasenloches berührt, dann steigt das Element Wasser auf. Wenn der Atem beide Seiten der Nasenlöcher berührt, steigt das Element Luft auf, und wenn der Atem durch den mittleren Teil der beiden Nasenlöcher strömt, dann steigt das Element Äther auf.

Wenn das Feuerelement aufsteigt, kommt es zu Schlachten, wenn das Wasserelement aufsteigt, dann gibt es Frieden; während der Zeit, in der das Element Luft aktiv ist, gibt es Ausrottung, während das Element Erde aktiv ist, Bewahrung, und wenn das Element Äther aktiv ist, Werke der Erlösung.

Wenn man den Anweisungen des Swarodaya

Folge leistet, kann man über Feinde triumphieren, gute Freunde und viel Glück bekommen, sicher reisen, man kann die Nahrung im Essen gut aufnehmen, es kommt zu einer guten Entleerung des Darmes, man erhält Erfolg bei allen Handlungen, wird berühmt und erreicht die Gottesverwirklichung. Es gibt sonst keinen so großartigen Freund wie Swarodaya.

Ida Nadi oder der Mondnerv ist der Herr des Ostens und des Nordens, *Pingala Nadi* oder der Sonnennerv ist der Herr des Südens und des Westens. Wenn der Mondnerv arbeitet, sollte man nicht in Richtung Osten oder Norden gehen. Ebenso sollte man nicht Richtung Süden und Westen gehen, wenn der Sonnennerv arbeitet.

Wenn man morgens aus dem Bett aufsteht, sollte man zuerst den Atem beobachten, indem man auf die Handfläche ausatmet. Wenn man fühlt, daß der Atem durch das linke Nasenloch fließt, dann soll man mit der Handfläche die linke Wange berühren und aufstehen, und wenn man spürt, daß der Atem durch das rechte Nasenloch fließt, dann soll man mit der Handfläche die rechte Wange berühren und aufstehen. Wenn man diesen Anweisungen folgt, werden die Wünsche an diesem Tag erfüllt werden.

Wenn der Mondnerv arbeitet, dann ist es gut, folgende Arbeiten zu verrichten: mit dem Kopf arbeiten, neue Kleidung und Schmuckstücke tragen, an einen entfernten Ort oder ins Ausland reisen, an einer spirituellen Mission teilnehmen, ein neues Haus bauen, gut graben, einen Tempel errichten, Geschenke geben, heiraten, für den Frieden arbeiten, Medizin einnehmen, sich mit Chemie beschäftigen, den Lehrer besuchen, Freundschaften schließen, mit einem neuen Geschäft beginnen, ein neues Haus betreten, einen Patienten umsorgen, Boden bebauen, lernen, spirituelle Ämter ausüben, spirituelle Einweihung nehmen, auf einem Pferd reiten, Musik machen, tanzen, Feldfrüchte und Holz einholen, Vorgesetzten dienen und Yoga praktizieren.

Wenn der Sonnennerv arbeitet, dann ist es gut, folgende Arbeiten zu verrichten: Für schwierige* und mystische Fächer lernen, Unterricht in allen Fächern geben, sich an der Sexualität erfreuen, segeln, sich gegen Feinde verteidigen, zum Jagen gehen, die eigenen Tiere verkaufen, Instrumente herstellen, bergsteigen, Schach spielen, reiten, Übungen machen, Medizin einnehmen**, einen Brief schreiben, kaufen und verkaufen, sich vergnügen, mit den Feinden kämpfen, ein Bad nehmen und essen. In dieser Zeit kann man alle dynamischen Arbeiten mit Erfolg erledigen.‹

Was ist Kundalini Shakti?

Kundalini Shakti ist die göttliche kosmische Energie.

Das Wort *Kundal* bedeutet ›zusammengerollt‹. Da diese Energie wie eine Schlange spiralförmig gewunden ist, wird sie *Bhujangi* (Schlange) genannt. *Kundalini* ist die weibliche Form von *Kundala*.

Shakti bedeutet ›Kraft‹ oder ›Energie‹. In der indischen Philosophie ist *Shakti* weiblich. *Shakti* ist das Wissen; dieses Wissen schläft, deshalb kann der Jiva (die verkörperte Seele) die Wahrheit nicht finden. Solange *Shakti* schläft, bleibt Jiva in der Dunkelheit der Unwissenheit. Durch extreme Reinheit von Körper und Geist, durch die richtigen Übungen und die richtige Atmung, indem man sich an die Anweisungen eines erfahrenen Lehrers hält und durch die Gnade Gottes kann diese Kraft geweckt werden.

Kundalini Shakti ist die göttliche Natur und die schöpferische Energie oder *Para-Prakriti* (*Para* bedeutet ›Gott‹, und *Prakriti* bedeutet ›Schöpfung‹), die die Welt durch Ein- und Ausatmen erhält. Deshalb wird sie die göttliche Mutter des Universums genannt. Alle Geräusche und Kräfte sind ihre Aspekte. *Shiva* oder *Purusa* ist der Halter von *Shakti*. *Shiva* und *Shakti* sind eines. *Shiva* sendet *Shakti* aus und erschafft durch sie dieses Universum. *Shiva* repräsentiert den statischen, *Shakti* den aktiven Aspekt.***

---

* gemeint sind die Fächer, die für Sie persönlich schwierig sind. Für jeden sind andere Fächer schwierig.
** Medizin kann sowohl eingenommen werden, wenn der Sonnennerv, als auch wenn der Mondnerv arbeitet.
*** Shiva und Shakti drücken die gleiche Polarität aus wie Brahman und Prakriti, s. Seite 12. In der Samkhya Philosophie werden sie als Brahman und Prakriti, in der Philosophie des Tantra als Shiva und Shakti bezeichnet.

Der menschliche Körper ist ein Mikrokosmos. Beide, *Shiva* und *Shakti* durchdringen den menschlichen Körper; *Shiva* als reines Bewußtsein und *Shakti* als *Kundalini Shakti*. Der Sitz von *Shiva* befindet sich im *Sahasrar*, der Sitz von *Shakti* im *Muladhara*. Das Ziel von Yoga ist es, *Shakti* zu erwecken, damit sie durch die Wirbelsäule aufsteigt, bis zum *Sahasrar* gelangt und sich dort mit *Shiva* oder dem reinen Bewußtsein vereinigt.

3. Informationen und Anweisungen zu den Pranayamaübungen

Der Nutzen der Pranayamaübungen

Bei jedem normalen Atemzug atmet der Mensch 0,5 l Luft ein und aus, das sind etwa 8 l Luft in der Minute. Wenn man nach einem normalen Atemzug noch einmal zusätzlich einatmet, kann man noch weitere 1,5–2 l Luft aufnehmen, wenn man nach einer normalen Ausatmung noch einmal soweit wie möglich ausatmet, dann entweichen noch einmal 1,5–2 l Luft. 1,2 l Luft verbleiben jedoch auch nach gewaltsamem Ausatmen immer in der Lunge.

Die Vitalkapazität liegt im allgemeinen zwischen 3,5 l und 6 l. Die Vitalkapazität ist das Volumen Luft, das nach maximaler Einatmung wieder ausgeatmet werden kann. Durch *Pranayama*übungen vergrößert sich die Vitalkapazität. Lungen und Zwerchfell werden gekräftigt.

Durch den Gasaustausch in der Lunge wird das Blut gereinigt. Zwei Drittel der eingeatmeten Luft nehmen am Gasaustausch teil. Der Sauerstoff wird durch das Blut von der Lunge zum Gewebe transportiert, und das Kohlendioxid wird vom Gewebe zur Lunge transportiert. Durch bestimmte *Pranayama*übungen kann man bei einem Atemzug mehr Sauerstoff aufnehmen und mehr Kohlendioxyd abgeben. Dadurch wird es möglich, das Blut besser zu reinigen und langsamer zu atmen.

Das Verhältnis zwischen Puls und Atmung beträgt im allgemeinen 4:1. Während eines Atemzuges schlägt der Puls viermal. Durch langsameres Atmen beruhigt sich die Herztätigkeit. Man erfährt einen Zustand tiefer Entspannung und Gelöstheit, in dem sich auch das Nervensystem erholt. Man bekommt guten Appetit und eine schöne Erscheinung. Viele Krankheiten können durch *Pranayama*übungen geheilt werden.

*Pranayama*übungen erhöhen sogar die Lebensdauer. Je langsamer man atmet, desto mehr kann man die Lebensenergie aufspeichern und dadurch die Lebensspanne verlängern; umgekehrt verliert man mehr Lebensenergie oder *Prana*, und das Leben verkürzt sich, wenn man häufiger bzw. schneller atmet. Statistische Überlegungen zeigen die Wahrheit dieser Aussage an folgenden Beispielen: Ein Hund macht 35–40 Atemzüge in der Minute und lebt 10–15 Jahre; der Mensch atmet 16–18 mal in der Minute und lebt im Durchschnitt 70–80 Jahre; ein Elefant atmet 8–10 mal in der Minute und lebt 100–125 Jahre, und Schildkröten, Krokodile und Alligatoren atmen 3–5 mal in der Minute und leben 300–325 Jahre. Natürlich muß man auch berücksichtigen, daß sich der Körperbau der verschiedenen Tiere voneinander und von dem des Menschen unterscheidet.

*Pranayama*übungen verstärken die Geisteskraft und entwickeln verschiedene psychische Qualitäten. Sie fördern Mut, Geduld, Unterscheidungsvermögen, Entscheidungskraft, Konzentration, Willenskraft und Zufriedenheit. In jeder Situation des Lebens erfreut man sich an einem ausgewogenen Geisteszustand.

In den Schriften steht:

indriyanam mononathaha, mononathastu morutaha, morutasya loyanathana.

Das bedeutet: ›Der Geist ist der Meister oder der Beherrscher der Sinne, der Beherrscher des Geistes ist die Luft oder der Atem und der Beherrscher der Luft ist die Seele.‹

*Pranayama*übungen nehmen schlechte Gedanken hinweg und ermöglichen es dem Übenden sehr schnell, eine gute Konzentration in der Medidation zu bekommen. Wer den Atem unter Kontrolle hat, kann auch das Selbst (hier: *Jiva*, die verkörperte Seele) kontrollieren. *Pranayama*übungen helfen, Kundalini Shakti zu erwecken und sie zum Aufsteigen durch den Susumna Nadi zu bewegen. Dadurch erfahren die Übenden verschiedene Visionen. Letztendlich verschmilzt die individuelle Seele im Zustand des Samadhi mit der allumfassenden Seele.

Drei verschiedene Komponenten von Pranayama

Um das feinstoffliche *Prana* zu kontrollieren, praktizieren die Yogis verschiedene *Pranayama*übungen. In den Yogasutren steht:

bahya abhyantara stambha vritti desa kala sankhyabhih paridrishto deergha sukshmaha.

Das bedeutet: ›*Pranayama* wird aufgrund der Beziehung der folgenden drei Komponenten zueinander als langatmig oder fein angesehen: Der Äußeren, der Inneren und der Beständigen.‹

Normalerweise fühlt der Übende, daß der Atem von außen nach innen und von innen nach außen strömt. Das ist die äußere Komponente. Der geistige Zustand ist hierbei unruhig.

Die innere Komponente ist, wenn der Übende fühlt, daß er in die inneren Teile des Körpers ein- und ausatmet. So spürt er z. B. beim Einatmen, daß der Atem durch den feinen Kanal in der Wirbelsäule nach oben strömt und beim Ausatmen, daß der Atem durch den feinen Kanal in der Wirbelsäule nach unten strömt. Der Geist konzentriert sich bei dieser Atmung auf die inneren Teile des Körpers und ist ruhig und ausgeglichen.

Die beständige Komponente des Atems ist, wenn der Übende sich des *Kumbhaka* (Atemanhaltens) nicht mehr bewußt ist. Der geistige Zustand ist bei dieser Atmung nicht vollkommen ruhig, aber auch nicht sehr unruhig.

Bei den *Pranayama*übungen finden drei verschiedene Vorgänge statt: *Puraka* oder Einatmen, *Kumbhaka* oder Anhalten des Atems und *Rechaka* oder Ausatmen.

Es gibt drei verschiedene Arten von Pranayama:

Uttama: Der Atem wird eine Periode von 32 Einheiten angehalten.
Madhyama: Der Atem wird eine Periode von 24 Einheiten angehalten.
Adhama: Der Atem wird eine Periode von 12 Einheiten angehalten.

Das Verhältnis zwischen *Puraka, Kumbhaka* und *Rechaka* ist immer 1:4:2. Bei der *Adhama*übung atmet man zum Beispiel während einer Periode von 3 Einheiten ein, dann hält man den Atem für eine Periode von 12 Einheiten an und atmet während einer Periode von 6 Einheiten aus.

Am Anfang sollte man einen Monat lang die *Adhama*-Art der Pranayamaübungen praktizieren, dann kann man drei Monate lang die Madhyama-Art üben und erst dann ist es möglich, die *Uttama*-Art zu praktizieren, aber nur, wenn sie nicht als anstrengend empfunden wird.

Wie oben erwähnt, besteht *Pranayama* aus den drei Gliedern *Puraka, Kumbhaka* und *Rechaka*. Es gibt zwei verschiedene Arten von *Kumbhaka: Sahit Kumbhaka* und *Keval Kumbhaka*. *Sahit Kumbhaka* ist *Kumbhaka*, das zusammen mit *Puraka* und *Rechaka* praktiziert wird, und *Keval Kumbhaka* ist *Kumbhaka*, welches nicht mit Hilfe der äußeren Luft oder *Puraka* und *Rechaka* praktiziert wird. *Keval Kumbhaka* kann der Übende nur mit Hilfe von Atma praktizieren. Wenn sich ganz plötzlich Sinne und Geist nach innen zurückziehen, dann kommt es dem Übenden so vor, als ob er nicht mehr atmet. Der Atem ist in diesem Zustand sehr fein und kaum noch spürbar. Der Übende hat sein Körperbewußtsein weitgehend vergessen. Am Anfang sollte man *Sahit Kumbhaka* und dann allmählich *Keval Kumbhaka* üben.

Kumbhaka trägt dazu bei, Kundalini Shakti zu erwecken. Wenn diese Kraft erwacht, dann öffnet sich die Türe von Susumna Nadi. Der Kanal des Susumna Nadi ist im allgemeinen von stinkender Materie verschlossen. Daher kann die reine Luft diesen Kanal nicht frei durchdringen. Der Erfolg von Pranayama hängt also von der Reinheit dieses Kanals ab. Das ist auch der Grund, warum die Yogaschriften die Anweisung gegeben haben, vor dem Praktizieren von Pranayamaübungen Reinungsübungen durchzuführen.

Es gibt zwei verschiedene Möglichkeiten, diesen Kanal zu reinigen – *Samanu* und *Nirmanu*. *Samanu* ist Reinigung des Kanals mit Hilfe von

Schlüsselmantrams, und *Nirmanu* ist Reinigung des Kanals mit Hilfe der sechs Reinigungssysteme, die im vorhergehenden Teil erläutert wurden. *Samanu* ist ein geistiger, *Nirmanu* ist ein körperlicher Vorgang.

Der geeignete Ort und die geeignete Zeit für Pranayamaübungen

Der Ort sollte einsam sein, schön und angenehm. Das Ufer eines Flusses, eines Sees oder Ozeans, der Gipfel eines Berges, der Wald oder ein gut durchlüfteter, abgelegener Raum sind die geeigneten Orte für *Pranayama*übungen.

Mit *Pranayama*übungen sollte man am Anfang des Frühlings oder des Herbstes beginnen. Der frühe Morgen ist die beste Zeit für *Pranayama*.

Einige praktische Anweisungen für das Üben von Pranayama

Nachdem Sie vom Bett aufgestanden sind, reinigen Sie den Mund, gehen Sie auf die Toilette, ziehen Sie sich saubere und locker sitzende Kleidung an und setzen Sie sich zu den Pranayamaübungen hin. Vor oder nach Pranayama, je nachdem, wie es Ihnen am besten paßt, können Sie auch Asanas üben.

Pranayama sollten Sie regelmäßig und streng üben. Unterbrechen Sie Ihr regelmäßiges Üben nur, wenn Sie krank sind, denn wenn Sie nicht regelmäßig üben, können Sie auch das angestrebte Ergebnis nicht erreichen.

Wenn Sie Pranayama üben, müssen Sie auch in anderen Bereichen Ihres Lebens Disziplin halten. Dazu gehört eine maßvolle, ordentliche Ernährung und angemessene Ruhe. Außerdem sollten Sie zu viel Sprechen, zu viel Schlaf und übermäßigen Geschlechtsverkehr vermeiden, denn das sind Hindernisse für die Pranayamaübungen.

Üben Sie Pranayama in einem Zustand völliger geistiger Zufriedenheit, die Muskeln des Gesichtes sollten Sie dabei nicht verkrampfen. Pranayama sollten Sie auch dann üben, wenn Sie Depressionen haben. Dies wird Ihnen helfen, wieder fröhlich zu werden.

Wenn keine andere Anweisung gegeben wird, dann praktizieren Sie Pranayamaübungen, ohne dabei ein Geräusch zu machen. Wenn Sie während der Pranayamaübungen zu schwitzen beginnen, dann sollten Sie den Schweiß mit der Hand über den ganzen Körper verreiben. Wischen Sie ihn nicht mit einem Handtuch ab. Unmittelbar nach dem Üben von Pranayama sollten Sie nicht baden oder duschen. Warten Sie damit mindestens eine halbe bis eine Stunde.

Es ist empfehlenswert, für das tägliche Praktizieren einige angenehme Pranayamaübungen auszuwählen und diese zusammen mit *Bhastrika* (s. Seite 159) und *Kapalabhati* (s. Seite 156) zu üben. Gelegentlich können Sie auch *Shitali* (s. Seite 158) und *Ujjayi* (s. Seite 157) hinzunehmen. *Shitali* und *Sitkari* sollten besonders im Sommer geübt werden, denn sie kühlen den Körper und stillen den Durst. *Suryaveda* (s. Seite 157) und *Ujjayi* (s. Seite 157) hingegen erzeugen Hitze und sollten daher im Winter praktiziert werden. *Bhastrika* bewahrt eine gleichbleibende Temperatur.

Verlängern Sie die Zeitspanne, in der Sie einatmen, ausatmen oder den Atem anhalten, niemals über die eigene Kapazität hinaus, sonst wird der ganze Rhythmus gestört. Sie sollten die Übungen stets als leicht und angenehm empfinden, und auf keinen Fall sollte ein Druck in Herz oder Lungen entstehen. Passen Sie das Einatmen, das Anhalten des Atems und das Ausatmen Ihren eigenen Möglichkeiten an, und erhöhen Sie die Zeitspannen nur allmählich.

Alle Pranayamaübungen, auch die einfachen, dürfen nur unter Anleitung eines erfahrenen Lehrers geübt werden.

4. Einfache Atemübungen

1. Atemübung

Technik: Sitzen Sie in Padmasana oder einer anderen bequemen Stellung. Wenn Sie nicht auf dem Boden sitzen können, dann können Sie sich auch auf einen Stuhl setzen. Halten Sie die Wirbelsäule aufrecht, schließen Sie die Augen und konzentrieren Sie sich auf den Punkt in der Mitte zwischen den Augenbrauen. Schließen Sie das rechte Nasenloch mit dem rechten Daumen. Atmen Sie jetzt ganz langsam und so lange, wie es Ihnen ohne Schwierigkeiten möglich ist, durch das linke Nasenloch ein. Halten Sie den Atem zwei bis drei Sekunden lang an, und atmen Sie dann wieder sehr langsam durch das gleiche, also das linke Nasenloch aus. Achten Sie darauf, daß die Dauer des Ausatmens länger ist als die des Einatmens.

Putzen Sie sich die Nase und fahren Sie mit dieser Übung noch 10 bis 15 mal auf beiden Seiten fort. Sie können bei dieser Übung auch die Kehlkopfatmung anwenden. (Bei der Kehlkopfatmung konzentrieren Sie sich auf den Kehlkopf und spüren, wie Sie von dort einatmen.) Da-

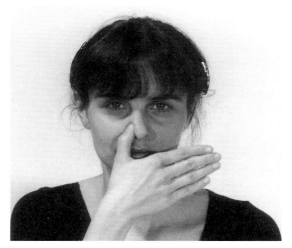

160

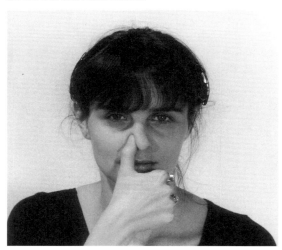

159

Praktizieren Sie diese Übung fünfmal. (Abb. 159 und 160 zeigen zwei Möglichkeiten, wie Sie das rechte Nasenloch mit dem Daumen schließen können.)

Jetzt schließen Sie das linke Nasenloch mit Ringfinger und kleinem Finger der rechten Hand (Abb. 161). Öffnen Sie das rechte Nasenloch und atmen Sie auf die gleiche Weise wie oben beschrieben. Praktizieren Sie auch diese Übung fünfmal.

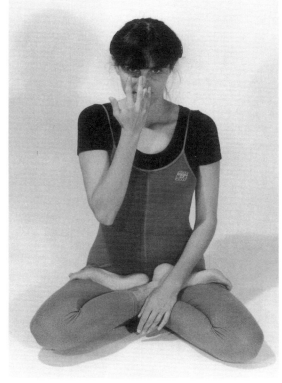

161

durch nehmen Sie mehr Sauerstoff auf und geben mehr Kohlendioxyd ab. Die Ausatmung ist immer länger als die Einatmung.

Wirkung: Diese Übung hilft, verschlossene Nasendurchgänge zu öffnen, und führt zu einer harmonischen Atmung.

2. Atemübung

Technik: Sitzen Sie in einer einfachen und bequemen Stellung. Schließen Sie die Augen und konzentrieren Sie sich auf den Punkt in der Mitte zwischen den beiden Augenbrauen. Schließen Sie jetzt das rechte Nasenloch mit dem rechten Daumen und atmen Sie, so lange und so langsam es Ihnen ohne Anstrengung möglich ist, durch das linke Nasenloch ein. Dann schließen Sie das linke Nasenloch mit Ringfinger und kleinem Finger der rechten Hand, öffnen Sie das rechte Nasenloch und atmen Sie langsam durch das rechte Nasenloch aus. Achten Sie immer darauf, daß die Ausatmung länger ist als die Einatmung. Halten Sie die linke Nasenöffnung weiterhin mit Ring- und Zeigefinger der rechten Hand verschlossen und atmen Sie jetzt wie zuvor langsam und ohne jede Anstrengung durch das rechte Nasenloch ein. Dann verschließen Sie das rechte Nasenloch mit dem rechten Daumen. Öffnen Sie das linke Nasenloch und atmen Sie wieder so lange wie möglich durch das linke Nasenloch aus. Die Ausatmung dauert immer länger als die Einatmung. Das ist eine Runde. Üben Sie in der ersten Woche zwölf Runden und in jeder weiteren Woche eine Runde mehr, bis Sie 20 Runden erreicht haben. Zur Aktivierung des Verdauungsfeuers können Sie diese Übung auch nach einer Mahlzeit, beginnend mit der Einatmung durch das rechte Nasenloch, praktizieren.

Wirkung: Diese Atemübung hilft, die Nasenlöcher zu öffnen und Erkältungskrankheiten und Husten zu verhindern. Sie fördert eine gute Verdauung und erhöht die Körpertemperatur. Sonnen- und Mondnerv werden stark angeregt.

3. Atemübung

Technik: Sitzen Sie in einer bequemen Stellung. Schließen Sie die Augen und konzentrieren Sie sich auf den Punkt in der Mitte zwischen den Augenbrauen. Atmen Sie jetzt ein und zählen Sie in Gedanken von eins bis vier, halten Sie den Atem an und zählen Sie von eins bis 16. Atmen Sie aus und zählen Sie dabei von eins bis acht. Zählen Sie, Ihrer Lungenkapazität entsprechend, schneller oder langsamer. Auf keinen Fall sollten Sie sich angestrengt fühlen oder einen Druck in Herz oder Lungen spüren. Wenn Sie merken, daß sich Ihre Kapazität genügend vergrößert hat, können Sie beim Einatmen bis fünf, beim Anhalten des Atems bis 20 und beim Ausatmen bis zehn zählen.

Wirkung: Die Lungenkapazität wird vergrößert und die Bewegungen des Zwerchfells perfekt. Der Körper wird leicht. Die Übung ist wohltuend für das Nervensystem und das Herz und sie erhöht die Konzentrationsfähigkeit.

4. Atemübung

Technik: Legen Sie sich auf den Rücken, beide Arme liegen neben den Oberschenkeln auf dem Boden. Atmen Sie tief ein, heben Sie gleichzeitig die Arme an und legen Sie sie hinter dem Kopf auf den Boden, die Ellbogen bleiben gestreckt. Halten Sie den Atem in dieser Stellung an, so lange das für Sie ohne Anstrengung möglich ist, dann atmen Sie langsam und tief aus; gleichzeitig legen Sie die Arme gestreckt zurück auf den Boden. Die Ausatmung dauert immer länger als die Einatmung. Sie können diese Übung auch praktizieren, indem Sie während des Einatmens bis vier zählen, während der Atempause bis 16 und während des Ausatmens bis acht. Üben Sie insgesamt 20 Runden.

Wirkung: Auch diese Übung vergrößert die Lungenkapazität, macht die Bewegungen des Zwerchfells perfekt und bringt Harmonie in das Nervensystem. Sie regt die Durchblutung an, reinigt das Blut und fördert die Verdauung. Sie macht den Körper leicht, schenkt Entspannung, Ruhe und gute Konzentrationsfähigkeit.

5. Atemübung

Technik: Setzen Sie sich in Vajrasana (Donnerstellung) und halten Sie die Wirbelsäule aufrecht. Legen Sie die rechte Hand auf den rechten, die linke Hand auf den linken Oberschenkel. Atmen Sie jetzt aus und lassen Sie beide Handflächen dabei langsam über die Knie nach unten auf den Boden gleiten, bis die Hände 15 bis 20 cm von den Knien entfernt auf dem Boden liegen. Halten Sie den Atem drei bis fünf Sekunden lang an, während Sie in dieser Stellung verharren. Atmen Sie dann ein und legen Sie die Hände dabei langsam wieder auf die Oberschenkel zurück. Die Ausatmung dauert immer länger als die Einatmung. Üben Sie 15 bis 20 Runden.

Wirkung: Diese Atemübung verstärkt das Verdauungsfeuer und fördert dadurch eine gute Verdauung. Sie verhindert Übersäuerung des Magens und heilt verschiedene Krankheiten im Bereich des Bauches wie Durchfall, Verdauungsstörungen, Ruhr u.a. Sie reduziert überschüssiges Fett am Bauch und kann auch Rheumatismus, Gicht und Hämorrhoiden heilen.

6. Atemübung

Technik: Setzen Sie sich in Vajrasana oder in eine andere bequeme Stellung. Halten Sie die Wirbelsäule aufrecht. Atmen Sie jetzt aus und drücken Sie dabei das Kinn langsam auf die Brust; die Wirbelsäule bleibt weiterhin gerade. Mit dem Einatmen richten Sie den Nacken wieder auf. Das Ausatmen dauert immer länger als das Einatmen. Praktizieren Sie diese Übung 10- bis 15 mal.

Wirkung: Die Übung beugt vielen Störungen im Bereich des Nackens, z.B. Spondylitis vor. Sie verhindert und beseitigt schlechte Gedanken und Nervosität. Sie ist gut für die Schilddrüse, wohltuend für Haut und Haare und sie trägt dazu bei, Susumna Nadi gesund zu erhalten.

7. Atemübung

Technik: Setzen Sie sich in Vajrasana und halten Sie die Wirbelsäule aufrecht. Atmen Sie jetzt aus und drehen Sie dabei den Kopf langsam und behutsam und ohne jeden Druck so weit wie möglich nach links. Bemühen Sie sich darum, den Kopf so präzise und gleichmäßig wie eine Schallplatte zu drehen. Halten Sie den Atem zwei bis drei Sekunden lang an. Atmen Sie langsam ein und drehen Sie gleichzeitig den Kopf so weit wie möglich nach rechts. Halten Sie den Atem wieder zwei bis drei Sekunden lang an. Üben Sie dies zehnmal und kommen Sie beim letzten Einatmen nur noch bis zur Mitte zurück. Das Ausatmen dauert länger als das Einatmen.

Jetzt machen Sie die Übung in umgekehrter Richtung: Atmen Sie langsam aus und drehen Sie gleichzeitig den Kopf so weit wie möglich nach rechts. Halten Sie den Atem zwei bis drei Sekunden lang an. Atmen Sie dann langsam ein und drehen Sie den Kopf dabei so weit wie möglich nach links. Praktizieren Sie diese Übung wieder zehnmal und kommen Sie beim letzten Ausatmen nur noch bis zur Mitte zurück.

Wirkung: Die Übung heilt Rheumatismus im Nacken und hält Nacken und Schultern gesund. Sie ist gut für die Ohren, bessert Schwerhörigkeit und wirkt vorbeugend gegen Infektionen im Bereich von Nase und Mund, bei Kehlkopfkrankheiten und bei Tuberkulose. Außerdem verbessert sie das Erinnerungsvermögen und erhöht die Geisteskraft.

8. Atemübung

Technik: Legen Sie sich auf den Rücken, halten Sie die Füße zusammen und legen Sie die Hände neben die Oberschenkel. Atmen Sie jetzt sehr langsam ein und stellen Sie sich dabei vor, daß sich Ihr Körper allmählich aufbläht wie ein riesiger Ballon. Halten Sie den Atem zwei bis drei Sekunden lang an. Atmen Sie dann aus und stellen Sie sich währenddessen vor, daß Ihr Körper kleiner und immer kleiner wird wie ein Ballon, aus dem alle Luft entweicht, bis er ganz leer ist. Das Ausatmen dauert immer länger als das Einatmen. Praktizieren Sie die Übung 20 mal.

Wirkung: Diese Übung hält die Luft im Körper in einem ausgewogenen Zustand; der Körper bleibt gesund, und das Körpergewicht wird reduziert. Mit Hilfe dieser Übung kann man den Geist sehr schnell kontrollieren. Sie verstärkt die Geistes- und die Willenskraft und hält Nervosität, Unruhe, Sorgen und Ängste fern.

9. Atemübung

Technik: Legen Sie sich auf den Rücken; die Hände liegen neben den Oberschenkeln am Boden. Mit dem Einatmen heben Sie das rechte Bein gestreckt so weit wie möglich nach oben. Halten Sie den Atem zwei bis drei Sekunden an, atmen Sie dann aus und legen Sie dabei das Bein langsam auf den Boden zurück. Das Ausatmen sollte länger dauern als das Einatmen. Praktizieren Sie jetzt die Übung auf die gleiche Weise mit dem linken Bein. Üben Sie insgesamt 20 solcher Runden.

Wirkung: Die Übung beugt Arthritis und Rheumatismus in der Taille, den Hüften und den Beinen vor. Die *Apana*luft beginnt gut zu arbeiten, dadurch entstehen keine Schwierigkeiten bei der Entleerung der Blase und des Darms. Die Übung wirkt vorbeugend bei Dickdarmentzündung und Wasserbruch.

10. Atemübung

Technik: Legen Sie sich auf den Rücken; die Hände liegen neben den Oberschenkeln. Atmen Sie langsam ein und heben Sie gleichzeitig beide Beine gestreckt so weit wie möglich nach oben. Halten Sie den Atem zwei bis drei Sekunden lang an. Atmen Sie langsam aus und legen Sie die gestreckten Beine gleichzeitig wieder in die Ausgangsstellung zurück. Das Ausatmen sollte länger dauern als das Einatmen. Praktizieren Sie diese Übung 10 bis 15 mal.

Wirkung: Durch diese Atemübung erhalten Sie die gleichen Vorteile wie bei der vorhergehenden. Außerdem kann Herzkrankheiten durch diese Atemübung vorgebeugt werden. Chronische Atembeschwerden können geheilt werden und festsitzender Schleim wird aus den Bronchien entfernt. Die Nerven und Muskeln der Oberschenkel und Beine bleiben in einem guten Zustand.

11. Atemübung

Technik: Legen Sie sich auf den Rücken und verschränken Sie die Hände hinter dem Kopf. Mit dem Ausatmen setzen Sie sich langsam auf. Neigen Sie den Oberkörper nach vorne, zur Außenseite des rechten Knies. Lassen Sie zwischen Knie und Kopf einen Abstand von 10 cm. Legen Sie sich dann mit dem Einatmen langsam wieder auf den Boden zurück. Setzen Sie sich mit dem Ausatmen wieder auf und neigen Sie nun den Oberkörper nach vorne, zur Außenseite des linken Knies. Lassen Sie zwischen Knie und Kopf einen Abstand von 10 cm. Legen Sie sich mit dem Einatmen langsam wieder auf den Boden zurück. Das Ausatmen sollte immer länger dauern als das Einatmen. Praktizieren Sie zehn solcher Runden.

Wirkung: Die Übung heilt verschiedene Wirbelsäulenerkrankungen und verbessert die Tätigkeit von Leber und Milz. Überschüssiges Fett am Bauch wird beseitigt, die Geschlechtsdrüsen bleiben gesund, die Nerven der männlichen Geschlechtsorgane werden angeregt, und Impotenz wird verhindert. Die Übung heilt Menstruationsbeschwerden und viele Frauenkrankheiten.

12. Atemübung

Technik: Sitzen Sie in einer meditativen Stellung und halten Sie die Wirbelsäule und den Nacken aufrecht. Schließen Sie die Ohröffnungen mit den Daumen, die Augen mit den Zeige- und Mittelfingern, die Nase mit den Ringfingern und den Mund mit den kleinen Fingern. Öffnen Sie jetzt die Nasenlöcher und beugen Sie den Kopf mit dem Einatmen nach hinten. Schließen Sie dann die Nasenlöcher mit den Ringfingern, öffnen Sie den Mund, atmen Sie langsam durch den Mund aus, neigen Sie dabei den Kopf nach vorne und drücken Sie das Kinn auf die Brust. Schließen Sie den Mund wieder mit den kleinen Fingern. Öffnen Sie die Nasenlöcher, atmen Sie langsam ein und beugen Sie den Kopf wieder zurück. Praktizieren Sie diese Atemübung 15 mal. Beenden Sie die Atemübung, indem Sie mit dem Ausatmen Kopf und Nacken in eine gerade Position bringen. Das Ausatmen sollte immer länger dauern als das Einatmen.

Wirkung: Die Übung heilt Schwerhörigkeit und Kopfschmerzen. Sie kann den festsitzenden Schleim im Bereich von Stirn- und Nebenhöhlen beseitigen. Sie schützt Augen und Ohren, indem sie sie gut mit Blut versorgt. Sie verbessert das Gedächtnis, verhindert Ruhelosigkeit, stärkt die Geduld, beseitigt schlechte Gedanken und ermöglicht es, den göttlichen Anahata-Ton zu vernehmen.

Pranayama im Gehen

Technik: Suchen Sie zunächst einen geeigneten Weg für diese Übung. Er sollte eben sein, frei von Staub und Rauch, von giftigen Abgasen und von viel Verkehr, und er sollte von Pflanzen und Bäumen umgeben sein. Machen Sie jeden Morgen und Abend einen Spaziergang auf folgende Weise:

Gehen Sie mit aufrechter Wirbelsäule drei Schritte vorwärts und zählen Sie mit der Einatmung auf drei. Mit der Ausatmung machen Sie drei weitere Schritte und zählen Sie wieder bis drei. Nehmen Sie sich am Anfang die gleiche Zeit für die Ein- wie für die Ausatmung. Praktizieren Sie die Übung auf diese Weise während drei bis vier Wochen und vergrößern Sie dann das Verhältnis folgendermaßen:

Atmen Sie drei Schritte lang ein und atmen Sie fünf Schritte lang aus. Wieder praktizieren Sie die Übung ein paar Wochen lang auf diese Weise und vergrößern dann das Verhältnis noch einmal:

Atmen Sie vier Schritte lang ein und atmen Sie sechs Schritte lang aus. Denken Sie immer daran, daß Sie sich während der Atmung nicht erschöpft fühlen und daß Sie keinen Druck in Herz oder Lungen spüren sollten. Nachdem Sie das vorhergehende Verhältnis einige Wochen lang geübt haben, steigern Sie die Anzahl der Schritte:

Atmen Sie fünf Schritte lang ein und acht Schritte lang aus. Wenn Ihnen das mühelos gelingt, dann vergrößern Sie das Verhältnis auf 6:9, auf 7:10, auf 8:12, 10:15 und schließlich auf 12:20.

Praktizieren Sie am Anfang drei Minuten lang die oben beschriebene Atemübung und gehen Sie daraufhin drei Minuten lang mit normaler Atmung. Praktizieren Sie Pranayama im Gehen dann noch einmal drei Minuten lang und gehen Sie wieder drei Minuten lang mit normaler Atmung. Üben Sie auf diese Weise zunächst neun Minuten und steigern Sie diese Zeit allmählich auf 12, 15, 18 und 21 Minuten. Führen Sie die Pranayamaübung nicht in Eile aus. Versuchen Sie nicht, zu schnell Fortschritte zu machen, sondern verändern Sie die Dauer der Übung und das Verhältnis des Ein- und Ausatmens langsam, Ihren Möglichkeiten entsprechend.

Wirkung: Das ist eine sehr gute Atemübung, die die Lungen, das Herz und die Abwehrkräfte des Körpers stärkt. Sie reinigt das Blut und beseitigt jede Art von körperlicher und geistiger Erschöpfung. Dieses Pranayama stärkt die Widerstandskräfte im Körper und hilft bei der Heilung von Influenza, Asthma, hohem Blutdruck, Herzbeschwerden, Schlaflosigkeit, Nervosität und jeder Art von Schwäche, Kopfschmerzen, Tuberkulose, Brustfellentzündung usw. Wenn Sie dieses Pranayama zweimal täglich zehn Minuten lang üben, können Sie frei von Krankheiten bleiben.

Kapalabhati (Zwerchfellatmung)

Technik: Setzen Sie sich in eine bequeme Stellung. Halten Sie die Wirbelsäule aufrecht und legen Sie die Hände auf die Knie. Schließen Sie die Augen. Atmen Sie jetzt sehr schnell und kraftvoll ein und aus wie der Blasebalg eines Schmiedes. Die Einatmung sollte etwas länger dauern als die Ausatmung. Bei dieser Atemübung wird der Atem nicht zurückgehalten. Atmen Sie schnell und kräftig aus, indem Sie die Muskeln des Unterleibes mit einem Stoß zusammenziehen. Entspannen Sie während der Einatmung die Unterleibsmuskeln.

Üben Sie zunächst, die Luft einmal in der Sekunde auszustoßen und steigern Sie das allmählich auf zweimal pro Sekunde. Praktizieren Sie am Anfang zehn bis zwölf Runden am Morgen und zehn bis zwölf Runden am Abend. Nach drei Wochen steigern Sie um eine Runde pro Woche, bis Sie 100 Runden erreicht haben.

Wirkung: *Kapalabhati* reinigt das Atemsystem, die Nasendurchgänge und beseitigt Bronchialkrämpfe. Asthma wird gebessert und kann allmählich geheilt werden. Die Muskeln der Lungen werden entwickelt. Das Blut wird gereinigt, Kohlendioxyd beseitigt, und alle Zellen und Gewebe können eine große Menge Sauerstoff aufnehmen. Das Herz wird gekräftigt. Außerdem erhöht *Kapalabhati* die Verdauungskraft, heilt Verstopfung und gibt eine gute Darmbewegung.

Kapal bedeutet ›Stirn‹ und *Bhati* bedeutet ›leicht‹ und ›scheinen‹. *Kapalabhati* ist die Übung, die die Stirn zum Leuchten bringt.

Wer dieses Pranayama zuvor praktiziert und gemeistert hat, der kann *Bhastrika* Pranayama leichter üben.

5. Klassische Atemübungen

Alle oben erwähnten Atemübungen dienen zur Vorbereitung für die klassischen Atemübungen. Es ist nur dann möglich, mit den klassischen Atemübungen zu beginnen, wenn man die einfachen Atemübungen und Asanas mit Leichtigkeit beherrscht.

Die acht klassischen Atemübungen, die von den Yogis im allgemeinen praktiziert werden, sind folgende: 1. *Suryaveda,* 2. *Ujjayi,* 3. *Shitali,* 4. *Bhastrika,* 5. *Sitkari,* 6. *Bhramari,* 7. *Murchha* und 8. *Plavini.*

1. Suryaveda

Technik: Sitzen Sie in einer meditativen Stellung, schließen Sie die Augen und halten Sie die Wirbelsäule gerade. Schließen Sie jetzt das linke Nasenloch mit dem Ringfinger und dem kleinen Finger der rechten Hand und atmen Sie dann langsam durch das rechte Nasenloch ein, so lange es ohne Anstrengung möglich ist. Dann schließen Sie das rechte Nasenloch mit dem Daumen der rechten Hand. Pressen Sie das Kinn auf die Brust und halten Sie den Atem so lange an, bis Schweiß aus der Nasenspitze austritt, oder so lange es Ihnen aufgrund Ihrer Kapazität möglich ist. Dann atmen Sie langsam durch das linke Nasenloch aus. Beim Atmen sollte kein Geräusch entstehen. Wenn Sie es als unangenehm empfinden, beide Nasenlöcher geschlossen zu halten, dann können Sie auch das linke Nasenloch leicht öffnen, bevor Sie den Atem anhalten. Bei dieser Atemübung atmen Sie immer durch das rechte Nasenloch ein. Am Anfang sollten Sie die Übung nur zehnmal praktizieren und dann allmählich die Anzahl der Runden und die Dauer des Atemanhaltens erhöhen.

Vorsicht: Wenn Sie unter hohem Blutdruck oder unter Herzbeschwerden leiden oder schwache Lungen besitzen, sollten Sie den Atem nicht lange anhalten. Die Übung ist aber trotzdem hilfreich bei hohem Blutdruck. Wenn Sie mit dieser Pranayamaübung beginnen, sollten Sie beim Anhalten des Atems sehr vorsichtig sein, keinesfalls sollten Sie Druck in den Lungen oder im Herzen spüren. Auch sollten Sie die Gesichtsmuskeln nicht verkrampfen.

Wirkung: Suryaveda aktiviert Pingala, den Sonnennerv und verstärkt die Hitze im Körper. Dieses Pranayama ist gut für die Augen, heilt Schnupfen, Rheuma und verschiedene Nervenkrankheiten und reinigt das Blut. Es beseitigt Blähungen und Würmer im Darm. Außerden stärkt Suryaveda das Nervensystem, erhöht die Geisteskraft und hilft, Kundalini Shakti zu erwecken.

Surya bedeutet ›Sonne‹, und *Veda* bedeutet ›geöffnet‹. Durch das Üben von *Suryaveda* kann *Pingala,* der Sonnennerv, aktiviert werden.

2. Ujjayi

Technik: Sitzen Sie in einer meditativen Stellung. Schließen Sie die Augen und den Mund. Atmen Sie jetzt sehr langsam, sanft und gleichmäßig durch beide Nasenlöcher ein und dehnen Sie dabei den Brustkorb aus. Atmen Sie so lange ein, bis die eingeatmete Luft den ganzen Brustraum von der Kehle bis zum Zwerchfell ausfüllt. Beim Einatmen entsteht ein eigenartiger Ton, da die Stimmritze bei dieser Übung teilweise verschlossen wird. Dieser Ton sollte mild, kontinuierlich und von gleichbleibender Höhe sein. Man sollte die Vibration dieses Tones in der Kehle und in der Nasenwurzel spüren. Halten Sie den Atem an, so lange dies ohne Schwierigkeiten möglich ist. Üben Sie, während Sie den Atem anhalten Mulbandha (s. Seite 118) oder Analkontraktion und Jalandharbandha (s. Seite 117), d. h. pressen Sie das Kinn auf die Brust. Solange Sie den Atem anhalten, sollten Sie diese beiden Bandhas üben. Entspannen Sie die Bandhas vor dem Ausatmen und atmen Sie dann entweder durch das rechte oder durch das linke oder durch beide Nasenlöcher aus. Das Ausatmen sollte immer länger dauern als das Einatmen.

Praktizieren Sie diese Übung am Anfang fünfmal und steigern Sie dann allmählich auf 15mal.

Wirkung: Durch diese Pranayamaübung verstärkt sich das gastrische Feuer. Sie heilt Nervosität, Herzbeschwerden, Dyspepsie und schweren Durchfall. Schleim in der Kehle und Husten kann beseitigt werden. Besonders die Schilddrüse, aber auch die anderen endokrinen Drüsen werden angeregt. Der Kreislauf wird gestärkt und niedriger Blutdruck auf ein normales Niveau gebracht. Wer diese Pranayamaübung regelmäßig praktiziert, hat niemals unter Milzvergrößerung, Schwindsucht und Fieber zu leiden. Sie verstärkt die Schönheit des Gesichtes und des ganzen Körpers und verhindert frühzeitiges Altern und frühen Tod.

Wenn Sie dieses Pranayama üben, um ein spirituelles Ziel zu erreichen, sollten Sie sich beim Üben auf Atma konzentrieren und spüren, daß Atma atmet und daß ein göttlicher Strom bei jedem Atemzug im Körper fließt.

Ut bedeutet ›was nach oben geht‹, und *Jayi* bedeutet ›erobern‹. Bei dieser Pranayamaübung wird die Luft, die aufsteigt, das ist die eingeatmete Luft, erobert. Daher heißt diese Pranayamaübung *Ujjayi*.

3. Shitali

Technik: Sitzen Sie in einer meditativen Stellung und schließen Sie die Augen. Lassen Sie die Zunge ein wenig über die Lippen hervorstehen und rollen Sie sie der Länge nach zu einer Röhre oder einer nach oben geöffneten Rinne (Abb. 162). Ziehen Sie jetzt die Luft mit einem zischenden Laut ›Sssii…‹ durch die von der Zunge gebildete Röhre nach innen. Halten Sie den Atem an, so lange das auf angenehme Weise möglich ist, und atmen Sie dann langsam durch beide Nasenlöcher aus.

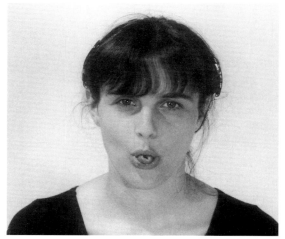

162

Praktizieren Sie *Shitali* morgens 20 mal. Sie können die Übung auch an der frischen Luft machen, im Stehen oder Gehen. Sie sollten sie jedoch nicht im Winter praktizieren.

Wirkung: Diese Pranayamaübung reinigt das Blut, stillt den Durst und kühlt das gesamte Körpersystem. Sie heilt Dyspepsie, Leber- und Milzerkrankungen, Fieber und Gallenbeschwerden. Sie beseitigt Schleim und Gift im Körper; in den Schriften wird sogar gesagt, daß sie Schlangengift neutralisieren kann.

Shitala bedeutet ›kalt, kühlend‹. Da diese Übung das gesamte Körpersystem kühlt, wird sie *Shitali* genannt.

4. Bhastrika

Technik: Sitzen Sie in einer meditativen Stellung. Halten Sie Kopf, Nacken und Wirbelsäule aufrecht. Schließen Sie den Mund. Atmen Sie jetzt fünfmal hintereinander schnell ein und aus, ohne den Atem zwischendurch anzuhalten. Wiederholen Sie dies nach einer kleinen Pause. Die Betonung liegt hier auf der Ausatmung, die stärker sein und auch eine größere Luftmenge enthalten soll als die Einatmung. Gehen Sie auch hier auf keinen Fall über Ihre Kapazität hinaus. Diese Übung läßt sich auch mit der Arbeitsweise eines Blasebalgs vergleichen. Sie bringt Zwerchfell und alle an der Atmung beteiligten Muskeln in schnelle Bewegung. Dabei wird ein Geräusch erzeugt, das im Hals und im Kopf gespürt werden kann. Nachdem Sie die Luft zum zehntenmal ausgestoßen haben, atmen Sie tief ein und halten den Atem so lange an, wie es ohne Anstrengung möglich ist. Praktizieren Sie, während Sie den Atem anhalten, Jalandharbandha und Mulbandha. Dann schließen Sie das linke Nasenloch mit dem Ringfinger und dem kleinen Finger der rechten Hand und atmen Sie durch das rechte Nasenloch aus. Das ist eine Runde.

Üben Sie am Anfang drei Runden und erhöhen Sie allmählich nach der zweiten oder dritten Woche auf zehn, nach ein paar weiteren Wochen auf 20 Runden. Auch die Anzahl der schnellen Atemzüge können Sie Schritt für Schritt von zehn auf 20 pro Runde steigern.

Vorsicht: Diese Atemübung sollte sehr vorsichtig gemacht werden. Wenn die kleinsten Anzeichen von Ermüdung oder Erschöpfung spürbar werden, sollten Sie die Übung sofort beenden. Wer Herzbeschwerden oder hohen Blutdruck hat, sollte *Bhastrika* nicht üben.

Wirkung: *Bhastrika* ist eine machtvolle Übung. Sie führt zu starker Schweißabsonderung, durch die alle Unreinheiten des Blutes ausgeschieden werden und verstärkt die Blutzufuhr im Gehirn. Sie führt zur Erleichterung bei Halsentzündung, ist wohltuend bei Asthma, verstärkt das gastrische Feuer und beseitigt Schleim. Sie heilt alle Krankheiten, die durch ein Übermaß an Kapha, Pitta oder Vata (s. Seite 191 ff.) entstehen. Sie erzeugt Körperwärme, regeneriert Leber, Milz und Bauchspeicheldrüse und kräftigt die Muskeln des Unterleibs. Sie reinigt die Nadis und ist die wirkungsvollste aller Pranayamaübungen.

Sie erweckt Kundalini Shakti, denn sie durchbricht die drei Knoten im Susumnakanal in der Wirbelsäule, die als Brahmagranthi im Muladhara (Steißbeinzentrum), Vishnugranthi im Monipura (Nabelzentrum) und Rudragranthi im Ajna Chakra (Zentrum im Verlängerten Mark) bezeichnet werden. Im allgemeinen sind diese drei Knoten blockiert, wodurch die freie Bewegung des pranischen Stromes im Susumna Nadi verhindert wird. Mit Hilfe dieser Pranayamaübung können die Knoten durchbrochen werden, und Kundalini Shakti kann zum Sahasrar Zentrum im Gehirn (Fontanelle) aufsteigen.

Bhastrika bedeutet ›Blasebalg‹, wie ihn ein Schmied bei seiner Arbeit benützt. Diese Atemübung erinnert an die Funktionsweise und an die Geräusche eines solchen Blasebalgs, deshalb heißt sie *Bhastrika*.

5. Sitkari

Technik: Sitzen Sie in einer meditativen Stellung und schließen Sie die Augen. Dann rollen Sie die Zunge nach oben, so daß die Unterseite der Zungenspitze den harten Teil im Gaumen berührt. Atmen Sie ein und ziehen Sie die Luft durch den Mund mit einem zischenden Laut nach innen, wie *sssiii*... Halten Sie den Atem so lange an, wie es auf angenehme Art und Weise möglich ist, und atmen Sie dann langsam durch beide Nasenlöcher aus. Praktizieren Sie diese Übung 20 mal.

Wirkung: Die Übung verstärkt Schönheit und Vitalität des Körpers. Sie beseitigt Hunger und Durst, Trägheit und Schläfrigkeit und heilt Hautentzündungen und Fieber.

Sitakra bedeutet ›Kühle verursachen‹. Da diese Pranayamaübung ebenso wie *Shitali* kühlend wirkt, wird sie *Sitkari* genannt. Wenn man diese Übung praktiziert, wird ein Geräusch erzeugt, wie *sssiii*... Auch deshalb wird diese Atemübung *Sitkari* genannt.

6. Bhramari

Technik: Sitzen Sie in einer meditativen Stellung und schließen Sie die Augen. Atmen Sie jetzt schnell durch beide Nasenlöcher ein und erzeugen Sie dabei den Summton einer Hummel. Atmen Sie kurz aus. Wiederholen Sie dies zehnmal und halten Sie den Atem nach der letzten Einatmung so lange an, wie dies auf angenehme Art und Weise möglich ist. Beim Anhalten des Atems ist es möglich, diesen Hummelton, ohne ihn zu erzeugen, mit Ihrem inneren Gehörsinn zu vernehmen. Dann atmen Sie langsam aus.

Praktizieren Sie diese Übung fünfmal und steigern Sie allmählich auf 20 mal.

Wirkung: Aufgrund der starken Schweißabsonderung werden Giftstoffe aus dem Körper ausgeschieden. Die Körperwärme verstärkt sich, der Körper wird schnell und gut durchblutet, der Übende bekommt Appetit und Freude. Durch diese Pranayamaübung ist es schneller möglich, den Zustand des Samadhi zu erreichen.

Brahmara bedeutet ›Hummel‹. Bei dieser Übung entsteht ein Laut, der dem Summen einer Hummel gleicht, sie wird daher *Brahmari* genannt.

7. Murchha

Technik: Sitzen Sie in einer meditativen Stellung und schließen Sie die Augen. Atmen Sie jetzt durch beide Nasenlöcher ein und halten Sie den Atem an. Üben Sie Jalandharbhanda, d. h. pressen Sie das Kinn gegen die Brust. Halten Sie den Atem so lange an, bis Sie sich einer Ohnmacht nahe fühlen, und atmen Sie dann langsam aus.

Praktizieren Sie am Anfang fünf Runden, fügen Sie alle vier Wochen eine Runde hinzu, bis Sie zehn Runden erreicht haben. Üben Sie dieses Pranayama sehr vorsichtig gemäß Ihrer Kapazität und Ihrem Gesundheitszustand.

Vorsicht: Murchha ist nicht für alle geeignet. Beim Praktizieren dieser Übung sollte man Vorsicht walten lassen, denn sie kann für den Köper gefährlich sein.

Wirkung: Die Übung vergrößert die Lungenkapazität und beseitigt alle Arten von Atembeschwerden. Sie befreit den Geist von Sinneswahrnehmungen und dadurch auch von materiellen Gedanken. Sie schenkt außerordentliches Glück. Der Übende hat die Möglichkeit, den Zustand des Samadhi schnell zu erreichen.

8. Plavini

Technik: Sitzen Sie in einer bequemen Stellung und halten Sie die Wirbelsäule aufrecht. Heben Sie beide Arme gestreckt nach oben, bis sie sich neben den Ohren befinden. Atmen Sie jetzt tief durch beide Nasenlöcher ein und halten Sie den Atem an. Legen Sie sich dann mit angehaltenem Atem auf den Rücken und legen Sie die Arme wie ein Kissen unter Ihren Kopf. Bleiben Sie in dieser Stellung, so lange es Ihnen auf angenehme Art mit angehaltenem Atem möglich ist, und stellen Sie sich vor, daß Ihr Körper leicht ist wie eine Feder und auf dem Wasser dahintreibt.

Versuchen Sie am Anfang nicht, den Atem lange Zeit anzuhalten. Richten Sie sich bei dieser Pranayamaübung nach Ihrer Kapazität. Herz und Lungen dürfen auf keinen Fall übermäßig angestrengt werden. Praktizieren Sie diese Übung am Anfang 20 mal; zwischendurch können Sie sich ein wenig mit normaler Atmung in *Savasana* ausruhen. Fügen Sie jede zweite Woche fünf Runden hinzu, bis Sie 60 Runden erreicht haben.

Vorsicht: Wie *Murchha* so kann auch *Plavini* für den Körper gefährlich sein. Man sollte bei dieser Übung daher sehr vorsichtig sein.

Wirkung: Diese Atemübung ist sehr gut für das Herz, die Lungen und die Nerven und trägt dazu bei, daß der ganze Körper gut durchblutet wird. Ablenkung des Geistes und der Sinne können schnell kontrolliert werden. Wenn man *Plavini* über einen längeren Zeitraum hin praktiziert, kann man die Fähigkeit erlangen, auf dem Wasser zu sitzen oder dahinzutreiben. *Plavini* gehört zu den Atemübungen für Fortgeschrittene. Bevor man die einfachen Atemübungen nicht bewältigt hat, sollte man *Plavini* nicht ausprobieren.

Diese Pranayamaübung heißt *Plavini*, weil sie die Fähigkeit des Übenden fördert, sich bei Flut lange Zeit über Wasser zu halten. Wenn man diese Übung über einen längeren Zeitraum hinweg praktiziert hat, kann man genügend Luft einatmen und den Atem lange anhalten. Dann ist es möglich, wie eine Lotosblume auf dem Wasser dahinzutreiben.

6. Zeichen des Erfolges im Pranayama

alponidra purisamcha stokam mutramcha jamote. Arogitwamdeenatwam yoginstatwadarshinama. Swedo lala krimischaiva sarvathoibo no jayote. Kaphopittvanilaschoiva sadhakasya kolebroray.

Shiva Samhita

Das bedeutet: Zeichen des Erfolges in Pranayama sind folgende: Der Pranayama Übende braucht weniger Schlaf, er hat weniger Urin und Stuhlgang, er wird frei von körperlichen und geistigen Krankheiten, er wird frei von Unglücklichsein, von Depressionen und Sorgen. Er ist immer heiter und zufrieden. Er ist frei von Schleim, Speichel, Würmern und hat nie unter einem Übermaß an Kapha, Pitta oder Vata (s. Seite 191 ff.) zu leiden.

Am Anfang kommt der Übende stark ins Schwitzen, dann beginnt der ganze Körper zu zittern. Im dritten Stadium spürt er eine hüpfende Bewegung wie bei einem Frosch, und allmählich ist er in der Lage zu fliegen.

Von Patanjali wurde gesagt:

tataha kshiyate prokashavaranam.

Das bedeutet: Wenn jemand im Pranayama erfolgreich ist, dann wird der Schleier, der die Wahrheit bedeckt, dünner und verschwindet schließlich ganz. Und der Übende kann die Wahrheit erfahren.

In der Shiva Samhita steht, daß Yogis, die im Pranayama erfolgreich sind, folgende Fähigkeiten erlangen: Erfolg beim Sprechen, Voraussicht, Voraushören, die Macht, nach Wunsch an einen beliebigen Ort zu gelangen, die Fähigkeit zu wissen, was im Geist anderer vorgeht, die Fähigkeit, in den Körper anderer einzutreten, das feinste Sichtvermögen und die Fähigkeit, jeden Wunsch zu erfüllen.

Prana ist eine Kraft *Atmas*, die sich durch Schöpfung, Erhaltung und Zerstörung ausdrückt. Wer diese Kraft kontrolliert, der durchdringt auch den Halter dieser Kraft, das ist *Atma*. Dadurch verschwindet die bestehende Unwissenheit oder Verwirrung über Atma.

Teil 6
Essenz des Yoga

1. Pratyahara (Zurückziehen der Sinne)

Pratyahara ist die fünfte Stufe des Astanga Yoga. Patanjali schreibt in den Yogasutren, Teil 2, Sutra 54:

sva visaya asamprayoge cittasya svarupa-anukara iva indriyanam pratyahara.

Sva bedeutet ›ihre eigenen‹
Visaya bedeutet ›Objekte‹
Asamprayoga bedeutet ›abgelenkt, nicht in Berührung kommen‹
Cittasya bedeutet ›Geiststoff‹
Svarupa bedeutet ›ihre eigene Form‹
Anukara bedeutet ›Identifikation‹
Iva bedeutet ›als ob, wie‹
Indriyanam bedeutet ›die Sinne‹
Pratyahara bedeutet ›zurückgezogen‹.

Dieses Sutra beantwortet die Frage: Was ist *Pratyahara*?

Das ganze Sloka bedeutet: ›*Pratyahara* ist die Technik oder der Weg, durch den die Sinne mit ihren eigenen Objekten nicht mehr in Berührung kommen und in den Geiststoff zurückgezogen werden.‹

Des weiteren schreibt Patanjali in den Yogasutren, Teil 2, Sutra 55:

tatah parama vasyata indriyanam

Tatah bedeutet ›davon, dadurch‹
Parama bedeutet ›das Höchste‹
Vasyata bedeutet ›die Meisterung‹
Indriyanam bedeutet ›die Sinne‹.

Das ganze Sloka bedeutet: ›Dadurch (durch *Pratyahara*) kommt es zu höchster Meisterschaft über die Sinne.‹

In den Schriften steht:

indriyanam mononathaha

Das bedeutet: ›Die Sinne werden vom Geist kontrolliert.‹

Man kann die Sinne also nicht kontrollieren, ohne den Geist zu kontrollieren.

Des weiteren steht in den Schriften:

mononathastu morutaha

Das bedeutet: ›Der Geist wird von der Luft kontrolliert.‹

Durch Pranayamaübungen ist es möglich, den Geist durch die Luft zu kontrollieren und dadurch automatisch auch die Sinne unter Kontrolle zu bekommen. Es gibt noch andere Methoden, durch die man die Sinne kontrollieren kann, z. B. indem man sich an die Gebote von *Yama* und *Niyama* hält. Aber *Pranayama* ist der einfachere Weg, um Geist und Sinne zu kontrollieren.

Des weiteren steht in den Schriften:

morutasya loyonathaha

Das bedeutet: ›Der Kontrolleur der Luft ist die Seele.‹

Atma oder die Seele kann alles kontrollieren.

Pratyahara ist nur möglich, wenn der Geist kontrolliert wird. Denn nur der Geist kann die Sinne kontrollieren. Wenn der *Sadhaka* (der Strebende, einer, der *Sadhana* praktiziert) das Bewußtsein erreicht hat, daß Atma überall existiert, dann kontrolliert er automatisch auch den Geist. Der *Sadhaka* sollte also versuchen, in jedem Moment die Einheit mit Atma zu fühlen. Pranayamaübungen sind dabei hilfreich, denn auch durch sie wird der Geist zeitweise kontrolliert, und es ist dann leichter, die Einheit mit Atma zu spüren.

Es gibt noch weitere Beschreibungen von *Pratyahara*. Yogi Jagyabalka sagte:

indrianam vicharitam visayeshu swahabataha, baladharanam tesam pratyharaha sa uchyate.

Das bedeutet: ›Im allgemeinen beschäftigen sich die Sinne mit den Objekten des materiellen Vergnügens; sie von diesen materiellen Vergnügungen fernzuhalten, ist *Pratyahara*.‹

Er vertritt damit die Auffassung, nicht verhaftet zu sein an die Sinnesobjekte bedeutet Meisterschaft über die Sinne. Verhaftung an die Sinnesobjekte entfernt einen Menschen von der Selbstanalyse. Er verliert seine Persönlichkeit und wird zum Sklaven seiner Sinne. Daher kann er die Wahrheit nicht erkennen.

Yogi Jagyabalka sagte auch: ›Die eigene Seele in allen Objekten dieses Universums wahrzunehmen, wird *Pratyahara* genannt.‹

Wenn sich der *Sadhaka* an allen Sinnesobjekten in dem Bewußtsein erfreut, daß sie nichts als der Ausdruck oder die Widerspiegelung des allgegenwärtigen Selbst (der allgegenwärtigen Seele) sind, dann ist das leidenschaftliches Nichtverhaftetsein, es ist das höhere Bewußtsein, und es ist die Wahrheit.

Yogi Jaigisabya sagte: ›Das beste *Pratyahara* wird erreicht, wenn sich der Geiststoff punktförmig auf den Purusa (die Seele) richtet, dann sind die Sinne nicht mehr mit den Sinnesobjekten vereint. Ein *Sadhaka* braucht keine anderen Bemühungen zu unternehmen, um die Sinne zu kontrollieren.‹

Pratyahara bedeutet also nicht, gewaltsame Kontrolle über die Sinne auszuüben. Gewaltsame Kontrolle über die Sinne währt nicht ewig, aber wenn der Strebende spürt, daß alle Sinnesobjekte nichts anderes sind als Atma selbst, dann sind seine Sinne und sein Geist nicht mehr mit den materiellen Objekten verhaftet, sondern mit Atma, der Seele. Dadurch erreicht er die Kontrolle über die Sinne automatisch. Wenn sich seine Sinne mit den Sinnesobjekten beschäftigen, dann kann sich der *Sadhaka* auf die oben beschriebene Weise an der Gegenwart Atmas überall und in jedem Objekt erfreuen. Der Herr dieses Universums hat als einziger die Macht, alles zu kontrollieren, kein anderes Mittel existiert, und keine andere Bemühung ist möglich. Das Gefühl, daß sich Atma in allen Sinnesobjekten befindet, sollte aus dem Herzen kommen und von konkretem Glauben begleitet sein.

Gib dich hin, gib dich hin, oh Mensch. Überlaß dein Ego dem in Wahrheit Schaffenden und fühle die Einheit mit dem in Wahrheit Handelnden in deiner jeden Handlung. Spüre die Einheit von Handelndem, Handlung und Ursache der Handlung. Lerne die Ablenkung der Sinne ohne Sorgen hinzunehmen. Laß dich davon nicht entmutigen. Nimm diese Ablenkung an als von der Seele kommend. Die Seele kommt zu dir in Form dieser Ablenkung, um dich beständig zu machen. ER erscheint dir durch Ablenkung, Ärger, Leidenschaft, negative Gedanken usw. Nimm dies an und bete zu IHM. ER wird dir helfen, deinen Geist und deine Sinne nach innen zurückzuziehen. ER wird dich erziehen, denn ER ist der Vater! ER ist freundlich, ER möchte die Entwicklung SEINER Kinder. Deshalb wendet ER die Aufmerksamkeit zuerst nach außen, um dich dann zu lehren, sie nach innen zurückzuziehen. Allmählich verringert ER deine weltlichen Wünsche und gibt dir die Stärke und die Willenskraft, um *Yama* und *Niyama* auf die richtige Weise auszuüben, denn das ist der Schlüssel zu *Pratyahara*.

2. Dharana (Konzentration)

Dharana (Konzentration) ist die sechste Stufe im Astanga Yoga. Patanjali schreibt in den Yogasutren, Teil 3, Sutra 1:

desha bandhas cittasya dharana

Desha bedeutet ›Ort, Stelle‹
Bandhas bedeutet ›festbinden, fixieren‹
Cittasya bedeutet ›Geiststoff‹
Dharana bedeutet ›Konzentration, Aufmerksamkeit‹

Dieses Sutra beantwortet die Frage: Was ist *Dharana*?

Das ganze Sloka bedeutet: ›*Dharana* (Konzentration) ist das Fixieren des Geiststoffes auf eine Stelle.‹

Dharana ist das Fixieren des Geiststoffes auf ein äußeres oder ein inneres Objekt. Konzentration auf die Nasenspitze, auf die Stelle zwischen den Augenbrauen, auf das Herz, auf bestimmte Nervenzentren in der Wirbelsäule, auf die Sonne, den Mond oder irgendwelche anderen äußeren Objekte wird *Dharana* genannt. Hinter diesen Stellen oder Objekten sollte die Gegenwart Atmas wahrgenommen werden.

Um sich konzentrieren zu können, braucht der Geist immer ein Objekt, mit dem er sich beschäftigen kann.

Das Üben von Yama, Niyama, Asana, Pranayama und Pratyahara gibt schnellen Erfolg in der Konzentration. Außerdem kann sich derjenige gut konzentrieren, also Erfolg in *Dharana* bekommen, der ein Ziel mit Entschlossenheit verfolgt und starkes Interesse an einer bestimmten Sache hat.

Der Geist wird durch die Fenster der Sinne immer nach außen gelenkt. Wenn der Geist ruhelos ist, dann gibt es keine Möglichkeit, Fortschritte zu machen. Durch feste Entschlossenheit und Willenskraft und durch regelmäßiges Üben von Pranayama kann sich zeitweise ein gewisser Erfolg einstellen, aber das wahre *Dharana* oder die Konzentration kann nur dann erreicht werden, wenn Atma in jedem Gedanken und in jedem Objekt angenommen wird. Atma hilft bei der Konzentration.

Es erfordert Zeit, um wahre Konzentration zu erreichen. Regelmäßige Übung, Geduld und Beharrlichkeit führen zum vollkommenen Training des Geistes. Wenn der Geist geübt ist, kann er willentlich auf irgendein inneres oder äußeres Objekt gerichtet werden und dort verweilen. Neben den oben genannten Qualitäten sind auch Verminderung der Wünsche, Verzicht auf materielle Güter, Einsamkeit und Selbstdisziplin notwendig. Zur Selbstdisziplin gehört die Kontrolle über Ärger und Gier. Der Sadhaka sollte weder von Überaktivität noch von Trägheit beherrscht werden. Außerdem sollte er frei sein von intensiven weltlichen Eindrücken und geschlechtliche Enthaltsamkeit bewahren. Das sind äußere Methoden. Ohne jedoch Atma in jeder äußeren Situation und in jeder inneren Gemütslage zu akzeptieren, wird sich der Erfolg nur zeitweise einstellen.

Dharana oder Konzentration ist das einzige Mittel, um weltliche Probleme und weltliches Elend zu überwinden. *Dharana* gibt uns die Fähigkeit, richtig zu urteilen, Läuterung oder Klärung der Ideen, alle Arten von psychischen Qualitäten und erfolgreiche Tätigkeit auf allen Gebieten. Wenn man bei allen Qualitäten und bei allen Handlungen in vollem Maß das Bewußtsein Atmas beibehält, dann ist man frei von Unreinheiten, denn Atma ist ewig rein.

Orte der Konzentration

Man kann sich innerhalb und außerhalb des Körpers auf viele Orte und auf viele Objekte konzentrieren. Die Yogis konzentrieren sich vor allem auf Paramatma im Shasrara Chakra und auf Atma im Ajna Chakra. Yogis, die den Weg des Bhakti-Yoga (Yoga durch Hingabe und Liebe) gehen, konzentrieren sich vor allem auf das Anahata Chakra oder den Lotos des Herzens. Die Yogis konzentrieren sich aber auch auf alle anderen Chakras in der Wirbelsäule. Das Ziel des Yoga-Weges ist, den Atma oder die Seele zu verwirklichen, also muß man die Gegenwart Atmas in jedem Gegenstand der Konzentration fühlen.

Jeder sollte einen solchen Ort für die Konzentration wählen, der für ihn am besten geeignet ist. Im Ajna Chakra kann der Geist schnell kontrolliert werden, weil es sowohl der Sitz des Geistes als auch der Sitz Atmas ist. Den Hauptort der Konzentration sollte man nicht oft wechseln.

Wenn man sich auf die Nasenspitze, die Zungenspitze, auf das Vishudhya Chakra, auf das Monipura Chakra, ein anderes besonderes Zentrum oder auf besondere Nadis konzentriert, erhält man jeweils ein bestimmtes Ergebnis. Konzentration auf das Sahasrara Chakra und auf das Ajna Chakra geben schnelle Kontrolle über den Geist. Der Übende kann das göttliche Licht sehen, den göttlichen Ton hören und die göttliche Schwingung spüren. Den göttlichen Duft kann er durch Konzentration auf die Nasenspitze wahrnehmen. Den göttlichen Geschmack kann er durch Konzentration auf die Zungenspitze erfahren. Wenn er sich auf das Anahata Chakra konzentriert, spürt er extreme Freude und Liebe. Durch Konzentration auf ein bestimmtes Chakra erhält er das Wissen, das in diesem besonderen Chakra verborgen ist. Zum Beispiel erfährt er durch Konzentration auf das Monipura Chakra Wissen über alle Dinge, die mit dem Element Feuer zu tun haben. Wenn er sich auf die Nadis konzentriert, dann kommt es zu einer Verbindung zwischen dem Geist und den Nadis. Dadurch ist es leicher, die Nadis mit Hilfe der Luft zu durchdringen.

Es gibt zwei verschiedene Arten von Objekten für die Konzentration, nämlich innere und äußere Objekte. Sahasrara, Ajna oder andere Chakras in der Wirbelsäule sind innere Objekte. Die Sonne, der Mond, der Himmel, ein Bild, eine Kerze oder eine Blume sind äußere Objekte. Es ist einfacher, sich auf äußere Objekte zu konzentrieren, denn der Geist interessiert sich für gewohnte und sichtbare Dinge. In Wahrheit ist Atma allgegenwärtig, allwissend und allmächtig. ER existiert überall, in den inneren und in den äußeren Objekten. Wer diese Wahrheit erkannt hat, ist ein Yogi.

Die fünf Geisteszustände

Der menschliche Geist drückt sich in fünf verschiedenen geistigen Zuständen aus:

Kshipta Zustand: Dieser Zustand ist von geistiger Zerstreutheit gekennzeichnet. Die Strahlen des Geistes haben sich aufgespalten und sind mit vielen Dingen gleichzeitig beschäftigt. Der Geist ist unruhig. Auch Geistesgestörte befinden sich in diesem Zustand. Raja-Guna herrscht vor.

Mudha Zustand: Der Geist ist in diesem Zustand stumpfsinnig, träge, vergeßlich, dumm und undiszipliniert. Tama-Guna herrscht vor.

Vikshipta Zustand: In diesem Zustand ist der Geist manchmal beständig und manchmal zerstreut und abgelenkt. Raja-Guna herrscht vor.

Ekagra Zustand: Wenn der Geist auf ein Objekt gerichtet ist oder sich mit nur einer Idee befaßt, dann befindet er sich im *Ekagra* Zustand. Dies ist bei der spirituellen Konzentration der Fall. Sattva-Guna herrscht vor.

Nirudha Zustand: In diesem Stadium ist der Geist vollständig unter Kontrolle und hat sich im göttlichen Bewußtsein aufgelöst. Er ist frei von Gunas, dies wird auch *Nirguna* genannt.

Unter diesen fünf geistigen Zuständen entsprechen die ersten drei dem allgemeinen menschlichen Bewußtsein. Wenn ein Mensch, der sich im *Kshipta* Zustand befindet, anzunehmen lernt, daß Unruhe nicht existiert, damit wieder neue Unruhe entsteht, sondern daß es die Kraft Atmas ist, die ihm in Form von Unruhe erscheint, dann wird es für ihn leicht, diese Unruhe zu überwinden. Sie kommt nur, um ihm das Wissen über die Unterscheidung zwischen Ruhe und Unruhe zu vermitteln. Das läßt sich auch auf die zwei folgenden geistigen Zustände anwenden: Es ist die Kraft Atmas, die sich im *Mudha-* und *Vikshipta*-Zustand des Geistes ausdrückt, sie kommt, um den menschlichen Geist zu lehren, diese beiden Zustände überwinden.

Allmählich lernt der Sadhaka, den Zustand von *Ekagra* und *Nirudha* zu erreichen. Wenn er diese Zustände verwirklicht hat, dann kann er alle Dinge beherrschen. Der Geist, der sich in einem höheren Bewußtseinszustand befindet und der rein ist, kontrolliert den niedrigeren Geist. Wenn der Geist unter Kontrolle ist, dann ist es möglich, intuitive Kräfte wie Telepathie, Hypnose, Mesmerismus, Fernheilung, Voraussehen, Voraushören und viele andere psychische Qualitäten zu entwickeln. Der Geist ist ein machtvolles Instrument des Menschen, denn hinter dem Mechanismus des Geistes existiert die größte Kraft Atmas. Atma ist dem reinen Geist sehr nahe.

Das Üben von Pranayama, Pratyahara, Dharana, Dhyana und Samadhi ist eng miteinander verbunden und voneinander abhängig. Im Kurma Purana steht:

Zwölf Pranayamas ergeben ein Pratyahara, zwölf Pratyaharas ergeben ein Dharana, zwölf Dharanas ergeben ein Dhyana und zwölf Dhyanas ergeben ein Samadhi.

Einige Konzentrationsübungen

1. Sitzen Sie in einer medidativen Stellung und halten Sie die Wirbelsäule aufrecht. Fixieren Sie Ihren Blick auf den Punkt in der Mitte zwischen ihren beiden Augenbrauen. Schauen Sie am Anfang zwei Minuten lang ununterbrochen auf diese Stelle, und verlängern Sie diese Zeitspanne allmählich. Vermeiden Sie gewaltsame Anstrengungen. Versuchen Sie, Atma als den Handelnden in sich zu spüren.

Diese Übung entwickelt die Konzentrationsfähigkeit und gibt dem Geist Beständigkeit.

2. Sitzen Sie in einer meditativen Stellung. Sie können sich auf eines der Chakras in der Wirbelsäule konzentrieren. Wenn Sie abgelenkt

werden, dann atmen Sie tief ein und spüren Sie, daß es Atma ist, der einatmet und der sich konzentriert. Bemühen Sie sich wieder und wieder auf diese Weise und Sie werden die Vollendung erreichen.

3. Zeichnen Sie einen kleinen Kreis auf ein weißes Papier und heften Sie das Papier in Augenhöhe an die Wand. Schauen Sie dann fortwährend auf den kleinen schwarzen Kreis, bis die Augen zu tränen beginnen. Dann schließen Sie die Augen locker mit den Handflächen, üben Sie dabei aber keinen Druck auf die Augäpfel aus. Bleiben Sie drei Minuten in dieser Stellung. Allmählich können Sie die Dauer der Konzentration vergrößern.

Das ist eine sehr gute Übung, um die Sehkraft zu stärken und um die Konzentrationsfähigkeit, die Willenskraft, die Fähigkeit zur Hypnose, zum Mesmerismus usw. zu entwickeln.

4. Sitzen Sie in einer meditativen Stellung und schauen Sie ununterbrochen auf eine Kerzenflamme, eine Blume, ein Bild von Jesus, ein Heiligenbild oder irgendein anderes Objekt, bei dem der Geist ruhen kann und das für Sie geeignet ist. Schließen Sie dann die Augen, stellen Sie sich das Objekt vor, und vergegenwärtigen Sie sich die Herrlichkeit des Objektes.

Das ist auch eine gute Methode, um den Geist zu kontrollieren. Sie beseitigt materielle Gedanken und geistige Kämpfe. Sie gibt Freude, Reinheit und Ruhe.

Wenn man alle diese Übungen im Gefühl der Einheit mit Atma praktiziert, hat man in Kürze Erfolg auf dem Weg des Yoga. Das Bewußtsein der Verbindung mit Atma muß in jedem Bereich des Lebens und in jedem Moment vorhanden sein, denn ohne Atma ist keine Handlung möglich. Atma ist der einzig Handelnde. Wenn man alle Stufen des Astanga Yoga nur mechanisch praktiziert und die Einheit mit Atma nicht fühlt, sind diese Übungen fruchtlos. Atma ist die Quelle aller Tätigkeiten und allen Vergnügens, ER ist der Sehende und das Gesehene. Wenn der Geiststoff diese Wahrheit erkennt, dann ist es möglich, sich auf alles und sich in jedem Moment zu konzentrieren. Atma ist das Ziel und Atma hilft, dieses Ziel zu erreichen.

3. Dhyana (Meditation)

Dhyana (Meditation) ist die siebte Stufe des *Astanga* Yoga. Patanjali schreibt in den Yogasutren, Teil 3, Sutra 2:

tatra pratyayaikatanata dhyanam.

Tatra bedeutet ›dort, an jenem Ort‹
Pratyaya bedeutet ›Wahrnehmung‹
Ekatanata bedeutet ›ununterbrochen, fortdauernd‹
Dhyanam bedeutet ›Meditation‹.

Dieses Sutra beantwortet die Frage: Was ist *Dhyana*?

Das ganze Sloka bedeutet: ›Im Zustand von *Dhyana* (Meditation) ist die Wahrnehmung ununterbrochen auf einen Ort gerichtet.‹

Wenn der Strom der Wahrnehmung ununterbrochen fließt, und wenn der Geist vollständig und fortwährend auf ein Objekt gerichtet ist, wird das Dhyana genannt.

Im Zustand des Dyana hat sich der Geist mit dem ruhigen Prana vereint.

Es gibt zwei verschiedene Arten von *Dhyana* (Meditation): *Sakar*, das ist Meditation mit Form, und *Nirakara*, das ist Meditation ohne Form. Meditation mit Form besteht darin, sich ein Objekt oder ein Bild vorzustellen, Meditation ohne Form besteht darin, an die Qualität, die Tätigkeit und die Herrlichkeit Atmas, Paramatmas oder Gottes zu denken.

Am Anfang muß man zunächst *Sakar Dhyana* üben, sonst kann man keinen Erfolg in *Nirakara Dhyana* bekommen, denn der Geist wird abgelenkt. Der Geist kann ohne geistigen Inhalt nicht existieren. Aus diesem Grund hat Patanjali die Anweisung gegeben:

jathabhimata dhyanadwa.

Das bedeutet: ›Man konzentriere sich zuerst auf ein interessantes Objekt.‹

In den Schriften wird auch die Anweisung gegeben, sich zunächst auf ein besonderes Bild Shivas, Durgas, Krishnas oder Jesus zu konzentrieren. Wenn der Meditierende den Zustand erreicht hat, in dem sein Geist ununterbrochen auf ein Objekt gerichtet ist, dann kann er seine Konzentration auf eine feinere Form richten und schließlich in das Formlose eingehen.

Der geeignete Ort, die geeignete Zeit für die Meditation

Der geeignete Ort: Der Ort der Meditation sollte sauber, rein und trocken sein, frei von Insekten und anderen Tieren, frei von schlechtem Geruch, frei von Kieselsteinen und von Feuer, frei von Lärm und anderen Störungen.

Alle weltlichen Gedanken und Handlungen sollte man aus dem Meditationsraum fernhalten, z.B. Geschäfte und Sexualität. Auch sollte man sich in Gesprächen nur mit spirituellen Themen befassen und lautes Lachen und Reden sowie hektische Bewegungen vermeiden.

In der Stadt ist es schwierig, den idealen Ort für die Meditation zu finden. Man muß sich selbst die geeignete Umgebung schaffen. Die Sinne und der Geist sind die am meisten störenden Elemente während der Meditation. Wenn man sich mit ihnen befreunden und sie kontrollieren kann, dann ist dies die beste Umgebung für die Meditation.

Wenn man akzeptiert, daß der Ort der Meditation Atma ist, wenn man akzeptiert, daß das Objekt der Meditation Atma ist, wenn man akzeptiert, daß der augenblickliche Geisteszustand Atma ist, dann ist jeder Ort der beste Ort für die Meditation.

Die Zeit für die Meditation: Die beste Zeit für die Meditation ist die Morgen- und Abenddämmerung. Man sollte morgens einige Zeit vor Sonnenaufgang und abends nach Sonnenuntergang meditieren. Diese Zeit, die im allgemeinen von 3.30 bis 5.30 Uhr morgens und von 17.00 bis 19.00 Uhr abends währt, wird *Brahmamuhurta* genannt. *Brahmamuhurta* bedeutet: ›Zeit, in der man Göttlichkeit erwerben kann‹.

Die ganze Atmosphäre ist in dieser Zeit ruhig und still und wird von Sattva Guna dominiert. Der Meditierende kann tief in den Ozean der Meditation eintauchen, denn Susumna Nadi arbeitet in dieser Zeit. Wenn Susumna Nadi arbeitet, ist es einfacher, zu meditieren, denn in dieser Zeit ist der Geist frei von Konflikten. Es ist also die beste Zeit, um Spiritualität zu erwerben.

Besonders am Morgen ist der Geist nach einem gesunden Schlaf entspannt, erfrischt und frei von Unruhe. Aber wenn jemand Schwierigkeiten hat, zu den angegebenen Zeiten zu meditieren, dann ist es für ihn auch möglich, sich eine andere für ihn geeignete Zeit zu wählen. Dabei sollte man zwei Dinge beachten: Die Vorbereitung für die Meditation, die aus körperlichen Übungen besteht, sollte nicht unmittelbar nach einer Hauptmahlzeit praktiziert werden (s. Seite 21), und die gewählte Zeit sollte beibehalten werden, d.h. man sollte jeden Tag zur gleichen Zeit meditieren.

Wie lange sollte man meditieren? Am Anfang sollte man zweimal täglich, einmal morgens und einmal abends, mindestens eine halbe Stunde lang in sitzender Stellung meditieren. Man sollte aber nicht vergessen, daß es auch zur Meditation gehört, den ganzen Tag in jeder Handlung, die Einheit mit Atma zu spüren.

Nach drei Monaten kann man die Zeitspanne erhöhen, statt einer halben Stunde sollte man zweimal täglich eine Stunde lang meditieren, insgesamt also zwei Stunden. Allmählich kann man die Zeitspanne auf eineinhalb Stunden ausdehnen, am Tag sind das drei Stunden. Nach einem Jahr kann man zweimal täglich zwei Stunden lang üben, insgesamt vier Stunden am Tag. Nach drei Jahren kann man täglich sechs Stunden lang meditieren. Man kann diese Zeit auf vier Meditationen am Tag verteilen.

In den Ferien kann man ein- bis zweimal pro Tag zusätzlich meditieren. Wie lange und wie oft jemand meditieren kann, hängt jedoch auch von seinen zeitlichen Möglichkeiten ab. Je häufiger jemand meditiert, desto schneller kann er das Ziel erreichen.

Vorbereitungen zur Meditation

Nach dem Aufstehen am frühen Morgen sollte man zuerst auf die Toilette gehen, sich die Zähne putzen, den ganzen Körper waschen und anschließend locker sitzende Kleidung anziehen. Am Meditationsplatz sollte man eine viermal gefaltete Decke auf den Boden legen und darauf ein Tiger- oder Hirschfell ausbreiten. Der Vorteil des Gebrauchs von Tierfellen besteht darin, daß elektrischer Strom im Körper erzeugt wird und nicht abfließt. Die Tierfelle besitzen viel Magnetismus.

Wie soll man in der Meditation sitzen? Man sollte sich zur Meditation nach Norden wenden. Wenn das nicht möglich ist, sollte man nach Osten gerichtet sitzen. Vor der Meditation sollte man Räucherstäbchen aus Sandelholz oder Moschus oder eine Gheelampe anzünden und Blumen auf einen Altar stellen, auf dem sich die Bilder von Jesus und anderen Heiligen befinden. Dann sollte man von ganzem Herzen zu Atma beten, daß er einen zur tiefen Meditation führt.

Während der Meditation sollte man in *Padmasana, Swastikasana, Siddhasana, Vajrasana, Sukhasana* oder in einer anderen bequemen Stellung sitzen. Es ist sehr wichtig, immer die Wirbelsäule und die oberen Teile des Körpers, also Kopf, Nacken und Brust aufrecht und gerade zu halten. Das Kinn sollte etwas auf die Brust gedrückt werden, dadurch wird die Schilddrüse blockiert. Man sollte ganz ruhig sitzen, wie eine Statue. Man sollte versuchen zu fühlen, daß man sich in Atma verwandelt. Atma sitzt da und meditiert.

Vorübungen zur Meditation: Bevor man mit der Meditation beginnt, sollte man einige Pranayamaübungen praktizieren. Das hilft dabei, sich schnell zu konzentrieren und Sinne und Geist zu kontrollieren. Es ist auch gut, zusammen mit den Pranayamaübungen einige Mudras oder Bandhas zu praktizieren. Das trägt zur besseren Konzentration bei und beseitigt Schläfrigkeit. Dabei sollte man jeden Atemzug und jede Bewegung als Atma beobachten.

Nachdem man Pranayama, Mudras und Bandhas geübt hat, setzt man sich ruhig hin und konzentriert sich auf den Anahata-Ton des Herzens (ununterbrochener Ton). Wenn man diesen Ton nicht hört, kann man die Ohren mit den Daumen schließen. Dann ist es einfacher, den Ton zu vernehmen. Man sollte versuchen, den Körper zu vergessen. Wenn man sich vorstellt, daß man auf einem hochgelegenen Platz sitzt, dann kann man den Ton besser hören. Der Meditierende löst sich auf in der Ruhe der Leere. Das ist der unmanifestierte Zustand von Atma.

Einige wichtige Anweisungen

– Meditieren Sie regelmäßig. Das ist sehr wichtig, denn es bringt schnellen Erfolg. Lassen Sie keinen einzigen Tag ohne Meditation vergehen.
– Versuchen Sie, die Gegenwart Atmas und die Einheit mit IHM den ganzen Tag und die ganze Nacht zu spüren.
– Entwickeln Sie ein freundliches Temperament.
– Halten Sie Ihren Ärger unter Kontrolle. Wenn Ärger auftaucht, akzeptieren Sie IHN in Form dieses Ärgers.
– Suchen Sie einen guten Lehrer. Wenn Ihre Sehnsucht nach spiritueller Entwicklung groß ist, erscheint ER in Form eines Lehrers.
– Bewahren Sie körperliche und geistige Reinheit. Spüren Sie SEINE Gegenwart in Ihrem Inneren und auch außerhalb von Ihnen. Wenn Sie SEINE Gegenwart erfahren, gibt es keinen Unterschied zwischen innen und außen mehr.
– Bewahren Sie eine gute Gesundheit.
– Vermeiden Sie ruckartige Bewegungen und heftige Emotionen in der Meditation.
– Seien Sie immer glücklich und heiter.
– Bewahren Sie geschlechtliche Enthaltsamkeit.
– Vermindern Sie Ihre weltlichen Wünsche und Sehnsüchte.
– Seien Sie maßvoll beim Essen.
– Vermeiden Sie Alkohol und Rauchen.
– Wenn Sie in der Meditation Fortschritte gemacht haben, setzen Sie sich viermal täglich zur Meditation. Sprechen Sie darüber mit Ihrem Lehrer.
– Beurteilen Sie Ihre Meditation nicht. Übergeben Sie Atma alle Erfahrungen, die Sie in der Meditation machen. Es spielt keine Rolle, ob diese Erfahrungen Ihrer Meinung nach gut oder schlecht sind.
– Erwarten Sie kein Ergebnis aus Ihrer Meditation.
– Erwarten Sie keine *Siddhis* oder okkulten Kräfte. Denken Sie einfach, daß Sie meditieren, weil Sie sich um Wahrheit bemühen, weil Sie die Wahrheit erfahren möchten und weil Sie Ihre wahre Natur kennenlernen möchten.
– Wenn Sie in der Meditation schläfrig werden, sollten Sie aufstehen und mit den Händen einen Schwall kalten Wassers in das Gesicht schütten. Das hilft, die Schläfrigkeit zu überwinden.

– Es ist vorteilhaft, wenn Sie vor oder nach der Meditation ein paar Asanas und Pranayamaübungen praktizieren.
– Ziehen Sie sich von Zeit zu Zeit in die Abgeschiedenheit zurück und genießen Sie das Alleinsein.
– Zerstreutheit, Unruhe und Ablenkung des Geistes werden die Meditation einige Male unterbrechen. Lassen Sie sich davon nicht beunruhigen, versuchen Sie geduldig, Ihren geistigen Zustand zu verändern. Nehmen Sie Ihren geistigen Zustand als Widerspiegelung von Atma an.

Hindernisse für die Meditation sind Unregelmäßigkeit, Faulheit, ungezähmte Leidenschaft, schlechte Gesundheit, geistige Unruhe, Verwirrung und Zweifel, schlechte Gesellschaft, sich überessen, zu starke Empfindsamkeit, zu viele materielle Wünsche, Ärger, Depressionen, Haß, Furcht, Ungeduld, Eifersucht, materielle Verhaftung, Vorurteile, Ego, spiritueller Stolz und Fehlen des Lehrers.

Wenn Sie wahrhaftig spüren, daß Atma durch diese Hindernisse zu Ihnen kommt, um Sie beständig und zuversichtlich zu machen, dann sind dies keine Hindernisse mehr, sondern Segnungen. ER möchte Ihnen die Augen öffnen.

Wie soll man meditieren?

Dhyana kann man nicht lernen. Der Fluß von *Dhyana* kommt von selbst, d. h. er kommt von Atma. Glauben Sie an Atma. Geben Sie sich Atma hin. Verlassen Sie sich auf Atma, denn ER führt Sie den richtigen Weg.

Man konzentriert sich auf das Sahasrara Chakra (die Fontanelle) oder auf den Punkt in der Mitte zwischen den Augenbrauen und stellt sich ein Bild seines *Ista Devata* (bevorzugte Gottheit) vor. Nun erlaubt man den göttlichen Gedanken, sanft zu fließen. Man sollte beständig an den Ort der Konzentration denken, den man gewählt hat, also an die Fontanelle oder die Stelle zwischen den Augenbrauen. Die Gedanken beginnen jetzt, sich zu jagen und sich mit den Sinnesobjekten zu beschäftigen. Man sollte sich davon nicht irritieren lassen, sondern fortfahren, tief zu atmen, und man wird seine Konzentrationsfähigkeit zurückbekommen.

Genauso, wie sich Zucker in einer Tasse Tee auflöst, so wird sich der Geist in den göttlichen Gedanken, der göttlichen Gegenwart und der göttlichen Herrlichkeit auflösen. Allmählich erreicht man den gedankenfreien Zustand. Dies ist der höchste Zustand in der Meditation. Nur Atma kann diesen Zustand gewähren.

Einige Übungen für die Sakar-Meditation

1. Stellen Sie ein Bild von Jesus oder von Ihrem *Ista Devata* vor sich hin. Sitzen Sie in einer meditativen Stellung, die für Sie geeignet ist. Halten Sie die Wirbelsäule aufrecht. Konzentrieren Sie sich mit geöffneten Augen auf das Bild. Versuchen Sie, ununterbrochen und ohne zu blinzeln auf das Bild zu blicken, bis die Augen tränen. Anschließend konzentrieren Sie sich auf die einzelnen Teile des Bildes, vom Kopf bis zu den Füßen. Schließen Sie dann die Augen und stellen Sie sich das Bild bis in alle Einzelheiten vor. Stellen Sie sich den Gesichtsausdruck vor, die Kleidung, die besondere Erscheinung, interessante Begebenheiten aus dem Leben des Dargestellten, seine Lehren, seine Liebe und Freundlichkeit, seine Kraft usw. Diesen Vorgang können Sie einige Male wiederholen. Sie können dazu jedes Bild, das Sie mögen, verwenden.

2. Stellen Sie eine brennende Kerze im Abstand von ca. ein bis zwei Metern vor sich hin. Sitzen Sie in einer meditativen Stellung und blicken Sie ununterbrochen in die Flamme der Kerze, bis die Augen tränen. Schließen Sie dann die Augen und stellen Sie sich das Bild dieser Kerze vor. Denken Sie an die Größe der Flamme und an die Farbe der Kerze. Dann stellen Sie sich die Wirkung der Kerze vor. Denken Sie, daß all Ihre Unreinheiten und schlechten Qualitäten im Feuer der Kerze verbrannt werden.

3. Stellen Sie eine schöne Rose oder irgendeine andere Blume vor sich hin. Sitzen Sie in einer meditativen Stellung und blicken Sie ununterbrochen ohne zu blinzeln auf die Blume, bis die Augen tränen. Schließen Sie dann die Augen und stellen Sie sich die Form, die Farbe, die Blütenblätter usw. der Blume vor. Versuchen Sie,

den Duft der Blume wahrzunehmen. Dann denken Sie, daß sich die Blume über Ihrem Kopf befindet und daß Sie diese Blume bei jedem Einatmen berühren.

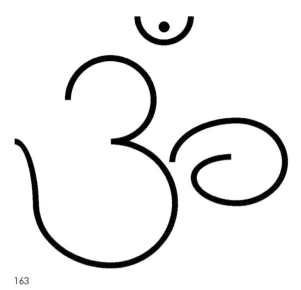

163

4. Stellen Sie ein Bild mit dem Sanskritzeichen der Silbe OM vor sich hin (Abb. 163). Blicken Sie ununterbrochen ohne zu blinzeln auf das Schriftzeichen, bis die Augen tränen. Schließen Sie dann die Augen und stellen Sie sich das Bild von OM vor. OM ist Symbol Gottes. Das Wort OM besteht im Sanskrit aus den drei Buchstaben, A, U, und M. ›A‹ repräsentiert die physische Ebene, ›U‹ repräsentiert die mentale oder astrale Ebene und ›M‹ repräsentiert die kausale Ebene. OM repräsentiert alle diese Ebenen. OM ist die Basis jedes Lebens, jedes Gedankens und aller Intelligenz. Alle Worte, alle Geräusche kommen von OM. Die Welt existiert im OM und löst sich wieder in OM auf.

OM beseitigt alle Schmerzen und alle Leiden. OM gibt Reinheit, Frieden, Glück, Wissen, Unsterblichkeit, Ewigkeit und Unendlichkeit.

OM ist *Sat, Cit, Ananda* (Sein, Bewußtsein, Glückseligkeit).

Meditieren Sie über OM. Denken Sie an die allesdurchdringende Kraft von OM. Versenken Sie sich in OM und stellen Sie sich vor, daß Sie nicht mehr der Körper sind, sondern, daß sie allesdurchdringend, allseiend, allbewußt und allglückselig sind.

Wenn Sie Ihr Körperbewußtsein vergessen, werden Sie den ununterbrochenen Tonstrom von OM hören. Er ist unvergeßlich, denn er ist innerlich und äußerlich wahrnehmbar, ob Sie meditieren oder nicht. Er wird Ihnen die Erinnerung an Atma geben, denn er sagt Ihnen, daß Sie IHN nicht vergessen können, IHN, der die Basis von allem ist.

Wenn Sie sich auf das Rauschen eines Flußes konzentrieren, werden Sie OM in diesem Rauschen hören, wenn Sie sich auf den Gesang der Vögel konzentrieren, werden Sie OM im Gesang der Vögel hören. Jedes Geräusch, das Sie hören, ist eine Manifestation von OM.

Einige Übungen für die Nirakara-Meditation

Sitzen Sie in einer meditativen Stellung. Erinnern Sie sich an die Lehren von Jesus und an seine Anweisungen. Denken Sie immer stärker daran und versuchen Sie, die innere Bedeutung seiner Lehren in ihrer ganzen Tiefe zu erfassen.

Auf gleiche Weise können Sie über die Anweisungen von Lord Krishna nachsinnen. Erinnern Sie sich an einige Slokas aus der Bhagavad Gita und versuchen Sie, die wahre Bedeutung dieser Slokas zu verstehen.

Sie können Ihrer eigenen Wahl entsprechend auch Anweisungen oder Aussprüche der großen Meister oder Zitate aus den großen Schriften aussuchen und tief über diese Zitate oder Anweisungen meditieren. Darin besteht die *Nirakara* Meditation (Meditation ohne Form).

Sie können über Wasser, Feuer, Wind oder den Himmel meditieren, über ihre allesdurchdringende Form, ihren Nutzen für das ganze Universum. Fühlen Sie, daß dies indirekte Kräfte Gottes sind, daß Gott hinter diesen Naturkräften existiert.

Erfahrungen in der Meditation

Wenn sich der Geist vorwiegend auf das *Ajna* Chakra oder die Stelle zwischen den Augenbrauen konzentriert, erscheint ein sehr angenehmes blaues Licht vor den Augen, es ist das tanmatrische Licht. Die Lichterscheinung jedes *Tanmatra* (grobstoffliche Elemente, dazu gehören: Erde, Wasser, Feuer, Luft und Äther, s. Seite 14) hat eine besondere Farbe. Die Farbe des *Muladhara* Zentrums ist gelb, die Farbe des *Swadisthana* Zentrums ist orange und weiß, die Farbe des *Monipura* Zentrums ist rot, die Farbe des *Anahata* Zentrums ist violett, und die Farbe des *Vishudhya* Zentrums ist blau. Diese farbigen Lichterscheinungen haben jeweils eine besondere Form. Wenn der Meditierende diese Lichterscheinungen am Anfang in der Meditation wahrnimmt, wird er davon inspiriert.

Nach regelmäßiger und ernsthafter Meditation, wenn sich der Geist konzentriert hat, kann er den *Anahata*-Ton wahrnehmen. Er wird *Anahata Shabda* (ununterbrochener Ton) genannt. Dieser Ton manifestiert sich in der Fontanelle und im Gehirn. Er wird also nicht durch das grobstoffliche Hörorgan wahrgenommen, sondern durch den inneren Gehörsinn. Er ist eine Manifestation Brahmas. Am Anfang klingt dieser Ton wie das Summen einer Hummel, einer Biene oder einer Stechmücke. Nach einiger Zeit regelmäßiger Meditation erklingen Töne, die wie Kirchenglocken, Gongschlag, OM und Amen, Violine, Flöte, Harfe, Blasebalggeräusche oder Wellen klingen. Im fortgeschrittenen Stadium der Meditation kann der Meditierende ein Brausen vernehmen, das dem Herannahen eines Sturmes gleicht, oder Löwengebrüll hören. Wenn er das Löwengebrüll ständig wahrnimmt, dann ist dies ein Anzeichen dafür, daß der Zustand des *Samadhi* bevorsteht. All diese Wahrnehmungen sind Segnungen Atmas.

Die Wahrnehmung des kosmischen Tonstroms beseitigt alle körperlichen und geistigen Störungen. Er ist die beste Medizin für Menschen, die drogensüchtig, alkoholsüchtig und unruhig sind oder unter dem Einfluß von Hypnose stehen. Sie können ihren Geist kontrollieren, indem sie sich in den Tonstrom versenken. Es ist erstaunlich, daß sich der Tonstrom verstärkt, wenn Probleme oder Schwierigkeiten auftauchen. Atma macht auf diese Weise Mut, die Probleme zu überwinden.

Während der tiefen Meditation kann man den pranischen Strom im ganzen Körper fühlen. Manchmal zeigt er sich wie ein Pendel, manchmal wie eine Wiege, wie der Wechsel von Licht und Schatten, wie die Bewegung einer Bohrmaschine, wie ein sanfter Stoß, wie eine elektrisierende Empfindung im Körper, wie Gänsehaut, wie ein Blitzschlag, wie Treiben im luftleeren Raum und wie das Gefühl zu schweben.

Manchmal erscheinen Bilder von heiligen Menschen, von Yogis, von religiösen Menschen, von Bergen oder von Landschaften in der Meditation. All dies sind die Widerspiegelungen Atmas. Was ist ER nicht? Wo ist ER nicht?

Normalerweise atmet der Mensch 16 mal in der Minute. Wenn sich der Geist in der Meditation konzentriert, verlangsamt sich die Atmung allmählich. In tiefer Meditation tritt überhaupt kein Atem mehr aus den Nasenlöchern aus.

Wenn der Geist in der Meditation stetig geworden ist, sind die Augen auch stetig und blinzeln nicht mehr.

Bis zu einem bestimmten Bewußtseinszustand bleiben Licht, Ton und Schwingung wahrnehmbar, aber wenn ein Yogi in den Zustand des *Samadhi* eingeht, nimmt er Licht, Ton und Schwingung nicht mehr wahr. Er hat sich mit dem reinen Bewußtsein vereint, das jenseits aller Ausdrucksmöglichkeiten liegt. Licht, Ton und Schwingung sind Kräfte Atmas. Die Kräfte können den Halter der Kräfte nicht enthüllen. Shaktiman oder der Krafthalter kann sich nur selbst offenbaren. Das ist SEIN größter Segen.

Wirkung und Ziel der Meditation

Meditation ist ein Heilmittel, durch das körperliche und geistige Ermüdung beseitigt wird. Die göttliche Schwingung der Meditation durchdringt alle Zellen, Nerven, Gewebe, Muskeln, Venen, Arterien und heilt alle Krankheiten. Die spirituelle Energie fließt vom Kopf bis zu den Füßen, wie ein Strom.

Eine bemerkenswerte Übereinstimmung und Harmonie wird in allen Körpersystemen hergestellt: Das Nervensystem, das Atmungssystem, das Kreislaufsystem, das Verdauungssystem, das innere und das äußere Drüsensystem, die Fortpflanzungsorgane und der Knochenbau werden angeregt und in göttlicher Energie gebadet. Neue Zellen und Kanäle bilden sich, und verbrauchte Zellen werden regeneriert. Das Herz kann sich während der Meditation ausruhen.

Wie man für den Körper Nahrung braucht, so braucht man auch Nahrung für den Geist. Meditation gibt dem Geist täglich Nahrung. Der göttliche Schöpfer, der alle Dinge bewirkt, ernährt den Geist durch die Meditation und sorgt durch die Meditation dafür, daß der ganze psychische Mechanismus harmonisch arbeitet.

Meditation ist das einzige Mittel, um einen ausgewogenen Geisteszustand und Urteils- und Entscheidungskraft zu erreichen, sie stärkt das Gedächtnis und die Willenskraft, sie gibt ewigen Segen, Einheit, Frieden, Reinheit, Vollendung, Freude, Glück, Zufriedenheit, Geduld, Liebe, Sympathie, Zuneigung, Zusammenarbeit, Freundschaft, Vergebung, Harmonie, Barmherzigkeit, Freundlichkeit und Unsterblichkeit. *Dhyana* gewährt die Vision der Einheit mit Atma und Selbstverwirklichung.

Dhyana ist notwendig, um Illusion und Täuschung zu überwinden. *Dhyana* befreit einen Menschen von allen Täuschungen, von Stolz, Verhaftung, Wollust, Gier, Leidenschaft, Ärger, Eifersucht, Zweifel, Verwirrung, Selbstsucht, Emotionen, Schmerzen, Leiden, Sorgen, Ängsten, von Furcht, Depressionen und geistigen Qualen.

Viele Dinge existieren in nächster Umgebung, die man durch die begrenzten Sinnesorgane nicht wahrnehmen kann. Diese Dinge sind jedoch nicht mehr unsichtbar, wenn sich das Wissensauge öffnet. Die Meditation nimmt den Mantel der Dunkelheit hinweg und enthüllt die verborgenen Dinge.

Wenn der Geist durch die Meditation ernährt wird, ist es möglich, den Geist anderer Menschen zu kennen, denn im fortgeschrittenen Zustand der Meditation erreicht man die Macht, den kosmischen Geist zu durchdringen, der allwissend, allgegenwärtig und allmächtig ist. Der kosmische Geist ist SEIN Geist. Er existiert auch im Geist der anderen Menschen. Daher ist es möglich, den Geist der anderen Menschen zu kennen, wenn man mit IHM vereint ist.

Geistige Vorgänge können direkt durch die Meditation verstanden werden. Meditation ist die einzige Methode, um Vergangenheit, Gegenwart, Zukunft und vergangene Inkarnationen zu kennen. Das Wissen über alle vergangenen Inkarnationen ist im Unterbewußtsein verborgen. Nur durch die Meditation kann man das Unterbewußtsein trainieren und reinigen und es zum Überbewußtsein entwickeln. Meditation ist nichts anderes als Einheit mit Gott. ER ist in der Vergangenheit, in der Gegenwart und in der Zukunft.

Meditation entwickelt das intuitive Telefonsystem, wodurch man alle Arten von göttlichen Botschaften, Voraussicht, Voraushören, Gedankenlesen und viele andere psychische Qualitäten erhält. Jede Zelle und jeder Winkel des Geistes werden mit göttlicher Schwingung aufgeladen. Auf jedem Schritt wird man von der Seele geführt. ER bereitet das menschliche Bewußtsein, damit es sich zum höheren und feineren Bewußtsein entwickelt.

Ohne das scharfe Schwert von *Dhyana* ist es nicht möglich, den Faden der Ich-Verhaftung zu zerschneiden und das Rad von Tod und Geburt zu zerbrechen.

Meditation verstärkt die sattvischen Qualitäten. Durch Meditation wird die ganze weltliche Natur zur göttlichen Natur.

Ein Mensch, der jeden Tag meditiert, besitzt eine magnetische und charmante Persönlichkeit. Seine Stimme klingt süß, seine Augen leuchten, seine Rede ist machtvoll, sein Gesicht strahlt, sein Körper ist gesund, sein Benehmen gut, und sein Geist ist zur Mitwirkung an der göttlichen Natur bereit. Jeder, der Kontakt mit ihm aufnimmt, wird bezaubert sein und von seiner Rede, seinem Benehmen und von seiner Göttlichkeit angeregt werden. Er ist immer friedlich, freudvoll und glücklich. Er ist frei von Unehrlichkeit, Eifersucht, Gier, Ärger, Leidenschaft und Grausamkeit.

Wer täglich meditiert, erlebt Freuden, die tausendmal größer und intensiver sind als alle sinnlichen Vergnügungen.

Wenn ein Schüler über seinen Guru (hier: spiritueller Lehrer) meditiert, dann erhält er einen ungeheuer machtvollen magnetischen Strom von seinem Guru. Die göttliche Elektrizität fließt direkt vom Guru zum Schüler. Ein wahrer Lehrer fühlt auch den Strom der Gebete oder der Bitten, die die Schüler haben. Positives Licht und andere Wahrnehmungen erscheinen dem Lehrer aufgrund dieser Gebete. Der Guru und die Schüler sind in Atma, und Atma ist im Guru und in den Schülern, daher sind diese Wahrnehmungen möglich.

Meditation ist der hohe Weg, der den Meditierenden direkt zum göttlichen Bewußtsein führt. Nur durch Meditation öffnen sich alle Türen des Bewußtseins. Nur Meditation führt vom normalen Bewußtsein zum Überbewußtsein und vom Überbewußtsein zum kosmischen Bewußtsein. Das kosmische Bewußtsein ist reines Bewußtsein. Ohne Meditation ist kein spiritueller Fortschritt möglich. Jede Handlung ist Meditation und Meditation ist jede Handlung.

Kundalini Shakti wird durch die Meditation erweckt und durchdringt die Zentren der Wirbelsäule. Wenn diese Zentren durchdrungen werden, dann öffnen sich die Türen der verschiedenen Bewußtseinszentren, und der Yogi erhält die Meisterschaft über das jeweilige Zentrum und das damit verbundene materielle und psychische Wissen. Wenn Kundalini Shakti *Prittivi-Tattva* oder das Steißbeinzentrum durchdringt, dann erreicht der Yogi die Meisterschaft über das Element Erde. Wenn sie *Apa-Tattva* oder das Kreuzbeinzentrum durchdringt, erreicht er die Meisterschaft über das Element Wasser, beim Durchdringen von *Teja-Tattva* oder dem Feuerelement die Meisterschaft über das Element Feuer, beim Durchdringen von *Morut-Tattva* die Meisterschaft über das Element Luft und beim Durchdringen von *Byom-Tattva* die Meisterschaft über das Element Äther. Die Durchdringung des Ajna Chakra führt zum Bewußtsein der Identität mit Atma (der individuellen Seele), aber das Gefühl der Dualität bleibt noch erhalten. Und wenn Sahasrara Chakra durchdrungen wird, dann ist das Bewußtsein der Identität mit Purusa oder Brahman erreicht. ER ist der Meister von allem, ER zeigt den Weg zur Meisterschaft.

Wenn man die Meisterschaft über Materie, Energie und die Elemente erreicht, dann erhält man übernatürliche Kräfte. Die Yogaschriften berichten von acht übernatürlichen Kräften, die im Kapitel über Vibhuti erläutert werden.

Allmählich schwindet die Hülle der Unwissenheit durch die Meditation, und der Yogi kann die Wahrheit erfahren, er kann seine wahre Natur erleben. Wer seine wahre Natur erkannt hat, wird frei von Geburt und Tod. Er erreicht die Erlösung und er wird übermenschlich. Er hat die höchste Stufe erreicht, wenn er das göttliche Königreich betritt.

4. Samadhi
(Trance des Erkennens)

Samadhi ist der achte und letzte Schritt des Astanga Yoga. Patanjali schreibt in den Yogasutren

tad eva arthamatra nirbhasam svarupa sunyam iva samadhi.

Tad eva bedeutet ›das gleiche‹
Arthamatra bedeutet ›nur der Gegenstand selbst ist es‹
Nirbhasam bedeutet ›leuchtend oder bestehen scheinend‹
Svarupa bedeutet ›seine eigene Form‹
Sunyam bedeutet ›leer von‹
Iva bedeutet ›als ob‹
Samadhi bedeutet ›Trance des Erkennens‹

Dieses Sutra beantwortet die Frage: Was ist *Samadhi*?

Das ganze Sloka bedeutet: ›*Samadhi* oder Trance des Erkennens wird die Meditation genannt, bei der im Bewußtsein nur der Gegenstand der Meditation besteht und das Bewußtsein seiner eigenen Form entleert zu sein scheint.‹

Samadhi ist also der Zustand, in dem nur das Bewußtsein der Seele existiert und keine anderen Dinge übrigbleiben.

Die Dattatreya Samhita beschreibt diesen Zustand wie folgt: ›Die Ausgewogenheit oder das Gleichgewicht von individueller und allumfassender Seele ist *Samadhi*.‹

Yogi Gorakshanath sagte: ›Die Einheit von individueller und allumfassender Seele ist *Samadhi*.‹

Samadhi wird der Zustand genannt, in dem die individuelle Seele völlig in der allumfassenden Seele aufgeht.

Nach Patanjali gibt es zwei verschiedene Arten von *Samadhi*: *Savikalpa* Samadhi und *Nirvikalpa* Samadhi.

Savikalpa Samadhi: *Sa* bedeutet ›mit‹, und *Vikalpa* bedeutet ›Verschiedenheit, Unterscheidung‹. *Savikalpa Samadhi* bedeutet demnach ›*Samadhi* mit Unterscheidung‹.

Nirvikalpa Samadhi: *Nir* bedeutet ›ohne‹. *Nirvikalpa Samadhi* bedeutet demnach ›*Samadhi* ohne Unterscheidung‹.

Im *Savikalpa Samadhi* ist der Geist zwar auf die Seele gerichtet, aber der Yogi erlebt noch einen Unterschied zwischen individueller und allumfassender Seele. Die Vorstellung der Dualität bleibt bestehen, nämlich die Vorstellung, daß es den Wissenden und das Wissen gibt. Im *Nirvikalpa Samadhi* ist jede Trennung aufgehoben. Es ist ein Zustand, den man nur erleben, aber nicht beschreiben kann.

Wenn sich der Geist auf den Purusa richtet und die Vorstellung von Wissendem, Wissen und Objekt des Wissens erhalten bleibt, dann wird dies *Savikalpa Samadhi* genannt.

Wenn der Geist auf den Purusa gerichtet ist ohne die Vorstellung, daß es den Wissenden, das Wissen und das Objekt des Wissens gibt, ohne Erkenntnis von Subjekt oder Objekt, dann wird dieser Zustand *Nirvikalpa Samadhi* genannt.

Im *Savikalpa Samadhi* bleiben die Neigungen von Geist und Gemüt und die Instinkte bestehen, all dies wird im *Nirvikalpa Samadhi* verbrannt. Der Yogi erreicht die Befreiung im Zustand des *Savikalpa Samadhi* noch nicht, sondern erst, nachdem er den Zustand des *Nirvikalpa Samadhi* erfahren hat.

Im *Nirvikalpa Samadhi* hat sich das Sinnesbewußtsein von der Welt der Sinnesobjekte zurückgezogen. Das an die Sinnesobjekte gebundene Sinnesbewußtsein, aber auch die Intelligenz sind in ihrer Tätigkeit während des Zustandes von *Nirvikalpa Samadhi* vollständig unterbrochen. Dieses Stadium ist frei von Schmerzen und von Leiden, der Yogi genießt nur höchste Freude. Kein Eindruck von Dualität kann im Geist bestehen bleiben, während er sich im Zustand des *Nirvikalpa Samadhi* befindet. Ein Yogi erfährt Universalität und ewiges Leben. Wie der Same im Baum und der Baum im Samen ist, so ist Gott im ganzen Universum und das ganze Universum in Gott. Raum und Zeit haben aufgehört zu existieren. Frei von Ich-Bewußtsein existiert nur noch die Einheit. Der Yogi ist mit dem allumfassenden Bewußtsein vereint. Dieser Zustand kann durch den Segen Atmas erreicht werden. Dieser Zustand befindet sich jenseits aller Grenzen und Trennungen. Er ist unendlich. Er ist die Erfahrung des Seins und des reinen Bewußtseins.

In diesem Zustand wird die letzte Wahrheit und das Absolute erlebt. Diese Erfahrung können Menschen machen, die regelmäßig meditieren und ein reines Herz besitzen. Diese Erfahrung ist überbewußt oder transzendental, man kann sie nicht durch das Lesen von Büchern erreichen. Diese außergewöhnliche Erfahrung kommt von der Erkenntnis, die man durch das spirituelle Auge oder das Auge der Intuition gewinnt. Dieses Auge kann geöffnet werden, wenn die Sinne, der Geist und der Intellekt aufgehört haben zu arbeiten und sich in Atma aufgelöst haben.

In diesem Zustand gibt es weder Geräusche, noch die Empfindung der Berührung, noch Formen. Es ist eine Erfahrung von Einheit. Ein Yogi wird allwissend, allgegenwärtig und allmächtig. Er kennt das Mysterium der Schöpfung, er erhält Unsterblichkeit und den ewigen Segen, der die Natur Atmas ist.

Wenn ein Yogi aus dem Zustand des *Nirvikalpa Samadhi* zurückkommt, bringt er göttliches intuitives Wissen mit. Dieses Wissen und diese Botschaften sind für andere sehr anregend. Aber diese Erfahrung, die er im *Nirvikalpa Samadhi* erhält, kann er nicht ausdrücken, er kann sie anderen nicht verständlich machen. Sie befindet sich jenseits jeder Beschreibung, jenseits jeden Ausdrucks, jenseits der Sprache. Denn die Kräfte können den Halter der Kräfte nicht ausdrücken.

Wenn ein Yogi den Zustand des *Nirvikalpa Samadhi* erreicht, dann sieht er nichts, er hört nichts, er riecht nichts, er schmeckt nichts und er fühlt nichts. Er besitzt kein Körperbewußtsein mehr und besteht nur aus göttlichem Bewußtsein. Nur soviel kann man sagen: Am Ende der langen, anstrengenden Reise erreicht der Yogi sein Ziel in diesem glücklichen Heim des ewigen Friedens. Das ist Yoga, er war schon immer da und er besteht auch jetzt. Ein Yogi erkennt dies nur im Zustand des *Nirvikalpa Samadhi*.

Verschiedene Zustände von Samadhi

Nach der Gheranda Samhita gibt es sechs verschiedene Arten von *Samadhis*:

Dhyana-Yoga Samadhi
Nada-Yoga Samadhi
Rasananda-Yoga Samadhi
Loyo-Siddhi-Yoga Samadhi
Bhakti-Yoga Samadhi
Raja-Yoga Samadhi

Dhyana-Yoga Samadhi bedeutet: ›Samadhi durch die Vereinigung mit der allumfassenden Seele.‹

Sitzen Sie in einer meditativen Stellung, halten Sie die Wirbelsäule aufrecht und üben Sie *Shambhabimudra* (s. Seite 123). Konzentrieren Sie sich vom *Ajna* Chakra aus auf den Punkt in der Mitte zwischen den Augenbrauen, der fein ist wie eine Nadelspitze, und fühlen Sie die Existenz des blauen Himmels im *Ajna* Chakra. Versuchen Sie dann zu erleben, daß sich der Himmel in der Seele auflöst. Ein Yogi erlebt unglaubliche Freude und tritt in den Zustand des *Samadhi* ein. Dieser Zustand wird *Dhyana-Yoga Samadhi* genannt.

Nada-Yoga Samadhi bedeutet: ›Samadhi durch die Verbindung mit dem geistigen Ton *Nada*.‹

Sitzen Sie in einer meditativen Stellung und üben Sie *Bhramari Kumbhaka* (s. Seite 160). Atmen Sie sehr langsam ein, ohne dabei ein Geräusch zu verursachen. Sie werden einen Ton vernehmen, der dem Brummen einer Hummel gleicht. Konzentrieren Sie sich jetzt hundertprozentig auf diesen Ton. Wenn der Geist vollkommen in diesem Ton aufgegangen ist und dabei fühlt ›Ich bin ER‹, dann tritt der Zustand des *Samadhi* ein. Dieser Zustand wird *Nada-Yoga Samadhi* genannt.

Rasananda-Yoga Samadhi bedeutet: ›Samadhi durch Glückseligkeit im Geschmack.‹

Üben Sie *Khecharimudra* (s. Seite 119). Rollen Sie die Zunge nach oben, so daß die Unterseite der Zungenspitze den Gaumen berührt. Allmählich wird sich der Zustand des *Samadhi* einstellen. Dieser Zustand wird *Rasananda-Yoga Samadhi* genannt.

Loyo-Siddhi-Yoga Samadhi bedeutet: ›Samadhi durch Erfolg beim Auflösen.‹

Üben Sie Yonimudra (s. Seite 121). Stellen Sie sich *Shiva* oder *Purusa* im *Sahasrara* Chakra vor. Mit jedem Einatmen spüren Sie, daß *Kundalini Shakti* aufsteigt und sich mit dem *Purusa* vereinigt. Fühlen Sie die spirituelle Vereinigung von *Shakti* und *Purusa*. Allmählich werden Sie die Einheit mit dem *Purusa* erleben und sich im *Purusa* auflösen. Das wird *Loyo-Siddhi-Yoga Samadhi* genannt.

Bhakti-Yoga Samadhi bedeutet: ›Samadhi durch hingebungsvolle Liebe.‹

Sitzen Sie in einer meditativen Stellung und konzentrieren Sie sich auf das *Anahata* Chakra. Fühlen Sie die lebendige Gegenwart Ihres *Ista Devata* (die bevorzugte Gottheit). Lieben Sie diese Form Gottes, stellen Sie sich ihr Leben vor, sinnen Sie über ihre Lehren nach und denken Sie an ihre Liebe und Freundlichkeit. Sie werden Freudentränen vergießen und in den Zustand des *Samadhi* eintreten. Dieser Zustand wird *Bhakti-Yoga Samadhi* genannt. Er ähnelt dem Zustand des *Bhava Samadhi*. *Bhava* bezeichnet eine Einstellung oder ein Gefühl und den höchsten Grad von *Bhakti*. *Bhava Samadhi* wurde von Sivanada als höchster *Samadhi* des *Bhakti-Yoga* bezeichnet. (Swami Sivananda ist ein bekannter Heiliger, der etwa bis zur Mitte dieses Jahrhunderts lebte.)

Raja-Yoga Samadhi bedeutet: ›Samadhi durch den königlichen Yoga.‹

Sitzen Sie in einer meditativen Stellung. Üben Sie Pranayama. Alle Ablenkungen und alle materielle Verhaftung verschwindet durch Pranayama. Konzentrieren Sie sich dann auf das *Sahasrara* Chakra oder auf das *Ajna* Chakra. Vergessen Sie Ihr Körperbewußtsein und fühlen Sie, daß Sie im göttlichen Bewußtsein aufgehen. Außer dem göttlichen Bewußtsein existiert nichts anderes mehr. Allmählich führt Sie das göttliche Bewußtsein zum Zustand des *Samadhi*. Dieser Zustand wird *Raja-Yoga Samadhi* genannt.

Alle oben erwähnten sechs Zustände des *Samadhi* werden auch *Hatha-Yoga Samadhis* genannt. Diese *Samadhis* sind nicht der höchste Zustand von *Samadhi*, und sie können einem die Befreiung nicht geben. Diese *Samadhis* sind Vorbereitungen für den Zustand des *Nirvikalpa Samadhi*.

Hiermit sind die Ausführungen über Astanga Yoga, den achtstufigen Weg des Yoga nach Rishi Patanjali, beendet.

5. Samayama (Zusammenarbeit von Dharana, Dhyana und Samadhi)

Rishi Patanjali schreibt in den Yogasutren, Teil 3, Sutra 4:

trayam ekatra samayamah.

Trayam bedeutet: ›die drei‹ (gemeint sind hier *Dharana*, *Dhyana* und *Samadhi*);
Ekatra bedeutet: ›zusammen‹;
Samayamah bedeutet: ›eine bestimmte Methode.‹

Das Sutra gibt Antwort auf die Frage: Was ist *Samayama*?

Das ganze Sutra bedeutet: ›Wenn die drei (nämlich *Dharana*, *Dhyana* und *Samadhi*) zusammenarbeiten, dann heißt das *Samayama*.‹

Yama, *Niyama*, *Asana*, *Pranayama* und *Pratyahara* sind äußere Wege, *Dharana*, *Dhyana* und *Samadhi* sind innere Wege.

Am Anfang ist es schwierig, die Aufmerksamkeit auf einen Punkt zu fixieren, tief in die Meditation einzutauchen und das Ergebnis der Meditation, nämlich *Samadhi* zu erfahren. Aber im fortgeschrittenen Stadium sind diese drei untrennbar. Ohne *Dharana* gibt es kein *Dhyana*, und ohne *Dhyana* kein *Samadhi*. *Dhyana* folgt *Dharana* und *Samadhi* folgt *Dhyana*.

Wer *Samayama* meistert, erhält *Prajna* oder Licht des intuitiven Wissens. Er bekommt die direkte Wahrnehmung der Wahrheit über die Objekte. Je mehr sich der Zustand des *Samayama* festigt und vertieft, desto deutlicher werden *Prajna* und *Samadhi*.

Das Wissen oder *Prajna*, das von *Samadhi* kommt, ist das wahre Wissen. Wenn der Yogi durch regelmäßiges Üben im Yoga weiterkommt, dann erhält er gleichzeitig auch *Prajna* oder Wissen.

Sieben Stufen von Prajna oder dem Wissen

In der Yogabashistha steht: Die erste Stufe von *Prajna* ist *Shuvechha*, die zweite *Vicarana*, die dritte *Tanumanasa*, die vierte *Sattvapati*, die fünfte *Asamshaktika*, die sechste *Pararthabhavini* und die siebte *Turyaga*.

Shuvechha: Wenn der Wunsch nach Befreiung im Geist auftaucht, zusammen mit Gewissen und Freiheit von Leidenschaft, dann wird dieses Stadium *Shuvechha* genannt. Nur Atma kann diesen Zustand herbeiführen.

Vicarana: Wenn die Urteilskraft kommt, nachdem der Yogi gut zugehört und tief über eine Sache nachgedacht hat und er auf jedem Schritt den Gedanken an Gott in sich trägt, dann hat er den Zustand von *Vicarana* erreicht.

Tanumanasa: Wenn der Yogi alle materiellen Wünsche verläßt und sich zu Gottes Füßen in der Meditation hingibt und wenn das Bewußtsein des Körpers und des Geistes nicht mehr vorhanden ist, dann hat er den Zustand von *Tanumanasa* erreicht.

Sattvapati: Wenn der Yogi von allen Wünschen frei ist und nur noch die Existenz der wahren Natur erlebt, wenn er nur noch spürt, daß nichts ohne Atma existiert, dann hat er den Zustand von *Sattvapati* erreicht.

Asamshaktika: Wenn der Yogi frei ist von der Wahrnehmung der Dualität und fühlt ›Ich bin ER‹, dann hat er den Zustand von *Asamshaktika* erreicht.

Pararthabhavini: Wenn sich der Geiststoff vollständig und ohne einen zweiten Gedanken in Brahma aufgelöst hat, dann hat der Yogi den Zustand von *Pararthabhavini* erreicht.

Turyaga: Wenn weder willkürlich noch unwillkürlich Unruhe im Geist besteht, dann befindet sich der Yogi immer im Gottesbewußtsein. Dieser Zustand heißt *Turyaga*.

Bashisthadev, eine Rishi des Altertums, hat die sieben Stadien von *Prajna* oder dem Wissen, der Qualität des Sadhana entsprechend, beschrieben. Seiner Beschreibung gemäß werden die *Prajnas* in vier Wissensarten oder *Prajnas* eingeteilt und ausgedrückt.

1. *Atmajnana* (Wissen über die individuelle Seele)
2. *Prakritijnana* (Wissen über die Natur)
3. *Purusajnana* (Wissen über den *Purusa* oder die universale Seele) und
4. *Brahmajnana* (Wissen über die universale Seele oder das eine, unteilbare *Brahma*).

Diese vier Arten von *Jnana*, dem Wissen, heißen *Tattvajnana*. *Tattva** bedeutet Element oder Körper, und *Jnana* bedeutet Wissen. *Tattvajnana* ist die fundamentale Wahrheit oder das göttliche Wissen.

Paramatma oder die Seele ist der Ursprung all diesen Wissens, bzw. dieser Weisheit. Es handelt sich sowohl um spirituelles als auch um materielles Wissen.

Durch *Atmajnana* (Wissen über die individuelle Seele) kann *Atmatattva* bestimmt werden. Das Thema von *Atmatattva* ist die Seele, die sich durch die Hülle eines grobstofflichen Körpers ausdrückt.

Durch *Prakritijnana* (Wissen über die Natur) kann *Vidyatattva* (reines Wissen) bestimmt werden. Das Thema von *Vidyatattva* ist die Seele, die sich durch die Hülle eines astralen Körpers ausdrückt.

Durch *Paramatmajnana* (Wissen über die allumfassende Seele) kann *Paramatmatattva* bestimmt werden. Das Thema von *Paramatmatattva* ist die Seele, die sich durch die Hülle eines kausalen Körpers ausdrückt.

Durch *Brahmajnana* (Wissen über die allumfassende Seele oder das Eine, Unteilbare) kann *Brahmatattva* bestimmt werden. Das Thema von *Brahmatattva* ist die Seele, die ohne Hülle existiert.

Atmatattva: Das Wissen über *Sthula Sharira* (den grobstofflichen Körper s. Seite 14) heißt *Atmatattva*. *Atma* (die Seele) drückt sich in *Tattva* (dem Körper) aus. *Atmatattva* ist das Wissen über den Körper von Kopf bis Fuß. Dieser Körper besteht aus Eizelle, Samen, Blut, den fünf grobstofflichen Elementen, den körperlichen Funktionen, dem Ergebnis dieser Funktionen, den Tugenden des Körpers und seinen verschiedenen Entwicklungsstadien wie Kindheit, Knaben- bzw. Mädchenalter, Jugend, mittleres Lebensalter und Alter. Dazu gehören seine Krankheiten und die Ursache seiner Leiden und Schmerzen, also alles, was zwischen Geburt und Tod geschieht. Das Wissen über die Nadis und über die Chakras in der Wirbelsäule (s. Seite 114 ff.) ist in *Atmatattva* miteingeschlossen.

Vidyatattva: *Vidyatattva*, das reine Wissen oder die Weisheit, kann man durch *Shaktitattva* bekommen.

Shakti bedeutet Kraft und Wissen. Nach der Yogaphilosophie unterscheiden sich Kraft und Wissen nicht voneinander. *Shakti* ist ein Aspekt der göttlichen Mutter. Die kraftvolle Mutter Natur existiert in diesem grobstofflichen Körper. Sie rettet und befreit den *Jiva*. Wer sie erweckt, erhält Wissen über sie. Dieses Wissen wird *Shaktitattva* genannt.

Wie man durch das Studium von *Atmatattva* alles über *Sthula Sharira* (den grobstofflichen Körper) erfahren kann, so kann man durch das Studium von *Vidyatattva* alles über *Linga Sharira* (den feinstofflichen Körper) erfahren. Der feinstoffliche Körper besteht aus 19 Elementen, nämlich den fünf Wissensorganen, den fünf Handlungsorganen, den fünf Sinnesobjekten (s. Seite 13 f.) *Citta* (psychisches Herz), *Manas* (Sinnesbewußtsein), *Buddhi* (Intelligenz) und *Ahamkara* (Ichbewußtsein). Ohne die Seele kann weder dieser feinstoffliche noch irgendein anderer Körper existieren. *Vidyatattva* schließt auch das Wissen über *Kundalini Shakti* mit ein. Diese *Shakti* ist die Ursache des grobstofflichen und des feinstofflichen Körpers und die Ursache aller Qualitäten und Handlungen des *Jivatma*. Im *Jiva* existiert *Shakti* als *Kundalini Shakti*. Sie drückt sich aus durch *Kriyashakti* (die Handlungskraft), durch *Icchashakti* (die Willenskraft) und durch *Jnanashakti* (die Kraft des Wissens).

Kriyashakti, die Handlungskraft, ist eine *Brahmashakti*, also eine göttliche Kraft. Sie befindet sich im *Muladhara* Chakra und erschafft die Erde durch Raja Guna.

---

* die eigentliche Bedeutung von TATTVA läßt sich nicht durch ein englisches oder deutsches Wort wiedergeben. Es bedeutet Element, umfaßt aber sowohl grobstoffliche als auch feinstoffliche Elemente. So sind z. B. Erde, Wasser, Feuer, Luft, Äther, individuelle Seele und allumfassende Seele alles TATTVAS.

Icchashakti, die Willenskraft, ist auch eine *Brahmashakti*. Sie befindet sich im *Swadisthana* Chakra und erhält dieses Universum.

Jnanashakti, die Kraft des Wissens, ist auch eine *Brahmashakti*. Sie befindet sich im *Monipura* Chakra und befreit den *Jivatma* durch das Wissen vom Ozean des *Samskara* (dem Kreislauf der weltlichen Existenz, d. h. dem Kreislauf von Tod und Wiedergeburt).

Shakti drückt sich durch *Vidya* (reines Wissen) aus. Und sie ist die Hülle des Wissens als Schöpferin von *Maya* oder der Illusion. Sie drückt sich als *Avidya* oder Unwissenheit aus. Und sie gewährt die Erlösung als *Kundalini Shakti*. Das Studium des *Vidyatattva* kann der Suchende durch *Samayama* mit Hilfe Atmas vollenden.

Paramatmatattva: Der Ort *Paramatmas* befindet sich im tausendblättrigen Lotos des *Sahasrara* Chakra in der Fontanelle. ER existiert in SEINER Schöpfung, die dem Einfluß von *Maya* oder der Täuschung unterworfen ist. Wenn ER *Avidya* unterworfen ist, dann wird ER *Jiva* (Verkörperung) genannt. ER wird dann zunächst zu *Karana Sharira*, dem Kausalkörper. Der *Karana Sharira* besteht aus *Citta, Buddhi, Manas, Ahamkara* und den fünf ursprünglichen Elektrizitäten. Alle diese Elemente gehen aus *Citta* hervor. (Aus den fünf Elektrizitäten gehen die übrigen 15 Elemente des astralen Körpers hervor.) Der *Karana Sharira* oder Kausalkörper wird auch als *Prakriti* (Natur) bezeichnet. Er kann aber ohne reines Bewußtsein, d. h. ohne *Paramatma* nicht existieren. Also wird *Paramatmatattva* im *Tantra Shastra* (den Schriften des Tantra) *Karana Sharira* genannt.

In der Meditation kann man diesen *Karana Sharira* fühlen.

Brahmatattva: Die Einheit von *Kundalini Shakti* und *Paramshiva* wird *Brahmatattva* genannt.

Ohne Samadhi-Yoga kann man *Brahma* nicht erkennen. Die Einheit von *Prakriti* und *Purusa* kann man nur im *Samadhi* fühlen.

Die große Kraft, die in der Welt der Erscheinungen existiert, wird *Shakti* (Kraft) oder *Prakriti* (Natur) genannt. Das ganze Bewußtsein, das in der Erscheinungswelt existiert, wird *Purusa* genannt. Wenn man fühlt, daß dieses Bewußtsein und diese *Shakti* bzw. *Prakriti* eins sind, und wenn man erkennt, daß sowohl *Shakti* als auch das Bewußtsein vergehen, wenn sie voneinander getrennt werden, dann wird man *Brahma* erkennen. Der eine Brahma ist, wie eine Kichererbse, in zwei Teile aufgeteilt, in Bewußtsein und Kraft.

6. Vibhuti (Herrlichkeit des Yoga)

Nachdem er *Samayama* gemeistert hat, erfährt ein Yogi die sieben Stadien von *Prajna* oder dem Wissen, die oben beschrieben wurden. Zusammen mit diesen Prajnas erhält ein Yogi auch *Vibhutis*, das sind göttliche Kräfte.

Was sind *Vibhutis*? *Vibhuti* bedeutet Majestät oder Herrlichkeit Atmas. Wenn der Ausdruck Atmas vom Yogi wahrgenommen werden kann, dann wird das *Vibhuti* genannt.

Im allgemeinen denken die Leute, daß *Vibhutis* mysteriöse Kräfte sind. *Vibhutis* kommen von alleine zu dem Yogi, der *Samayama* gemeistert hat. Ein wahrer Yogi erwartet *Vibhutis* nicht als Ergebnis seiner Meditation. Er wird weder von Stolz überwältigt, wenn er sie erhält, noch wird er unglücklich, wenn sie nicht erscheinen. Er denkt, daß diese *Vibhutis* Atma gehören, und er spürt die Gegenwart Atmas in diesen *Vibhutis*. Ein Yogi, der *Vibhutis* als Frucht seines spirituellen Fortschritts erwartet, fällt schnell von seinem Weg zu Atma herunter.

Folgende *Vibhutis* erlangt ein Yogi durch *Samayama*.

Ergebnisse durch Samayama

Wenn *Samayama* praktiziert wird, dann kommt es zur Vollendung des Körpers. Der Körper bekommt eine schöne Ausstrahlung, Stärke, Zähigkeit usw.

Durch *Samayama* über die Kontrolle der Sinne erhält ein Yogi den Sieg über die Sinne.

Durch Kontrolle über die Sinne erhält der Yogi Geschwindigkeit des Geistes, Sinneswahrnehmungen ohne die Sinnesorgane und Eroberung der Natur.

Durch *Samayama* über Buddhi erhält ein Yogi das Wissen über psychische Abläufe und reines Wissen über die Seele. Er wird allmächtig und allwissend.

Durch *Samayama* über die Nichtverhaftung zerstört ein Yogi alle Samen des Karmas und erlangt Befreiung. Das ist das Stadium der absoluten Einheit mit dem Purusa.

Durch *Samayama* über den unteilbaren Moment und die Abfolge solcher Momente erhält ein Yogi unterscheidendes Wissen.

Durch *Samayama* über unterscheidendes Wissen erhält ein Yogi die Fähigkeit zur Unterscheidung zweier ähnlicher Ereignisse und Dinge, deren Unterschied nicht durch Art, Zeichen und Ort gemessen werden kann.

Durch *Samayama* über unterscheidendes Wissen erhält ein Yogi *Tarakjnana* oder absolutes unterscheidendes Wissen. *Tarakjnana* ist das Wissen, das zur Erlösung führt. Es ist intuitives Wissen. Es besitzt alles und alle Möglichkeiten für seinen Wirkungsbereich. Es befindet sich jenseits des Augenblicks und jenseits der Abfolge von Augenblicken. Es führt einen Yogi dazu, das Rad von Geburt und Tod zu zerbrechen. Es ist das höchste Wissen.

Durch *Samayama* erwirbt ein Yogi Wissen über Vergangenheit und Zukunft. Die Worte, ihre Bedeutung und die Idee erscheinen ihm als eines, denn sie stimmen miteinander überein.

Durch *Samayama* der Unterscheidung und Analyse erhält ein Yogi Wissen über die Laute aller lebenden Wesen.

Die Laute aller Lebewesen, von den Insekten bis zu den Menschen, können von einem Yogi unterschieden werden, denn er spürt die Einheit mit Atma, der in ihm als Wissen und als Bewußtsein existiert. Er drückt sich als der Laut jedes lebenden Wesens aus. Das ganze Universum wird durch den Klang ausgedrückt. Alles ist aus dem Klang geboren und alles löst sich im Klang auf. Form ist der äußere Ausdruck des Klanges. Was nach außen als Form erscheint, ist im Inneren Klang. Wenn alle Namen aus der Welt verschwinden, dann existiert auch die Welt nicht mehr. Jeder Klang hat eine Bedeutung, der Klang, seine Bedeutung und seine Form sind das gleiche. In dem Moment, in dem der Klang entsteht, entstehen auch seine Bedeutung und Form. Die Kraft des Klanges ist seine Bedeutung.

Durch *Samayama* über das Hören von *Nada* (einem Ton) erhält ein Yogi das göttliche Hören.

Durch *Samayama* über die eigenen Eindrücke erhält der Yogi das Wissen über vergangene und zukünftige Inkarnationen von sich selbst und von anderen. Was sind Inkarnationen? *Samskara* oder Inkarnationen sind die Wünsche, die ständig in unserem Geist auftauchen und die zu bleibenden Eindrücken werden. Diese Eindrücke tauchen aus einer verborgenen Ebene auf und versinken wieder, sie verschwinden aber nicht für immer. Diesen Eindrücken entsprechend, wird der Jiva geboren, leidet er, erfreut er sich, stirbt usw.

Durch *Samayama* über sein eigenes *Citta* (hier: Geiststoff) kennt ein Yogi auch den Geist von anderen. Wenn er sein eigenes *Citta* wahrnimmt, kann er automatisch auch den *Citta* von anderen durchdringen, denn jeder individuelle *Citta* ist mit dem kosmischen *Citta* verbunden.

Durch *Samayama* über die Form und Farbe des Körpers kontrolliert ein Yogi die Wahrnehmbarkeit des Körpers. Wenn die Wahrnehmung von Farbe und Form des Körpers kontrolliert wird, kann er nicht mehr gesehen werden.

Durch *Samayama* über die Karmas (Handlungen), erhält ein Yogi Wissen über den Tod und zu welcher Zeit und an welchem Ort er eintreten wird.

Durch *Samayama* über Freundlichkeit und Leidenschaft erhält ein Yogi körperliche, geistige und spirituelle Stärke.

Durch *Samayama* über verschiedene Kräfte erhält ein Yogi die Stärke eines Elefanten.

Durch *Samayama* über die Ausstrahlung (Licht, das einem Yogi in höherem Bewußtseinszustand während der Meditation erscheint) und über strahlendes Licht erhält ein Yogi intuitives Wissen über feinstoffliche Zusammenhänge.

Durch *Samayama* über die Sonne erhält ein Yogi Wissen über dieses Universum. Die Sonne ist die Seele dieses Universums. Das manifestierte Universum besteht aus nichts anderem als aus Sonnenenergie. Die Sonne drückt sich im ganzen Universum aus, also gibt *Samayama* über die Sonne Wissen über das Universum.

Durch *Samayama* über den Mond erhält ein Yogi Wissen über die Sterne und die Planeten.

Durch *Samayama* über den Polarstern erhält ein Yogi Wissen über die Positionen und Bewegungen der Planeten und über ihre Beziehungen zueinander.

Durch *Samayama* über das Nabelzentrum erhält ein Yogi das Wissen über alle körperlichen Systeme und ihre Funktionen.

Durch *Samayama* über den Ort von Hunger und Durst besiegt ein Yogi Hunger und Durst. Hunger wird vom Unterleib und Durst von der Kehle verspürt.

Durch *Samayama* über den Kurma Nadi (das Zentrum des Gleichgewichts und der Schwere) erhält ein Yogi Beständigkeit des individuellen Bewußtseins.

Durch *Samayama* über strahlendes Licht im Zentrum des Kopfes erhält ein Yogi die Schau befreiter Seelen, Götter usw.

Durch *Samayama* über strahlendes Licht des Purusa erhält ein Yogi *Pratibhadjnana* oder intuitives Wissen. Und durch *Pratibhadjnana* erhält er auch alle anderen Arten von Wissen. Wenn *Pratibhadjnana* erscheint, dann erreicht ein Yogi Wissen gleich dem Sonnenaufgang.

Durch *Samayama* über das Herz empfängt ein Yogi Wissen über das kosmische Herz.

Durch *Samayama* mit dem Herzen über die Lebensbewegung und das Bewußtsein erreicht ein Yogi Vereinigung und Identität mit dem Überbewußten.

Durch *Samayama* über den Purusa erreicht ein Yogi eine Ausweitung der sinnlichen Wahrnehmung, dazu gehören z. B. die Fähigkeit vorauszuhören, Berührungen intensiver wahrzunehmen, vorauszusehen, vorauszuschmecken und Gerüche intensiver wahrzunehmen.

Wenn ein Yogi die Ursache der Bindung löst, wird er frei, und sein Geiststoff tritt in den Körper der anderen ein. Diese Durchdringung kann er an Lebenden und Verstorbenen und an entfernt lebenden Menschen praktizieren. Es ist auch möglich, den Geist von Menschen zu durchdringen, die nach dem Tod einen anderen Körper angenommen haben. Es ist außerdem möglich, jede Materie zu durchdringen.

Durch *Samayama* empfängt ein Yogi den Sieg über die Udana Luft. Udana ist die aufsteigende Luft, die körperliche und psychische Energien trägt. Durch diese Luft spricht, lacht und weint der Mensch. Sie reicht vom Kehlkopf zum Gehirn (s. Seite 142f.). Durch *Samayama* über diese Luftart erlangt ein Yogi die Fähigkeit, in Wasser und Schlamm nicht einzusinken und sich von Nägeln und Dornen nicht verletzen zu lassen. Außerdem kann er extreme Hitze und Kälte aushalten. Sein Körper wird so stark, daß er auf Nägeln schlafen kann.

Durch *Samayama* über die *Samana* Luft erhält ein Yogi Wissen über metabolische, chemische, biochemische und biologische Kräfte. Die *Samana* Luft reguliert Hitze und Kälte des Körpers. Wenn ein Yogi die Meisterschaft über die *Samana* Luft erreicht, kann er Licht in seinem Körper erzeugen. Sein ganzer Körper kann voller Licht werden.

Durch *Samayama* über die Beziehung von Körper und Äther erreicht ein Yogi die Macht, im Raum zu schweben.

Durch *Samayama* über *Mahavideha* (Austritt aus dem Körper) erscheint durch die Ent-Täuschung des Geistesstoffes die Wirklichkeit, und die Unwissenheit, die die Natur der Realität verbirgt, wird zerstört. Wenn ein Yogi sein Körpergefühl vergißt und fühlt, daß er sich im Raum auflöst, dann erscheint *Mahavideha Vibhuti*, und die Hülle Atmas wird zerstört.

Durch *Samayama* über die grobstoffliche Materie, ihre wesentlichen Formen, ihre feinen Bestandteile, ihre Tanmatras usw. erhält ein Yogi Sieg über die Materie und ihre Energie.

Durch die Meisterschaft über die Materie, die Energie und ihre Elemente erhält ein Yogi die acht übernatürlichen Kräfte, die Vollendung des Körpers und des Geistes, das Verständnis der Qualitäten von Materie, Energie und den Elementen.

Es gibt acht übernatürliche Kräfte:

Anima: wörtliche Bedeutung: Kleinheit, Feinheit; hier: die übernatürliche Kraft, die Kleinheit eines Atoms anzunehmen.

Mahima: wörtliche Bedeutung: Macht, Kraft; hier: die übernatürliche Kraft, sich beliebig auszudehnen.

Gorima: wörtliche Bedeutung: Schwere; hier: die übernatürliche Kraft, sich beliebig schwer zu machen.

Laghima: wörtliche Bedeutung: Leichtheit; hier: die übernatürliche Kraft, sich beliebig leicht zu machen.

Prapti: wörtliche Bedeutung: das Ankommen, das Erreichen; hier: die übernatürliche Kraft, jeden Ort zu erreichen.

Prakamya: wörtliche Bedeutung: Freiheit des Willens, Eigenwilligkeit; hier: die übernatürliche Kraft, alle Wünsche und Sehnsüchte zu erfüllen.

Ishitva: wörtliche Bedeutung: Überlegenheit, Hoheit; hier: die übernatürliche Kraft, das Universum zu entwickeln, zu erhalten und aufzulösen.

Vashitva: wörtliche Bedeutung: Unterwerfung, Herrschaft; hier: die übernatürliche Kraft der Unterwerfung und der Herrschaft über alle Dinge.

All diese *Vibhutis* gehören Atma. ER drückt sich in all diesen *Vibhutis* aus. Der Yogi muß erkennen, daß es Atma ist, der ihm aus seiner Güte diese *Vibhutis* gewährt, damit er SEINE Allgegenwart erfahren kann. Wenn ein Yogi dieses übernatürliche Wissen empfängt und es ohne Verhaftung benutzt, dann führt ihn dieses Wissen zur Befreiung. Aber wenn ein Yogi dieses Wissen mit Verhaftung, d.h. aus egoistischen Motiven benutzt, dann fällt er von seinem Bewußtseinszustand herunter, und dieses Wissen wird zu einem Hindernis für ihn. Sein Geist wird abgelenkt und sein Ego wird sich wieder bilden. Ein Yogi sollte sein wahres Ziel niemals vergessen. Diese *Vibhutis* sind Spiele des Atma. Wer Atma vergißt, nachdem er *Vibhutis* erhalten hat, ist der unglücklichste Mensch auf dieser Welt.

Mit Hilfe all dieser Kräfte kann ein Yogi alles tun und erreichen. Wenn Verhaftung, Stolz und Ärger jedoch nicht vollständig kontrolliert werden, wenn also ein Mensch diese Fähigkeiten entwickelt hat, der noch nicht in der Lage ist, richtig mit ihnen umzugehen, dann müssen diese Kräfte in ihm vollständig zerstört werden.

Wenn *Citta* und *Buddhi* rein und fein geworden sind wie der *Purusa*, dann ist die Befreiung erreicht.

Der *Purusa* ist immer frei, aber aufgrund der Begrenzung von *Citta* sind die absolute Natur und die absolute Befreiung des *Purusa* noch nicht verwirklicht. Es ist nicht so, daß es in der Macht des Menschen liegt, diese Befreiung zu erreichen, aber im Menschen befindet sich diese wesentliche Natur, ob sie verwirklicht ist oder nicht.

Im Zustand der Befreiung wird der Dualismus von *Purusa* und *Prakriti* beseitigt. *Prakriti* wird in diesem Zustand als wesentliche Energie des *Purusa* angesehen. Diese Identität des *Purusa* ist *Kaivalya* oder Einheit.

7. Mukti (Befreiung)

Was ist *Mukti**?

Mukti oder Befreiung heißt der Zustand, in dem alle Bindungen an diese vergängliche Welt untergegangen sind, weil der Yogi zwischen dem Vergänglichen und dem Ewigen unterschieden hat und weil er das Ewige wahrgenommen hat.

Shankaracharya, der geistige Lehrer des Vedanta, sagte:

anatmabhute dehadabatmabudhistu dehinam savidya tatkrite baddhastannsho moksha uchayate.

Das bedeutet: ›Der Jiva ist ganz mit dem Körper und mit den Sinnen beschäftigt. Er denkt, daß ihm dieser Körper gehört, und er wird von seinem Ich-Bewußtsein oder Ego-Bewußtsein beherrscht. Das ist *Avidya* oder Unwissenheit. Aufgrund des Ich-Bewußtseins ist er gefesselt, aber wenn dieses *Avidya* oder diese Unwissenheit vollkommen und dauerhaft zerstört wird, dann erlangt er Befreiung.‹

Avidya wird durch die Seele geschützt. Es wird auch durch die Seele ausgedrückt. *Avidya* ist unwahr und unbeschreiblich. Es ist weder gut noch schlecht, es bedeckt die Seele mit einer Hülle der Unwissenheit. Durch *Avidya* wird die menschliche Seele daran gehindert, die Wahrheit zu erkennen. Sie wird von materiellen Wünschen, Leidenschaften, materiellem Wohlstand usw. überwältigt. Sie versucht, Frieden und Glück durch materielle Objekte zu finden. Die Wünsche nach *Mukti* können keinen Platz im Herzen einnehmen. Geburt nach Geburt wird

---

* Manchem wird der Begriff Moksha geläufiger sein. Im wesentlichen bedeuten Mukti und Moksha dasselbe.

sie in verschiedenen Umgebungen wiedergeboren und an das Rad von Schmerzen und Leiden, Tod und Wiedergeburt gebunden.

Wenn die gleiche menschliche Seele davon genug hat und spürt, daß sie einer Täuschung zum Opfer gefallen ist, und daß diese materielle Welt aus nichts als Täuschung besteht, wenn sie sich Gott hingibt und tief in den Ozean der Meditation eintaucht, wird sie allmählich völlig frei von materieller Verhaftung, sinnlichen Objekten und weltlicher Täuschung. Sie erreicht *Mukti* oder Befreiung. Sie muß am Anfang hart dafür arbeiten, denn die Sinne und das materielle Bewußtsein werden sie viele Male versuchen, das materielle Angebot zu kosten. Solange der Mensch nicht den höchsten Bewußtseinszustand erreicht hat, in dem Sinne und Geist völlig kontrolliert werden, wird er sehr sorgfältig voranschreiten müssen. Wenn er einmal dieses höchste Bewußtsein erreicht hat, kann er nicht mehr aus seiner Bahn geworfen werden. Die materielle Welt wird dann für ihn zu einer Fata Morgana. In allem wird er die Widerspiegelung der Seele erkennen.

Shankaracharya sagte: »Gleichgültigkeit gegenüber weltlichen Interessen wird *Mukti* oder Befreiung genannt. Wenn man wahres *Tattvajnana* (s. Seite 178 f.) erhält, kann man Atma entdecken, aber ohne Gleichgültigkeit den weltlichen Interessen gegenüber ist es nicht möglich, *Tattvajnana* zu erhalten. Also ist es die erste Pflicht jedes Menschen, *Tattvajnana* zu erlangen, denn dann erreicht er *Mukti*.«

Mukti kann man durch Lesen von Büchern oder dadurch, daß man zum Schriftgelehrten wird, nicht erreichen. Es ist auch nicht möglich, *Mukti* zu erreichen, indem man ständig betet, geistliche Lieder singt oder in die Kirche, den Tempel oder die Moschee geht. Nur wer sich streng und vorsichtig darum bemüht, Atma zu verwirklichen, hat die Möglichkeit, die Befreiung zu erreichen. Wer Atma in jedem Moment sucht, dem enthüllt sich Atma. Durch die Führung Atmas erlangt ein Sadhaka *Tattvajnana*. Durch *Sadhana* oder spirituelle Übung muß erst die Trägheit des *Citta* (hier: Geiststoff) beseitigt werden, so daß die Widerspiegelung Atmas deutlich auf dem klaren Spiegel des *Citta* reflektiert werden kann. Dann zeigt Atma das Licht des *Tattvajnana*, und *Tattvajnana* führt zur Befreiung.

Wer *Tattvajnana* erhält, hat alles Karma verbrannt. Wenn ein Yogi erkennt, daß alles Karma Atma gehört, wird er vom Karma befreit. Die Ursache des Karma ist Atma, aber Atma ist nicht mit dem Karma verhaftet. Atma ist das Feuer, und wenn ein Yogi diese Wahrheit erkennt, wird er auch zu Feuer, und alles Karma wird von ihm verbrannt.

Atma ist frei von Geburt und Tod. Wenn ein Yogi diese Wahrheit erkennt, dann wird auch er frei von Geburt und Tod und erreicht die Befreiung.

Solange er auf dieser Welt lebt, wird er nur *Amrita* (Nektar) trinken, er genießt diesen Nektar, er erfreut sich am Nektar der Vereinigung mit Paramatma. Er sieht *Amrita*, er trinkt *Amrita*, er trägt *Amrita*, er verteilt *Amrita* und er wird zu *Amrita*.

OM TAT SAT OM
OM SHANTI OM SHANTI OM SHANTI*

---

* *Shanti* bedeutet ›Frieden‹. Das dreimalige Wiederholen von *Shanti* bezieht sich auf den körperlichen, geistigen und seelischen (bzw. grobstofflichen, astralen und kausalen) Frieden.

Teil 7
Yoga und Ernährung

Eine ausgewogene Kost, die mit Gottesbewußtsein eingenommen wird, hilft, den Körper gesund und leistungsfähig zu erhalten. Durch eine ausgewogene Ernährung kann das Körpersystem harmonisch arbeiten. Da Körper, Geist und Seele eine Einheit bilden, wird durch die richtige Ernährung nicht nur der Körper gut aufgebaut, sondern auch der geistige Zustand ausgeglichener. Die positiven Wirkungen der Asanas, der Pranayamaübungen und der Meditation werden unterstützt. Der folgende Teil enthält Anregungen für eine gesunde Ernährung. Ein Yogaschüler sollte in seinen Essensgewohnheiten jedoch nicht fanatisch sein. Das wichtigste ist, jede Nahrung Gott anzubieten, wodurch sie gereinigt wird. Yoga kann unter allen äußeren Umständen praktiziert werden. Eine gute Ernährung wirkt unterstützend, ist aber nicht unbedingt erforderlich.

In der Bhagavad Gita steht:

ayuh sattva balarogya sukhapriti vivardhanah rasyah snigdhah sthira hridya aharah sattvika privah.

Ayuh bedeutet: ›Diese Nahrungsmittel erhöhen die Lebensdauer.‹ Ein Beispiel hierfür ist Ghee (Butteröl oder geklärte Butter).

Sattva bedeutet: ›Diese Nahrungsmittel besitzen sattvische Qualitäten‹ (s. Seite 12 f.). Beispiele hierfür sind Früchte.

Bal bedeutet: ›Diese Nahrungsmittel geben Stärke und Vitalität.‹ Ein Beispiel hierfür ist Milch.

Arogyam bedeutet: ›Diese Nahrungsmittel heilen und beugen Krankheiten vor.‹ Beispiele hierfür sind Bitterkräuter.

Sukhapriti bedeutet: ›Diese Nahrungsmittel regen das Gesamtsystem an und haben zugleich eine besänftigende Wirkung auf den ganzen Körper.‹ Ein Beispiel hierfür ist Buttermilch.

Rasyah bedeutet: ›Diese Nahrungsmittel sind wohlschmeckend, saftig und weich.‹ Beispiele hierfür sind Süßigkeiten wie Honig und Melasse.

Snigdhah bedeutet: ›Diese Nahrungsmittel besänftigen und haben eine beruhigende Wirkung.‹ Ein Beispiel hierfür ist Butter.

Sthira bedeutet: ›Diese Nahrungsmittel beruhigen und bauen den körperlichen Verfall wieder auf.‹ Beispiele hierfür sind eiweißhaltige Nahrungsmittel, wie frischer Käse, Fisch und Sojabohnen.

Hridya bedeutet: ›Diese Nahrungsmittel sind leicht verdaulich und fördern eine rasche Ausscheidung.‹ Ein Beispiel hierfür ist Quark.

Ahara bedeutet ›Nahrung.‹

Sattvika Priyah bedeutet: ›Diese Nahrungsmittel werden vom *Sattvika* geliebt.‹ Ein *Sattvika* ist ein Mensch mit den sattvischen Eigenschaften gut, licht und rein (s. Seite 12 f.).

Die angeführte Stelle aus der Bhagavad Gita kann zusammenfassend so wiedergegeben werden: Ein *Sattvika* (ein Mensch, der gut, licht und rein ist) schätzt Nahrungsmittel, die die Lebensdauer erhöhen, die sattvische Qualitäten geben, die Stärke, Vitalität, Gesundheit, Glück und Zufriedenheit fördern, die dem Aufbau des Körpers dienen und wohlschmeckend, saftig, beruhigend und leicht verdaulich sind.

In der Bhagavad Gita wird des weiteren folgende Anweisung gegeben:

yuktahara viharasya yuktacestasyakrmasu yuktasvapnavabodhasya yogo bhavati duhkhaha.

Yuktahara bedeutet: ›Die Nahrung ist zu begrenzen, die Nahrungsmenge ist genau zu bemessen, und während der Zeit, in der man die Nahrung zu sich nimmt, sollte man die Einheit mit Atma fühlen.‹

In den Yogaschriften wird folgende Anweisung gegeben: 50 % des Magens sollte mit Nahrung angefüllt werden, 25 % mit Wasser und die restlichen 25 % mit Luft.

Vihara bedeutet: ›Die Bewegung ist zu begrenzen, und bei jeder Bewegung sollte man die Einheit mit Atma fühlen.‹

Unsere körperlichen Bewegungen sollten maßvoll sein, damit unser Körper Fitneß und Gesundheit bewahrt und nicht übermüdet wird.

Yuktacestasyakarmasu bedeutet: ›Asanas, Pranayama, Meditation und andere spirituelle Praktiken sollte man regelmäßig und beharrlich üben.‹

Yuktasvapnavabodhasya bedeutet: ›Der Schlaf sollte maßvoll sein.‹

Zu viel Schlaf macht den Körper träge und führt zu erhöhter Schleimbildung, die die Nervendurchgänge blockiert und den sanften Fluß der Luft im Körper verhindert. Als Ergebnis davon tauchen Krankheiten auf, die ein Hindernis auf dem Weg des Yoga sind. Sechs bis acht Stunden Schlaf sind für einen Erwachsenen genug. Auf der anderen Seite ist auch zu wenig Schlaf eine Gefährdung für die Gesundheit, denn das führt zu nervlichen Erschöpfungszuständen und Nervenkrankheiten, die ebenfalls ein Hindernis auf dem Weg des Yoga sind. Man sollte vor dem Schlafen an Atma denken. Er kommt in der Form des Schlafes, um dem Schlafenden Erholung von körperlicher und geistiger Erschöpfung zu geben.

Yogo bhavati duhkhaha bedeutet: ›Wenn man diesen Anweisungen folgt, hat man Erfolg auf dem Weg des Yoga.‹

Bevor man Nahrung zu sich nimmt, sollte man diese Nahrung Gott anbieten. Atma erscheint in den Nahrungsmitteln, um den Körper zu ernähren. Der Essende sollte die Gegenwart Atmas in sich und in der Nahrung spüren.

1. Die Bestandteile der Nahrung

Eiweiß, Fett und Kohlenhydrate

Um den Körper aufzubauen und zu erhalten braucht der Mensch bestimmte Bestandteile. Die wesentlichsten Bestandteile, abgesehen von Wasser, sind Eiweiß, Kohlenhydrate, Fett, Mineralstoffe und Vitamine. Diese Bestandteile ernähren den Körper und verhindern Krankheiten. Die Nahrung hat in unserem Körper drei verschiedene Funktionen: Den Körper aufzubauen und zu entwickeln, den körperlichen Verfall auszugleichen und Kraft und Energie zu regenerieren.

Eiweiß: Für den Aufbau und die Entwicklung des Körpers und um seinen Verfall auszugleichen, braucht man Eiweiß. Die wichtigsten organischen Funktionen der Zellen sind an Eiweißstoffe gebunden. Ohne Eiweiß kann der Körper nicht richtig wachsen. Einen besonderen Bedarf an Eiweiß haben Schwangere, um ihre Widerstandskräfte gegen Krankheiten zu stärken.

Es gibt zwei verschiedene Arten von Eiweiß, nämlich tierisches und pflanzliches Eiweiß. Tierisches Eiweiß ist vor allem in Fisch, Fleisch, Eiern, Milch usw. enthalten, pflanzliches Eiweiß vor allem in Sojabohnen, Linsen, Erdnüssen, Nüssen, Weizen, Erbsen usw.

Kohlenhydrate und Fett: Für die Deckung des Energiebedarfs und die Erzeugung der Körperwärme benötigen wir vor allem Kohlenhydrate und Fett. Diese Bestandteile dienen außerdem dem Aufbau und der Entwicklung des Körpers, und sie gleichen den körperlichen Verfall aus. Alle Kohlenhydrate werden im Körper und im Blut in Einfachzucker umgeformt. Die Körperzellen nützen diesen Zucker zur Wärmeerzeugung und Energiegewinnung. Bei der Erhaltung des Blutzuckerspiegels und der Speicherung des Zuckers im Körper spielt Insulin eine ganz wesentliche Rolle.

Aus Reis, Mehl, Weizen, Zucker, Melasse, Kartoffeln usw. erhalten wir eine ausreichende Menge an Kohlenhydraten.

Aus Butter, Ghee (geklärte Butter) und tierischen Fetten erhalten wir eine ausreichende Menge an Fett.

Mineralstoffe

Unser Blut besteht hauptsächlich aus Blutplasma und Blutkörperchen. Das Blutplasma besteht zu 90 % aus Wasser, zu 8–9 % aus Protein und zu 1 % aus Mineralstoffen. Auch verschiedene Arten von Zucker, Fetten, Vitaminen, Hormonen und Fermenten befinden sich in kleinen Mengen im Blut. Dem Körper müssen daher Mineralstoffe in ausreichender Menge zur Verfügung gestellt werden, die man aus verschiedenen Früchten und Gemüsen erhalten kann. Die elf wichtigsten Mineralstoffe sind: Kalzium, Chlor, Kupfer, Eisen, Jod, Magnesium, Mangan, Phosphor, Kalium, Natrium und Schwefel.

Kalzium: Kalzium ist für die Bildung von Knochen und Zähnen sehr wichtig. Außerdem ist es für die Blutgerinnung, für die normale Muskel- und Nervenerregung und für den Stoffwechsel von Vitamin D notwendig. Kalzium erhält das Gleichgewicht zwischen basischer und saurer Körperreaktion. Es steigert die geistige Wachheit und die körperliche Widerstandskraft. 90 % des Kalziums im Körper befinden sich in den Knochen. Wenn ein Kalziummangel im Körper herrscht, wird das notwendige Kalzium aus den Knochen herausgezogen. Als Ergebnis davon werden Knochen und Zähne geschwächt. Gute Quellen für Kalzium sind Käse, Milch, Eier, Fleisch, Kohl, Karotten, Sellerie, Feigen, Grapefruit, Salat, Zitrone, Orange, Rhabarber, Spinat, Rüben, Bananen, Brombeeren und Preiselbeeren.

Der Tagesbedarf eines Erwachsenen an Kalzium beträgt 0,6 Gramm, ein Kind benötigt täglich 0,9 Gramm.

Chlor: Dieses Mineral reinigt den Körper, besonders das Blut. Chlor ist wichtig für die Bildung des Magensaftes. Der Körper benötigt es vor allem in Form von Natriumchlorid (Kochsalz).

Die meisten Früchte, Gemüse und Milch enthalten ausreichende Mengen an Chlor.

Kupfer: Geringe Mengen von Kupfer sind notwendig für die Aufnahme und Verwertung des Eisens im Körper. Kupfer wird auch für den Enzymhaushalt des Körpers, für die Blutbildung, für die Versorgung von Haut, Haaren, Knochen, Sehnen und Knorpelleim benötigt.

Eine gute Quelle für Kupfer sind frische und getrocknete Früchte sowie Blattgemüse.

Eisen: Es dient zur Bildung der roten Blutkörperchen und wird für den Transport des Sauerstoffes im Blutstrom benötigt, damit alle Organe mit Sauerstoff versorgt werden können. Eisenmangel im Körper ruft Eisenmangel-Anämie, eine Form der Blutarmut hervor. Frauen brauchen drei- bis viermal soviel Eisen wie Männer, um den Blutverlust bei der Menstruation auszugleichen. Besonders in der Schwangerschaft wird eine höhere Eisendosis von Frauen benötigt. Außer den oben genannten hat Eisen noch andere Funktionen im Körper.

Gute Quellen für Eisen sind die Leber von Tieren, Milch, Eier, Weizen, Hafer, Karotten, Kohl, Tomaten, Rüben, Bananen, Feigen, Rosinen, getrocknete Bohnen, Erbsen usw.

Der Tagesbedarf eines Erwachsenen liegt bei 10–15 mg, der eines Kindes bei 5–10 mg.

Jod: Jod wird für die richtige Funktion von Schilddrüse und Nebenschilddrüsen benötigt. Es hilft, die Entwicklung des Drüsensystems im Gleichgewicht zu halten. Jodmangel führt zu Beschwerden der Schilddrüse, wie z. B. Kropf.

Gute Quellen für Jod sind Meeresfrüchte, Meeresfische, Seetang, Algen, Karotten, Kohl, Spargel, Rettich, Spinat, Tomaten, Gurken, Ananas, Pflaumen usw.

Magnesium: Der Körper braucht Magnesium für den Aufbau gesunder Zähne und Knochen, für die gute Funktion der Muskeln, für den Aufbau der Zellen, der Lungengewebe und des Nervensystems und für die Bildung von Albumin (ein Eiweißstoff) im Blut.

Magnesium verhindert Durchfall, Übersäuerung des Magens, Verdauungsstörungen und schlechte Blutzirkulation.

Gute Quellen für Magnesium sind Milch, Weizen, Naturreis, Hafermehl, Mandeln, Cashewnüsse, Erdnüsse, Bohnen, Spinat, Datteln, Rosinen, Fleisch und die meisten Früchte und Gemüse.

Mangan: Es ist ein Spurenelement, das vom Körper in sehr kleinen Dosen benötigt wird. Es wirkt bei der Blutbildung und bei der Erneuerung der Zellen mit. Es aktiviert jene Enzyme, die der Stärkung der körpereigenen Abwehrkraft besonders gegen Infektionskrankheiten und der Entgiftung des Körpers dienen.

Gute Quellen für Mangan sind Milch, Fleisch, Spinat, Karotten, Rüben, Nüsse, Bananen und Feigen.

Phosphor: Er ist für die Augen und für jede Zelle im Körper notwendig. Er findet sich in bestimmten Grundsubstanzen des Energiestoffwechsels, in den Zellwänden und in den Trägersubstanzen der Erbinformationen. Er hilft beim Aufbau von Knochen und Zähnen mit und er erhält die Gesundheit von Haaren, Haut und

Nägeln. Auch für die Gehirn- und Nerventätigkeit wird Phosphor benötigt.

Gute Quellen für Phosphor sind Fischköpfe, Milch, Eier, Kichererbsen, Mais, Linsen, Erbsen, Naturreis, Roggenmehl, Sojabohnen, Weizen, Walnüsse, Spinat, Kokosnuß, Gurken, Orangen, Pflaumen, Tomaten, Melonen, Beeren usw.

Der Tagesbedarf eines Erwachsenen liegt bei 1,2–1,5 g, der eines Kindes bei 0,6–0,9 g.

Kalium: Dieser Mineralstoff ist in allen Zellen des menschlichen Körpers vorhanden. Er spielt eine wichtige Rolle bei den aufbauenden und synthetischen Vorgängen im Körper, beim Transport von Traubenzucker und bei der Glykogenbildung. Er ermöglicht die elektrischen Übertragungsvorgänge bei der Leitung der Nervenreize und bei der Erregung der Muskeln. Für die Leber, die Gewebe und Zellen und für verschiedene chemische Vorgänge im Körper ist dieser Mineralstoff notwendig.

Gute Quellen für Kalium sind Fleisch, Fisch, alle Arten von Gemüsen und Früchten, Mais, Reis, Weizen usw.

Natrium: Dieser Mineralstoff ist notwendig für die Zellfunktionen, für den Wasserhaushalt des Körpers, für die Bildung der Verdauungssäfte, des Speichels, der Galle und des Saftes der Bauchspeicheldrüse. Ein Mangel an diesem Mineral führt zu Schwierigkeiten mit der Verdauung, Leberbeschwerden und zu Zuckerkrankheit.

Gute Quellen für Natrium sind Milch, Butter, Fleisch, Käse, Sahne, Weizen, Roggenmehl, Salat, Mangold, Sellerie, Spinat, Bananen, Äpfel usw.

Schwefel: Schwefel wirkt keimtötend. Er ist ein Bestandteil des Hämoglobins, des roten Blutfarbstoffes. Er erhält die Widerstandskraft des Körpers und reinigt den Verdauungskanal. Schwefel fördert die Gallenabsonderung, reinigt das Blut, hilft beim Haarwuchs und bei der Entfernung von Giftstoffen aus dem Körper. Er hält die Haut gesund und wirkt Urinbeschwerden entgegen.

Gute Quellen für Schwefel sind Milch, Yoghurt, Fleisch, Fisch, Getreideprodukte, Nüsse, Käse, Eier, Karotten, Spinat, Rüben, Salat, Tomaten, Feigen, Bananen, Grapefruits, Äpfel, Birnen, Pflaumen und die meisten anderen Gemüse und Früchte.

Vitamine

Vitamine sind für den Körper notwendig. Ohne Vitamine kann man die Gesundheit nicht aufrechterhalten, denn Vitamine machen den Körper widerstandsfähig. Außerdem braucht man Vitamine für die Verdauung und für die Energiezufuhr.

Vitamine steuern die Verwendung von Mineralstoffen. Wenn nicht genügend Mineralstoffe im Körper vorhanden sind, werden die Vitamine zu wenig ausgewertet. Andererseits können auch die Mineralstoffe ohne eine ausreichende Menge an Vitaminen nicht richtig verwertet werden. Daher ist das richtige Gleichgewicht zwischen Vitaminen und Mineralstoffen wichtig für das innersekretorische Drüsensystem und für die Bildung der Hormone.

16 verschiedene Vitamine wurden entdeckt, die unten erwähnten neun Vitamine sind besonders wichtig.

Vitamin A: Dieses Vitamin dient dazu, die Widerstandsfähigkeit und Geschmeidigkeit der Haut zu erhalten. Es erhöht die Infektionsabwehr des Atemsystems und des Harnausscheidungssystems und stärkt die Widerstandskraft bei Husten und Erkältung. Vitamin A ist wesentlich für das altersgemäße Wachstum des Körpers und für die Sicht der Augen.

Mangel an Vitamin A führt zu trockener, rauher und schuppiger Haut, zum Verlust der Widerstandskraft bei Infektionen, zur Bildung von Gallen- und Nierensteinen, zu schlechter Zahnbildung, schwacher Verdauung, Beschwerden der Nasennebenhöhlen und zu Nachtblindheit.

Gute Quellen für Vitamin A sind Lebertran (Dorschleberöl), Eidotter, Butter, Karotten, Kohl, Sellerie, Spargel, Spinat, Tomaten, Endiviensalat, Kopfsalat, Kresse, Rüben, Mangos, Papayas, Aprikosen, Orangen, Petersilie, Pflaumen und andere gelbgefärbte Gemüse und Früchte.

Vitamin B 1: Es ist eine der Komponenten des Vitamin-B-Komplexes. Die B-Vitamine kommen meistens gemeinsam vor und sind in ihrer Wirkung ähnlich.

Vitamin B 1 wirkt appetitanregend. Es ist für den Stoffwechsel notwendig, da es den vollständigen Abbau des Zuckers in den Zellen sichert. Es verbessert das Wachstum des Körpers und ist für das Nervensystem notwendig. Man braucht Vitamin B 1, um Übungen praktizieren zu können. Außerdem ist es eine Hilfe bei Fieber und trägt zur Erhöhung des Körpergewichts bei.

Mangel an Vitamin B 1 kann zu langsamem Herzschlag, zu Appetitverlust und Verstopfung führen. Nervosität und die Nervenerkrankung Beriberi können entstehen; außerdem Schwierigkeiten bei der Adrenalinausschüttung und im Bereich der Bauchspeicheldrüse.

Gute Quellen für Vitamin B 1 sind Naturreis, Weizen, Mais, Kichererbsen, Erbsen, Melasse, Spinat, Milch, Eidotter, Fisch, Fleisch, Spargel, Kohl, Karotten, Sellerie, Rettich, Rüben, Kokosnuß, Zitrone, Ananas, Granatäpfel usw.

Vitamin B 2: Dieses Vitamin hat eine wesentliche Bedeutung für den Magen-Darm-Trakt, für eine gesunde Haut und ein gutes Sehvermögen. Es trägt zur Verwertung des Eisens und zum Eiweißstoffwechsel bei.

Mangel an Vitamin B 2 führt zu Verdauungsstörungen, zu Haarausfall, zu Grauem Star und zu Zungengeschwüren.

Gute Quellen für Vitamin B 2 sind Spinat, Kresse, Karotten, Kohl, Kokosnuß, Äpfel, Aprikosen, Grapefruits, Pflaumen, Fleisch, Milch usw.

Vitamin B 6: Es hat Bedeutung für den Eiweiß- und Fettstoffwechsel, für die Blutbildung, für die Aufnahme des Eisens und des Vitamins B 12 aus der Nahrung und für die Bildung von Antikörpern. Es hilft bei Reisekrankheit. Der Bedarf an Vitamin B 6 steigt bei hohem Eiweißkonsum.

Mangel an Vitamin B 6 kann zu Blutarmut, Muskelkrämpfen, Muskelschwund, Appetitlosigkeit, Hautveränderungen und zu Störungen des Nervensystems führen.

Gute Quellen für Vitamin B 6 sind Hefe, Getreide, Sojabohnen, Kartoffeln, Gemüse, Milch, Eier, Fleisch (besonders Innereien), Fisch, Meerestiere usw.

Vitamin B 12: Dieses Vitamin ist schon in sehr kleinen Mengen wirksam. Es ist besonders wichtig für die Blutbildung, für den Aufbau der Zellkernsubstanz, für Wachstum und Appetit. Es dient der guten Funktion des Nervensystems und der richtigen Verwertung von Eiweiß, Fett und Kohlenhydraten. Es ist sehr wichtig für die Konzentrationsfähigkeit, für das Gedächtnis und für die Leistungsfähigkeit. Es wirkt der Reizbarkeit entgegen.

Mangel an Vitamin B 12 kann zu Blutarmut und damit zu Leistungsabfall, Konzentrationsschwäche, Müdigkeit, Zungenbrennen und zu Schädigungen des Nervensystems führen.

Gute Quellen für Vitamin B 12 sind Milch und Milchprodukte, Eier, Muscheln, Fleisch (besonders die Leber und die Nieren, dort werden große Mengen dieses Vitamins gespeichert). Rein pflanzliche Nahrungsmittel enthalten Vitamin B 12 nicht.

Vitamin C: Dieses Vitamin trägt zu guter Knochen- und Zahnbildung bei, hilft die Widerstandsfähigkeit gegen Infektionen zu erhöhen und hält die Blutgefäße in einem guten Zustand. Es verteilt das Kalzium aus dem Blut in die Körpergewebe.

Mangel an Vitamin C führt zu Atembeschwerden, allgemeiner Schwäche, beschleunigtem Herzschlag, Kopfschmerzen, Zahnleiden, Magengeschwüren, Skorbut und Herzleiden.

Gute Quellen für Vitamin C sind Zitronen, Orangen, Kiwis, Sanddorn, schwarze Johannisbeeren, Hagebutten, Kohl, Kartoffeln, grüner Paprika, Zwiebeln und andere Gemüse, Grapefruits, Brombeeren, Äpfel, Mirabellen, Gurken, Papayafrüchte, Rhabarber, Ananas usw.

Vitamin D: Dieses Vitamin kontrolliert den Kalziumgehalt im Blut, und es regelt Aufnahme und Stoffwechsel von Kalzium und Phosphor. Es beeinflußt die Muskelarbeit und steuert die Knochenbildezellen.

Mangel an Vitamin D führt bei Säuglingen und Heranwachsenden zu Rachitis. Diese Krankheit wird durch weich und biegsam bleibende, leicht brechende Knochen, durch aufgetriebene Gelenke (Ellbogen und Handgelenke) und durch Verformungen des Beckens und des Brustkorbes gekennzeichnet. Außerdem können Kalzium und Phosphor schlecht bewahrt und eingelagert werden, und daher kann Tetanie auftreten.

Gute Quellen für Vitamin D sind Milch und Milchprodukte, Fisch, Lebertran und der Einfluß des Sonnenlichts auf der Haut. Vitamin D befindet sich nicht in Getreide, Gemüse und Früchten.

Vitamin E: Vitamin E regelt und harmonisiert die körperliche Fortpflanzungsfähigkeit, daher führt Vitamin-E-Mangel bei Frauen u. a. zu Unfruchtbarkeit, Haarverlust, Fehlgeburten und Menstruationsbeschwerden. Außerdem harmonisiert Vitamin E die Körperfunktionen über die Hypophyse, die das innersekretorische Drüsensystem steuert. Vitamin E erhöht die allgemeine körperliche Leistungsfähigkeit, da es den Sauerstoffhaushalt regelt, und es führt zu einer höheren Belastbarkeit von Herz und Kreislauf. Außerdem werden die Zellen vor frühzeitiger Abnützung geschützt, Muskel- und Bindegewebe gestärkt und das Immunsystem verbessert.

Mangel an Vitamin E führt zu Leistungsschwäche, Konzentrationsmangel, Vergeßlichkeit, rascher Ermüdbarkeit, Nervosität, Störungen im Bereich von Herz und Kreislauf und zur Verminderung der Abwehrkraft.

Gute Quellen für Vitamin E sind Kichererbsen, Sellerie, Salat, Spinat, Rüben, Kresse, Fleisch, Eidotter, Weizenkeime, Weizenkeimöl und sonstige Pflanzenöle.

Vitamin K: Durch Vitamin K wird im Körper Prothrombin gebildet, das für die Stillung des Blutes erforderlich ist.

Gute Quellen für Vitamin K sind z. B. Karotten, Salat und Kohl. Vitamin K kommt in allen grünen Pflanzen vor und wird von den Darmbakterien gebildet.

2. Die ayurvedischen Ansichten über die Nahrung

Ayur bedeutet ›Leben‹, und *Veda* bedeutet ›Wissenschaft‹. *Ayurveda* ist also die Wissenschaft vom Leben. Im allgemeinen wird *Ayurveda* als ›Wissen von der Lebensdauer oder von der Lebensweise‹ oder als ›Wissen von der natürlichen Lebensweise‹ bezeichnet. *Ayurveda* ist ein ganzheitliches medizinisches System, wozu die seit alten Zeiten in Indien praktizierte Behandlung mit Pflanzenmedizin gehört.

In seinem Hauptbestand wurde das medizinische Lehrsystem der *Ayurveda* von Ch. G. Thakkur schriftlich niedergelegt (›*Ayurveda*, die indische Heil- und Lebenskunst: Die Weisheit altindischer Medizin, nutzbar gemacht für den Menschen des Westens‹, Freiburg 1977; amerikanische Originalausgabe: ›Introduction to *Ayurveda*‹, New York 1974). *Ayurveda* bildet einen Seitenzweig des *Atharveda*, der einer der vier Teile der Veden ist (diese bestehen aus Rigveda, Samaveda, Vajurveda und Atharveda).

Die ältesten erhaltenen Werke stammen von Charaka, Susruta und Vagbhata. Von Charaka stammt der Teil über allgemeine Medizin, von Susruta der Teil über Chirurgie, und Vagabhata faßte die beiden erstgenannten Werke zusammen.

Auch von der zu einer späteren Zeit aufblühenden griechischen und arabischen Medizin wurde die Medizin des *Ayurveda* als vorbildlich anerkannt.

Für den Yogaübenden ist das Wissen des *Ayurveda* von Bedeutung, da beide Lehren auf dem gleichen Fundament beruhen. Im Yoga wie im *Ayurveda* wird die Gesundheit als Ausdruck des Gleichgewichts von Körper, Geist und Seele gesehen.

In diesem Kapitel soll besonders die Auffassung des *Ayureda* über die Nahrung im Überblick dargestellt werden. Die folgenden Angaben gründen sich auf das *Sutrasthana* (Grundlagenkapitel) der *Charaka Samhita* (Charakas Kompendium).

Über Rasa, Guna, Virya und Vipaka

Rasa bedeutet ›Geschmacksrichtung‹ und ›Nahrungssaft‹.

Die menschliche Nahrung hat sechs verschiedene *Rasas* (Geschmacksrichtungen): süß, sauer, salzig, scharf, bitter und zusammenziehend.

Die Verdauung der Nahrung beginnt im Mund. Die Nahrungsteile werden von den Zähnen zermahlen und mit Speichel vermischt. Anschließend wird die Nahrung dann im Magen mit Magensaft und im Dünndarm mit Galle versetzt. Nach dem Stoffwechsel der feinen Teile des Nahrungssaftes gehen die festen Abfallprodukte durch den Dickdarm, um vom Verdauungsfeuer getrocknet zu werden. Dann werden sie durch den Anus als Stuhlgang ausgeschieden.

Diese Nahrungsteile machen, ihrem Charakter entsprechend, verschiedene Umwandlungsprozesse durch. Es entsteht zum Beispiel ein Übermaß an Schleim im Körper, wenn man sehr süße Nahrung zu sich nimmt.

Wenn eine Geschmacksrichtung in einer Speise vorherrscht, dann kann man feststellen, daß sich eine der *Tridosas* (das sind Schleim, Galle oder Blähung, s. unten) im Körper verstärkt. In der *Ayurveda* ist beschrieben, daß ein Übermaß an Süße in der Nahrung ein Übermaß an Kapha im Körper verursacht. Ein Übermaß an saurem oder salzigem Geschmack fördert Pitta, und ein Übermaß an bitterem und scharfem Geschmack erzeugt Vata. Deshalb wird in der *Ayurveda* die Anweisung gegeben, sich eine Kost auszusuchen, die alle Geschmacksrichtungen in einem ausgewogenen Verhältnis enthält, denn dann entsteht auch Ausgewogenheit in den Dosas.

Jede körperliche Konstitution bedingt die Bevorzugung einer bestimmten Geschmacksrichtung. Zum Beispiel gibt die schleimige Konstitution der süßen und der bitteren Geschmacksrichtung den Vorzug und die gallige Konstitution hat eine Vorliebe für den sauren Geschmack.

Ayurveda weist den *Rasas* in der menschlichen Nahrung eine besondere Bedeutung zu. Die *Rasas* werden in vier verschiedene Nahrungsarten eingeteilt: Korn, Getreide und Würze; Gemüse; Früchte; Fleisch. Auf die verschiedenen Nahrungsarten und ihre *Rasas* wird später noch eingegangen.

Außer dem *Rasa* (Geschmack) haben auch andere Qualitäten der Nahrung Einfluß auf deren Wirkung im Körper. Diese werden als *Gunas* (Eigenschaften) bezeichnet. Das *Guna* einer Speise kann zum Beispiel schwer oder leicht, kalt oder warm, trocken oder fett, hart oder weich sein. Insgesamt gibt es zehn Gegensatzpaare.

Die heilkräftigen Wirkungen der *Gunas* werden *Virya* genannt, was wörtlich ›Kraft, Stärke‹ oder ›Energie‹ bedeutet. Das *Virya* (die innere Wirkung) einer Speise kann zum Beispiel kühlend oder erhitzend sein, was für die Anregung oder Verlangsamung der Verdauung, des Stoffwechsels oder der Blutzirkulation von Bedeutung ist.

Vipaka bedeutet wörtlich ›Reife, Wirkung‹ und ›Ergebnis‹, hier bezieht es sich auf das Reifwerden der umgewandelten Nahrung beim Vorgang der Verdauung. *Vipaka* wird der Geschmack und die Wirkung nach der Verdauung genannt. Das *Vipaka* kann zum Beispiel süß, sauer, bitter oder scharf sein.

Auch *Guna*, *Virya* und *Vipaka* haben einen Einfluß auf die *Tridosas*.

Über die Tridosas und Dhatus

Die *Tridosas* sind die drei Ausscheidungen *Kapha*, *Pitta* und *Vata*. Wörtlich übersetzt bedeutet dies ›Schleim, Galle und Luft‹. Nach Thakkur wird der tiefere Sinn der drei Begriffe durch die Übersetzung als ›Körperflüssigkeit-, Feuer- und Luftprinzip‹ besser vermittelt. Nach der Ayurveda entstehen alle Krankheiten durch Unausgewogenheit der *Tridosas*. Wenn eines dieser *Dosas* im Körper überschüssig ist, dann kann sich die Krankheit im Körper entwickeln, die mit diesem *Dosa* verbunden ist. So kommt es z.B. bei einem Übermaß an *Kapha* zu Erkältungskrankheiten, bei einem Übermaß an *Pitta* zu Übersäuerung und Gallenbeschwerden und bei einem Übermaß an *Vata* zu Blähungen und Rheumatismus.

Dhatu bedeutet wörtlich ›Schicht, Bauelement, Zutat‹.

Im menschlichen Körper gibt es sieben verschiedene *Dhatus* (körperliche Bestandteile). Das sind: *Rasa* (Geschmack oder Nahrungssaft), *Rakta* (Blut), *Mamsa* (Fleisch), *Meda* (Fett), *Asthi* (Knochen), *Majja* (Knochenmark, Nerven) und *Shukra* (Samen).

Jeder dieser Bestandteile hat eine andere Funktion in unserem Körper. Nahrungssaft, der aus dem Geschmack gewonnen wird, ist von nahrhafter Wirkung auf den Körper. Er hat eine besänftigende Wirkung auf die Sinne, er beruhigt den ganzen Körper und erzeugt ein Gefühl des Friedens und der Zufriedenheit im Geist. Durch die verschiedenen körperlichen Kanäle verbreitet sich der Nahrungssaft im Körper und ernährt das Blut.

Das Blut wird aus dem Nahrungssaft gewonnen. Es erhält die normalen Aktivitäten des Lebens und die natürliche Ausstrahlung des Körpers aufrecht. Es ernährt das Fleisch oder Muskelgewebe und stärkt die Vitalität.

Fleisch bedeckt die Knochen, trägt zur Stärke des Körpers bei und ernährt das Fett.

Das Fett kühlt den Körper. Es sorgt für die Ausdünstung und trägt zur Festigkeit der Knochen bei, indem es sie ernährt.

Die Knochen stützen den Körper und ernähren das Mark.

Das Knochenmark trägt zur Elastizität und Festigkeit des Körpers bei, es erfüllt die feinen inneren Hohlräume der Knochen, es bildet das Blut und sorgt dadurch für Aufbau und Wachstum der Samen- und Eizellen.

Der Samen erzeugt in erster Linie Aktivität und das Gefühl der Befriedigung. Er ist die Ursache der körperlichen Lebenskraft und der Sättigung (Befruchtung) und besitzt die Tugend, während des Geschlechtsverkehrs auszuströmen.

Es gibt auch untergeordnete Bestandteile. Bei den Frauen wird nach der Entbindung in der Brust Milch für die Ernährung des Kindes aus dem Nahrungssaft erzeugt. Diese erhält das Leben des Kindes. Der andere untergeordnete Bestandteil im Körper der Frauen, die Ausscheidung während der Menstruation, wird auch aus dem Nahrungssaft hergestellt. Im allgemeinen beginnt sie mit etwa zwölf Jahren und hört mit ungefähr 50 Jahren wieder auf.

In ›Ayurveda – Indische Medizin‹ führt Ch. G. Thakkur aus:

›Die Kombination aus den drei körperlichen Prinzipien (Schleim, Galle und Blähungen), den sieben Nährsubstanzen des Körpers (Nahrungssaft, Blut, Fleisch, Fett, Knochen, Mark und Samen), den körperlichen Ausscheidungen (Urin und Kot), den Ausscheidungen der Geschlechtsorgane und den Absonderungen der Körperöffnungen erhält und ernährt den Körper.

Die Bestandteile des Blutes werden aus den feinsten und wesentlichsten Teilen des Geschmackes hergestellt, die Bestandteile des Fleisches werden aus den feinsten und wesentlichsten Teilen des Blutes erzeugt, die Bestandteile des Fettes werden von den feinsten und wesentlichsten Teilen des Fleisches gewonnen, die Bestandteile der Knochen werden aus den feinsten und wesentlichsten Teilen des Fettes hergestellt, die Bestandteile des Markes werden aus feinsten und wesentlichsten Teilen der Knochen erzeugt, die Bestandteile des Samens werden aus den feinsten und wesentlichsten Teilen des Marks hergestellt, und die Lebenskraft wird aus den feinsten und wesentlichsten Bestandteilen des Samens gewonnen.

Verschiedene analoge Hypothesen wurden vorgeschlagen, um zu erklären, wie die sieben körperlichen Bestandteile erzeugt oder ernährt werden, drei von ihnen werden hier erläutert:

Die Analogie von Milch und Dickmilch: Dieser Analogie entsprechend werden die gesamten Bestandteile des Nahrungssaftes durch die Verdauung in Blut umgewandelt, das Blut wird als Ganzes in Fleisch umgewandelt usw., genauso wie sich die Milch als Ganzes und nicht in Teilen in Dickmilch verwandelt, die Dickmilch als Ganzes zu Butter wird und die Butter als Ganzes in Butteröl umgewandelt wird.

Die Taubenschlaganalogie: Diejenigen, die diesen Vergleich benutzen, behaupten, daß der Nahrungssaft zu den verschiedenen Bestandteilen durch verschiedene Kanäle gehen muß und sie durch seine eigenen nahrhaften Qualitäten ernährt. So wie Tauben, die von verschiedenen Plätzen kommen, auf verschiedenen Wegen in den gleichen Taubenschlag einfallen, so geht der Nahrungssaft durch verschiedene Kanäle zu unterschiedlichen Zeiten zu den verschiedenen Bestandteilen. Zuerst ernährt der Nahrungssaft seine eigenen Bestandteile. Blut, Fleisch und die anderen Bestandteile in der oben beschriebenen Reihenfolge liegen tiefer und tiefer im Körper, folglich benötigt der Nahrungssaft immer längere Wege, um sie zu erreichen und braucht immer mehr Zeit, um sie zu ernähren. Die Bestandteile des Samens werden als letzte ernährt. Dieser Analogie wurde von Kommentatoren große Beachtung geschenkt, indem sie die Auffassung vertraten, daß der Nahrungssaft oder die Bestandteile des Geschmacks die wichtigsten Zutaten sind, die alle sieben körperlichen Bestandteile ernähren.

Das System der Bewässerungskanäle: Dieser Annahme zufolge gehen die Bestandteile des Nahrungssaftes zuerst zu den Bestandteilen des Blutes und, indem sie sich mit den letzteren verbinden, ernähren sie es durch die Qualitäten, die denen des Blutes entsprechen. Nachdem das Blut mit dem für seine Bedürfnisse Nötigen versorgt wurde, geht der Nahrungssaft zu den Bestandteilen des Fleisches und ernährt sie auf die gleiche Weise. Nachdem die Bestandteile des Fleisches mit allem für ihre Bedürfnisse Notwendigen gespeist wurden, geht der Nahrungssaft zum Fett und nährt es auf gleiche Weise; und so weiter. Wie ein Wasserstrom zu hintereinanderliegenden Feldern fließt und eines nach dem anderen durch den dazwischenliegenden Kanal bewässert, so geht auch der gleiche Nahrungssaft zu den aufeinanderfolgenden Bestandteilen. Das ist die annehmbarste Theorie.

Nach der allgemeinen Verdauung der Nahrung wird der Nahrungssaft nochmal durch sein eigenes *Agni* (Verdauungsfeuer), das als Geschmacksfeuer bekannt ist, verdaut und schließlich in seinen endgültigen Zustand umgewandelt, der als ›Nahrungssaft-Bestandteil‹ bekannt ist. Dieser wird in drei Teile geteilt. Der feinste Teil des Nahrungssaftes wird zur Nahrung des nächsten körperlichen Bestandteils, nämlich des Blut-Bestandteils. Der gewöhnliche Teil des Nahrungssaftes ernährt seine eigenen Bestandteile, die als Nahrungssaft-Bestandteile bekannt sind. Der dritte Teil des Nahrungssaftes ist ein Nebenprodukt, die sogenannte Schleim-Absonderung. Daraus kann man erkennen, daß Schleim zweimal produziert wird, zum einen, wenn die spezielle Verdauung des Süßen zusammen mit der Verdauung der Nahrung im Magen stattfindet und zum anderen, wenn die Bestandteile des Nahrungssaftes verdaut werden.

Auf gleiche Weise werden die Bestandteile des Blutes im Körper auch in drei Teile aufgeteilt. Der feinste Teil wird für die Produktion des nächsten körperlichen Bestandteils verwendet, nämlich für den Bestandteil des Fleisches. Der gewöhnliche Teil des Blutes ernährt seinen eigenen, ihm ähnlichen Bestandteil Blut im Körper, und das Nebenprodukt ist Galle. Man kann daraus erkennen, daß auch die Galle im Körper zweimal hergestellt wird, zum einen wird bei der zweiten spezifischen Verdauung Galle erzeugt, wenn die Verdauung der Nahrung im Zwölffingerdarm vor sich geht, und zum anderen entsteht vor der Bildung des Bestandteils Blut als Nebenprodukt Galle, wenn das Blut durch sein eigenes Feuer verdaut wird.

Auf diese Weise hat jeder der sieben körperlichen Bestandteile sein eigenes, getrenntes Verdauungsfeuer, und folglich geht aus dem Nahrungssaft die Verdauung aller sieben körperlichen Bestandteile vonstatten. Das Wort *Agni* (Feuer) wird, wenn damit das Feuer der Bestandteile gemeint ist, auch *Dhatu Agni* (Bestandteils-Feuer) genannt. Es gibt also sieben *Dhatu Agnis*. Darüber hinaus enthält der Nahrungssaft fünf wichtige und notwendige Elemente: Erde, Wasser, Feuer, Luft und Äther.‹

Als erstes führt Charaka an: ›Wasser befeuchtet, Salz verflüssigt, Alkali verdaut, Honig fügt zusammen, Ghee erzeugt den Fettgehalt, Milch gibt Leben, Fleisch bewirkt Stärke, Fleischsaft nährt, Wein verursacht altersbedingte Entartung, Traubenwein stimuliert die Verdauung, Sirup bewirkt die Anhäufung von krankhaften *Dosas* (Gebrechen), Dickmilch verursacht Ödeme, und grüner Pinyaka (indischer Sesam) erzeugt Depressionen. Suppe von schwarzen Kichererbsen verstärkt die Kotmasse. Die alkalischen Bestandteile sind schädlich für die Sicht und den Samen, alle Substanzen mit säuerlichem Geschmack außer Granatäpfeln und Mirabellen fördern zum größten Teil Galle. Alle Substanzen mit süßem Geschmack, außer Honig, altem Sali-Reis (Naturreis), Sastika-Reis (rasch reifendem, lange gekochtem Reis), Gerste und Weizen, unterstützen im allgemeinen die Produktion von Schleim. Alle Substanzen mit bitterem Geschmack, außer den Sprossen der Landweide (einer bestimmten Gemüseart, die auf Sanskrit Guduchi genannt wird) und dem wilden Schlangen-Flaschenkürbis und alle Substanzen mit scharfem Geschmack, außer langem Pfeffer (Pippali) und Ingwer, führen zu Blähungen und vermindern den Geschlechtstrieb.‹

Charaka-Samhita, Bd. 1, S. 193, z. T. unter Berücksichtigung der Wiedergabe von Ch. G. Thakkur

Nach Charaka unterstützt eine systematische Ernährung das Leben. Er sagt jedoch, daß die

Experten der Auffassung sind, daß jene Nahrungsmittel das Leben aller Lebewesen oder Geschöpfe bilden, die systematisch eingenommen werden und deren Farbe, Geruch, Geschmack und Berührung angenehm sind.

3. Über den Wert der verschiedenen Nahrungsmittel

Getreide

Weizen: Sein *Rasa* ist süß, sein *Guna* kalt und sein *Vipaka* süß. Er ist stärkend und nahrhaft und wird von den Ayurvedisten für den ›König des Getreides‹ gehalten. Alle Textstellen anerkennen den hohen Nährwert des Weizens für den Körper. Es gibt viele verschiedene Weizenarten, aber nicht alle haben den gleichen Wert. Der Weizen bildet einen Hauptbestandteil der Nahrung. Viele Zubereitungen werden aus Weizenmehl hergestellt. Sie verstärken alle *Dhatus* (körperlichen Bestandteile). Wegen der Tugend seiner nährenden Werte wird der Weizen als *Shukravardhan* und *Jeevanaam* (samenvermehrend und lebensspendend) bezeichnet. 100 Gramm enthalten 250 Kalorien.

Reis: Es gibt viele verschiedene Sorten von Reis. Das *Rasa* der guten Arten ist kühlend und süß, und ihr *Vipaka* ist süß und daher schleimanregend. Reis bildet spärlichen, verdichteten Stuhlgang. Die Reisarten sind fettig und stärkend. 100 Gramm enthalten 360 Kalorien.

Hülsenfrüchte

Bei allen Arten von Hülsenfrüchten ist das *Rasa* süß, das *Virya* kühlend und das *Guna* schwer. Sie zerstören die Kräfte und entziehen dem Körper Wasser. Sie sollten nur von starken Menschen und in der Verbindung mit fettigen Zutaten eingenommen werden. Das *Guna* einer besonderen Art der Hülsenfrüchte, der Simbi Art (botanischer Name: Dolichos lablab Linn) ist trocken und ihr *Rasa* zusammenziehend. Sie ruft *Vata* (Blähungen) im Unterleib hervor und steigert den Geschlechtstrieb nicht. Sie verursacht eine langsame und unregelmäßige Verdauung und ist nicht gut für die Augen. 100 Gramm enthalten 40 Kalorien.

Bohnen: Sie sind appetitanregend und geschmackvoll. Sie verursachen *Vata* (Blähungen) und Verstopfung. Besonders wenn sie nicht gut verdaut werden, verstärken sie die Aufblähung des Magens. 100 Gramm enthalten 30 Kalorien.

Buschbohnen: Sie sind süß im *Rasa*, trocken und schwer in *Guna* und *Virya* und abführend. Sie verursachen *Kapha* (Schleim) und vermindern *Pitta* (Galle). Sie sind weder für schwangere Frauen geeignet noch für Menschen mit *Vata Prakriti* (einer zu Blähungen neigenden Natur). 100 Gramm enthalten 25 Kalorien.

Amarant Bohnen: Wenn sie zusammen mit Gewürzen angebraten werden, sind sie sehr schmackhaft, erzeugen aber zuviel *Vata* (Blähungen), da ihr *Rasa* trocken und zusammenziehend und ihr *Guna* schwer ist. Sie erzeugen *Kapha* (Schleim) und *Pitta* (Galle). Besonders wenn sie nicht gut verdaut werden, verursachen sie Blähungen. Wenn sie regelmäßig und im Winter verzehrt werden, haben sie eine stärkende Wirkung. Im allgemeinen werden sie aber als kleine, schmackhafte Zwischenmahlzeit eingenommen. Für Menschen, deren Veranlagung *Vata Prakriti* ist, sind sie überhaupt nicht geeignet. 100 Gramm enthalten 300 Kalorien.

Grüne Erbsen: Sie sind ein gutes Stärkungsmittel und schmackhaft, verursachen aber, wenn sie in zu großen Mengen gegessen werden, *Vata* (Blähungen). Um die Unreinheiten, die *Vata* verursachen, zu beseitigen, sollten Grüne Erbsen mit Knoblauch, Zitrone und Würze in Sesamöl angebraten werden. Am besten sind frische Grüne Erbsen. Sie sind eine gute Quelle für Vitamin C. 100 Gramm enthalten 350 Kalorien.

Kichererbsen: Sie sind eine Form der Platterbsen. Diese, wie auch die gewöhnlichen Erbsen sind in ihrem *Rasa* süß und zusammenziehend, in ihrem *Guna* leicht und im *Virya* kühlend. Sie besitzen eine stark entwässernde Wirkung. Besonders Linsen und Kichererbsen werden bei Gallen- und Schleimbeschwerden empfohlen und gerne in Suppen gegessen. Die Linsen wirken sehr zusammenziehend und die Kicher-Platterbse blähend.

Schwarze Kichererbsen: Ihr *Rasa* ist süß, ihr *Guna* heiß, schwer und stärkend. Sie sind ein ausgezeichnetes Mittel, um den Geschlechtstrieb zu steigern. Sie heilen Blähungen, verstärken die Kotmasse und geben schnell Männlichkeit.

Grüne Kichererbsen: Sie werden für die beste Hülsenfrucht gehalten. Ihr *Rasa* ist zusammenziehend-süß, ihr *Guna* trocken, leicht und rein, ihr *Virya* kühlend und ihr *Vipaka* scharf. Sie heilen Schleim und Blähungen. 100 Gramm enthalten 350 Kalorien.

Milch und Milchprodukte

Milch: Im allgemeinen ist sie nahrhaft, beruhigend, stärkend und appetitanregend. Die Kuhmilch ist so gut, daß sie als heilig angesehen wird.

Ihr *Rasa* ist zusammenziehend und süß, ihr *Guna* kalt und leicht und bildet den Stuhlgang. Sie wirkt verjüngend, ist nahrhaft und ist ein für jeden geeignetes Stärkungsmittel. Sie fördert die Lebensdauer, unterstützt die Blut- und vermindert die Gallenbildung. Sie ist wohltuend bei Herzkrankheiten und entfernt Giftstoffe aus dem Körper. Sie ist sehr nützlich für Patienten, die an Auszehrung und Erschöpfung leiden. Sie kann bei Husten, Fieber und Durchfall mit blutiger Ausscheidung eingenommen werden. Sie vermindert alle *Tridosas* (Blähungen, Galle und Schleim). 200 Gramm enthalten 125 Kalorien.

Yoghurt: Aus Kuhmilch zubereiteter Yoghurt ist im *Rasa* sauer, süß und zusammenziehend, im *Guna* fetthaltig, schwer und heiß und im *Vipaka* süß. Er vermindert Blähungen, verstärkt das Fleisch, den Samen, den Appetit, die Stärke und den Schleim, gleichzeitig unterstützt er Blut- und Gallenbildung und fördert Ödeme (Flüssigkeitsansammlungen im Gewebe). Er enthält viel Vitamin C. 200 Gramm haben 125 Kalorien.

Buttermilch: Aus der Kuhmilch zubereitet, vermindert sie alle *Tridosas* und ist die beste tägliche Nahrung. Sie stärkt den Appetit, hat eine belebende Wirkung und ist am besten für das Herz. Menschen, die unter Hämorrhoiden und an Übersäuerung des Magens leiden, können sie ohne zu zögern zu sich nehmen.

Es gibt drei verschiedene Arten von Buttermilch. Die erste entsteht, wenn die gesamte Butter nach dem Durchschütteln der Milch entnommen wird, die zweite, wenn nur die Hälfte der Butter entnommen wird und die andere Hälfte in der Buttermilch verbleibt, die dritte, wenn die gesamte Butter in der Buttermilch zurückbleibt. Obgleich alle drei Arten leicht und angenehm sind und die *Tridosas* vermindern, ist die erste Art am wenigsten nahrhaft und die dritte am besten. Aber man sollte sich daran erinnern, daß die Buttermilch, aus der noch keine Butter weggenommen wurde, schwer und dick ist und *Kapha* (Schleim) verursacht. Sie ist nur bei Abmagerung nützlich.

In den Ayurveden werden die Vorzüge der Buttermilch detailliert beschrieben. Nachdem die Dickmilch zubereitet wurde, ist das richtige Buttern sehr wesentlich. Nach der Verdauung wird die Buttermilch leicht aufgenommen. Von den Ayurveden werden viele verschiedene Arten von Buttermilch befürwortet. Wenn sich *Vata* (Blähungen) im Körper anhäufen, sollte man saure Buttermilch zusammen mit Salz zu sich nehmen, wenn sich *Pitta* (Galle) im Körper vermehrt, sollte man süße Buttermilch mit Zucker essen, und wenn sich *Kapha* (Schleim) im Körper verstärkt, dann ist Buttermilch, die mit Ingwer, Schwarzem Pfeffer und schwarzen Chillies eingenommen wird, hilfreich. Buttermilch enthält Kalzium, Phosphor, Eisen und Vitamin B. Ein Liter hat 350 Kalorien.

Butter: Frische Butter ist im *Rasa* zusammenziehend und im *Guna* kalt und fetthaltig. Sie belebt den Körper, verstärkt den Appetit und beseitigt Appetitlosigkeit. Darüber hinaus wird sie bei Schwindsucht, Erschöpfung, Gesichtslähmung, Milzvergrößerung, Sprue (einer Tropenkrankheit) und Hämorrhoiden verwendet. Sie ist auch gut für die Augen und vermehrt den Samen. Sie gibt Leben und ist ein Stärkungsmittel.

Butter, die unmittelbar aus der Milch gewonnen wird, ist in ihrem *Rasa* zusammenziehend und im *Guna* kalt. Sie ist nützlich bei einer Verschlechterung des Zustandes von Blut und

Galle, sie entfernt Augenkrankheiten, stärkt das Gedächtnis, die Lebenskraft, die Magensäure, den Samen, *Oja* (den feinsten Teil des Samens), *Kapha* (Schleim) und das Fleisch. Außerdem beseitigt sie *Vata* (Blähungen), *Pitta* (Galle), chronische Vergiftungen, geistige Störungen, Schwellungen und Lethargie.

Ghee (Butteröl oder geklärte Butter): Aus Kuhmilch zubereitetes Ghee ist im *Rasa* süß. Ghee wirkt stärkend, steigert den Geschlechtstrieb, vermindert Belastungen, die durch *Vata* (Blähungen), *Pitta* (Galle) und *Kapha* (Schleim) entstehen, ist gut für die Augen, hat eine belebende Wirkung und stärkt das Gedächtnis. Von allen Gheearten wird das aus Kuhmilch gewonnene Ghee für das beste gehalten. Es ist eine gute Quelle für Vitamin A. 250 Gramm enthalten 2000 Kalorien.

Käse: Er ist reich an Vitamin A. Er enthält Eiweiß, Fett und Kohlenhydrate und an Mineralstoffen Kalzium, Phosphor und Eisen. Bei Käse mit einem Fettgehalt von 10 % enthalten 100 Gramm 140 Kalorien, bei Käse mit einem Fettgehalt von 50 % enthalten 100 Gramm 400 Kalorien.

Honig und Zucker

Honig: In den Ayurveden werden acht verschiedene Arten von Honig beschrieben. Die Bienen gewinnen den Honig von verschiedenartigen Pflanzen zu unterschiedlichen Zeiten. Die Vorzüge der Blumen und Bäume, aus denen der Honig extrahiert wurde, unterscheiden sich voneinander, und dementsprechend unterscheiden sich auch die Qualitäten der verschiedenen Honigsorten. Im allgemeinen ist Honig jedoch die beste Medizin bei einem Übermaß an *Kapha* (Schleim). Honig ist auch der beste Träger bei der Einnahme verschiedener Medikamente. Honig ist ein *Yogavahi*, d.h. er entfaltet seine eigene Wirkung und gleichzeitig verstärkt er die Wirkung der Medikamente, mit denen er kombiniert wird.

Neuer Honig ist im *Rasa* süß und zusammenziehend, in den *Gunas* leicht und kalt. Er verstärkt den gastrischen Appetit und ist für *Lekhana* (zur Reduzierung des Körpergewichts) gut geeignet. Er ist sehr vitaminhaltig. In 100 Gramm befinden sich 300 Kalorien.

Zuckerrohr: Weißes Zuckerrohr ist im *Rasa* süß und in seinem *Guna* fetthaltig. Es ist nahrhaft, stärkend und schenkt einem Menschen neue Lebenskraft. Es vertreibt die Müdigkeit und kühlt die Galle. Schwarzes Zuckerrohr ist im *Rasa* süß, noch nahrhafter und entfernt das Gefühl des Brennens. Maschinell hergestellter Saft ist in seinem *Guna* schwer, er vermehrt den Samen, hat eine belebende Wirkung und verleiht ein strahlendes Aussehen. Bei regelmäßiger und maßvoller Einnahme vermindert er die Unreinheiten von *Pitta* (Galle) und *Rakta* (Blut).

Wenn Zuckerrohr von den Zähnen zerkaut und zermahlen wird, hat das eine appetitanregende Wirkung; alle *Dhatus* (körperlichen Bestandteile) werden genährt, diese *Dhatus* geben Stärke und vermehren *Kapha* (Schleim), sie sind hilfreich bei Müdigkeit und Leiden von *Rakta* und *Pitta* und beenden Erbrechen und Durst. Es ist nicht bekömmlich, Zuckerrohrsaft, der eine Zeitlang in einem Gefäß aufbewahrt wurde, zu trinken, denn er wird dann sauer und erzeugt *Vata* (Blähungen). Außerdem ist sein *Guna* schwer, er verstärkt *Kapha* und *Pitta*, steigert das Durstgefühl und verursacht Durchfall und Harnbeschwerden.

Melasse: Aus Zuckerrohr zubereitete Melasse ist in den *Gunas* schwer und fetthaltig. Sie ist ein Stärkungsmittel, vermehrt den Samen, beseitigt *Vata* und reinigt den Urin. Je älter die Melasse ist, desto wirkungsvoller ist sie auch. Sie ist auch gut bei Tumoren, Geschwüren und krankhafter Appetitlosigkeit. Es erweist sich als wohltuend, wenn alte Melasse auf die richtige Weise mit Medikamenten vermischt und jemandem verabreicht wird, der unter Schwindsucht, Husten, Abmagerung, Blutarmut, Erschöpfung und Auszehrung leidet. Melasse kann auch bei folgenden Krankheiten verabreicht werden: Hämorrhoiden, Gelbsucht, Schwindsucht, Harnbeschwerden, Unterleibstumoren, Blutarmut und Erkrankungen von *Vata* (Blähungen), *Pitta* (Galle) und *Rakta* (Blut). Wenn Melasse mit Basilikumsamen kombiniert wird, bietet das eine gute Basis zur Verabreichung von Medikamenten. Melasse ist reich an Eisen und an Kohlenhydraten. 100 Gramm enthalten 250 Kalorien.

Zucker: Aus Melasse hergestellter Zucker ist in seinem *Rasa* süß und in seinen *Gunas* ein wenig kalt und fetthaltig. Er beseitigt *Vata* und *Pitta* (Galle), vermehrt die Kräfte und den Samen und erzeugt Appetit. Gewöhnlich erweist sich Zucker bei den *Dosas* von *Vata* und *Pitta* (bei Blähungen und Gallebeschwerden) als wirksam. Er ist stärkend, wohlschmeckend und wohltuend für die Augen, erzeugt jedoch *Kapha* (Schleim).

Früchte

Mango: Die Mango ist die bedeutendste und die wichtigste aller Früchte. In unreifem Zustand ist ihr *Rasa* zusammenziehend, ihre *Gunas* sind leicht, trocken, kalt und ihr *Vipaka* (Wirkung nach der Verdauung) ist scharf, aber wenn die Frucht gereift ist, ist ihr *Rasa* süß, ihr *Guna* kalt und ihr *Vipaka* süß. Süße Früchte werden gewöhnlich bei Erkrankungen von *Vata* (Blähungen) und *Pitta* (Galle) verwendet. Süße Früchte sind stärkend, nahrhaft, *Shukravardhan* (Samen vermehrend) und *Rasa* und *Rakta Vardhaka* (den Geschmackssinn und das Blut stärkend).

Die unreife Frucht wird für Pickles (in Essig Eingelegtes) und für Achar (das ist Mango-Pricles, eine bestimmte Zubereitungsart dieser Frucht) verwendet. Wenn die unreifen Früchte im Übermaß gegessen werden, führt das zu Verdauungsstörungen und zu Verunreinigungen des Blutes, Verstopfungen und anderen Erkrankungen, die durch übertriebenen Genuß von saurem Geschmack hervorgerufen werden. Es gibt viele verschiedene Mangoarten. Die süße Frucht der reifen Mango ist das beste Stärkungsmittel. Wenn sie in der richtigen Menge gegessen wird, stellt sie die Gesundheit wieder her. Sollten Blähungen auftreten, dann kann man die Frucht mit Ingwer und Ghee einnehmen, und es werden keine ungünstigen Wirkungen entstehen. Bei Rheumatismus und Zuckerkrankheit ist sie anwendbar. Sie ist reich an Vitamin A und C, an Eisen und an vielen nützlichen Säuren. 100 Gramm enthalten 70 Kalorien.

Orange: Ihr *Rasa* ist süß, ihr *Guna* ist kalt, sie wirkt appetitanregend, stärkend, verjüngend und verstärkt das gastrische Feuer. Sie ist gut bei Koliken, Würmern, Verdauungsstörungen, Husten, *Vata*, *Pitta*, Schwindsucht, krankhafter Appetitlosigkeit, Erbrechen, Seekrankheit und bei Schwindelgefühlen. Sie ist sehr nützlich bei Blutarmut, allgemeiner Schwäche, Rachitis usw. Es gibt zwei verschiedene Arten von Orangen, süße und saure. Die süße Art ist die beste, die saure sollte man vermeiden. Sirup, der aus Orangen hergestellt wird, löscht den Durst und bringt Empfindungen von Brennen zum Abklingen. Die Orange enthält Vitamin C, außerdem Eiweiß, Fett, Kalzium, Phosphor und Eisen. 100 Gramm enthalten 40 Kalorien.

Apfel: Sein *Rasa* ist süß, sein *Guna* mild, er ist schmackhaft, stärkend und enthält Eisen. Er bildet den Stuhlgang und verleiht ein rötliches Aussehen. Er ist verdauungsfördernd, gut bei Verdauungsstörungen und appetitanregend. Ein wohlbekanntes Sprichwort lautet: ›Ein Apfel am Tag hält die Ärzte fern.‹ Er sorgt dafür, daß *Pitta* und *Vata* abklingen. Bei chronischer Ruhr und bei chronischem Durchfall ist er hilfreich. Aus Äpfeln hergestelltes Konfekt wird bei Blutarmut und verwandten Bedingungen verabreicht. Äpfel sind nahrhaft, und sie sind eine gute Kost für Menschen, die an Blasen- und Nierensteinen leiden. Sie enthalten die Vitamine A, B und C, außerdem Kupfer, Potasche, Eisen, Phosphor und Apfelsäure. 100 Gramm beinhalten 50 Kalorien.

Ananas: Das *Rasa* der reifen Frucht ist süß, sie löscht den Durst und verbessert die nahrhafte Flüssigkeit des Körpers, aber wenn die Ananas noch unreif ist, ist ihr *Guna* sehr schwer und verursacht *Pitta* und *Kapha*. Sie ist appetitanregend und *Shramahara* (Müdigkeit hinwegnehmend). Bei einer Milzvergrößerung ist die Ananas wohltuend. 100 Gramm enthalten 40 Kalorien.

Banane: Ihr *Rasa* ist süß und zusammenziehend, ihr *Guna* ist belebend, kalt, schwer, sie ist verjüngend, den Geschlechtstrieb steigernd, *Shukravardan* (den Samen vermehrend) und stärkend. Sie verbessert das Aussehen des Fleisches und den Appetit. Wenn man sie in großen Mengen zu sich nimmt, dann ist sie schwer verdaulich und erzeugt *Kapha*. Sie löscht den Durst, beseitigt Launenhaftigkeit, bringt *Pitta* zum Abklingen und kann bei Unreinheiten im Blut angewandt werden. Bei Verdauungsstörungen, Fettleibigkeit und Diabetes sollte man keine Bananen essen. Bananen sind eine gute Quelle für Kalzium, Vitamin C, Eisen und Kohlenhydrate. 100 Gramm enthalten 65 Kalorien.

Papaya: Ihr *Rasa* ist süß, sie regt den Appetit stark an, senkt *Pitta*, beseitigt Verstopfung und ist besonders wohltuend für Leber und Milz. Wenn man sie im Übermaß zu sich nimmt, verursacht sie *Vata*. Papaya ist ein guter *Pachan* (verdauungsfördernd) und als Abführmittel geeignet. Aus der Papaya gewonnenes Pepsin findet bekanntlich bei gastrischen Erkrankungen und Schwierigkeiten Anwendung.

Guava: Ihr *Rasa* ist süß, ihr *Guna* verdauungsfördernd und kalt. Wenn sie in übermäßigen Mengen genossen wird, verursacht sie Durchfall und Verdauungsstörungen. Die Kerne sind schädlich. Die Guava enthält reichlich Eisen und ist gut für die Zähne. 100 Gramm beinhalten 50 Kalorien.

Feige: Ihr *Rasa* ist süß, ihr *Guna* wohlschmeckend und kalt. Sie ist verdauungsfördernd, appetitanregend, nützlich bei Verunreinigungen des Blutes und sie bringt *Vata* und *Pitta* zum Abklingen. Sie kann bei Husten, Schwindsucht und bei Schwierigkeiten mit der Brust verwendet werden. Sirup, der aus Feigen zubereitet wurde, ist ein sehr gutes Stärkungsmittel für kleine Kinder, er ist appetitanregend. Die Feigen enthalten Vitamin B, Pottasche, Natrium, Kalk, Phosphor und Magnesium. 100 Gramm beinhalten 250 Kalorien.

Mandeln: Ihr *Rasa* ist süß, ihr *Guna* fetthaltig und heiß. Sie sind ein gutes Stärkungsmittel, sie steigern den Geschlechtstrieb, verursachen *Kapha*, vermindern *Vata* und *Pitta* und sie stärken die Geisteskräfte. 100 Gramm enthalten 300 Kalorien.

Pistazien: Ihr *Rasa* ist süß, ihre *Gunas* sind schwer, heiß und fetthaltig, sie steigern den Geschlechtstrieb, stärken die *Dhatus*, reinigen das Blut, wirken als Abführmittel und vermindern *Kapha* und *Vata*. Sie werden bei vielen süßen Fleischzubereitungen verwendet und sind auch eines der wichtigsten Stärkungsmittel. Ihr Öl wird extrahiert und findet im *Unany* System (eine bestimmte Behandlungsmethode) vielfache Anwendung. Sie enthalten Eiweiß, Fett, Kohlenhydrate, Kalzium, Phosphor und Eisen. 100 Gramm enthalten 400 Kalorien.

Birne: Ihr *Rasa* ist süß und zusammenziehend, ihre *Gunas* sind schwer, kalt und fetthaltig, ihr *Vipaka* ist süß. Sie vermindert alle *Tridosas*: *Vata*, *Kapha* und *Pitta*, ist gut für das Herz, vermindert *Rasa* und *Pitta*, ist gut bei dem Gefühl des Brennens, belebend, stärkend und harntreibend. Wenn sie im Übermaß genossen wird, verursacht sie *Vata*. 100 Gramm enthalten 55 Kalorien.

Zimtapfel: Sein *Rasa* ist süß, sein *Guna* ist leicht, fetthaltig und kalt und vermindert *Vata* und *Pitta*. Er ist gut für das Herz, steigert den Geschlechtstrieb, ist harntreibend, vermindert Fieber sowie das Gefühl des Brennens und ist stärkend. Bei übermäßiger Verwendung verursacht er Fieber. 100 Gramm enthalten 60 Kalorien.

Kokosnuß: Ihr *Rasa* ist süß, ihr *Guna* schwer, fetthaltig und kalt, sie ist wohltuend für das Herz, belebend, reinigt die Blase, sie vermindert Giftstoffe in *Rakta* (Blut) und *Pitta*. Wenn sie reif ist, verursacht sie Blähungen, aber im unreifen Zustand ist sie kalt und nahrhaft. Sie löscht den Durst. Sie enthält Eiweiß, Fett, Kohlenhydrate, Vitamin A und ist reich an Vitamin B. An Mineralstoffen besitzt sie Kalzium, Phosphor und Eisen. 100 Gramm beinhalten 350 Kalorien.

Datteln: Die unreifen Datteln sind im *Rasa* süß und zusammenziehend, ihr *Guna* ist schwer, ihr *Virya* kühlend, und sie reinigen das Blut. Sie vermindern die Anhäufung der *Tridosas*: *Vata*, *Pitta* und *Kapha*. Die reifen Datteln sind im *Rasa* süß, ihr *Guna* ist fetthaltig, sie sind schmackhaft, vermehren den Samen, und vermindern *Rakta* und *Pitta*. Sie enthalten viel Eisen und Kohlenhydrate. 100 Gramm enthalten 300 Kalorien.

Trauben: Sie enthalten Zitronen- und Weinsäure und Vitamin C. In 100 Gramm befinden sich 70 Kalorien.

Erdnüsse: Sie enthalten Eiweiß in hoher Quantität und Qualität und gutes Lezithin. In dieser Hinsicht kommen die Erdnüsse dem Eigelb gleich und können zu einem Ersatz für Eigelb werden. 100 Gramm enthalten 600 Kalorien.

Zitrone: Sie enthält eine große Menge Vitamin C und ist außerdem mit Kalk, Phosphor, Pottasche, Magnesium und Salzen angereichert. Sie wirkt gegen Skorbut. 100 Gramm Zitronensaft enthalten 20 Kalorien.

Walnüsse: Sie enthalten Kalzium, Phosphor, Eisen, Fett, Eiweiß, Kohlenhydrate und die Vitamine A und B. 100 Gramm enthalten 350 Kalorien.

Gemüse

Gemüse werden in vier Klassen eingeteilt: Blätter, Blüten, Früchte und Wurzeln. Jede dieser Klassen hat ihre eigene besondere Qualität. Blattgemüse ist am leichtesten verdaulich, dann folgen die Blütengemüse, dann die fruchtartigen Gemüse, und am schwersten zu verdauen sind die Wurzelgemüse.

Rettich: Es gibt zwei verschiedene Arten, bei der einen ist das *Guna* leicht, bei der andern schwer. Das Rasa ist scharf und heiß und das *Vipaka* ebenfalls scharf. Die leichte Art vermindert die *Tridosas* (*Kapha, Pitta, Vata*), während die schwere Art die *Tridosas* verstärkt. Im allgemeinen ist die leichte Art erhältlich und wird genutzt. Sie regt die Leberfunktion an, ist nützlich bei Schwellungen und gut für die Milz. Wegen ihrer Schärfe ist sie ein schleimlösendes Mittel, das gut für den Hals ist und bei Husten und Asthma verwendet werden kann. Sie hat eine spezielle harntreibende Wirkung und ist sehr gut für Patienten mit Steinbeschwerden. Rettichsamen fördert den Monatsfluß.

Gurke: Ihr *Rasa* ist süß und ihr *Guna* kalt. Sie ist harntreibend, verdauungsfördernd und appetitanregend. Sie ist nützlich bei Urinbeschwerden, bei der Empfindung des Brennens, bei Erbrechen und bei allen Arten von Steinen. Da das *Guna* der Gurke kalt ist, erleichtert sie das Zurückhalten des Urins und der Gefühle des Brennens und vermindert die Hitze im Körper. Wenn man die Samen der Gurke, Zucker und *Jeeraka* (Kreuzkümmelsamen) zusammen in Wasser reibt, die gleiche Menge Milch hinzufügt und diese Mischung zu sich nimmt, dann kommt es zu klarem Urinfluß. 100 Gramm enthalten 8 Kalorien.

Aubergine: Sie wird auch Eierfrucht genannt. Ihr *Rasa* ist scharf und ihr *Guna* heiß. Sie ist wohlschmeckend, nützlich bei *Vata* und *Kapha*, appetitanregend und sie vermehrt den Samen. Sie ist leicht und weich. Die Früchte dieser Pflanze vermindern *Kapha* und *Pitta*, während die reife Pflanze *Pitta* verstärkt. Dieses Gemüse ist sehr geschmackvoll, appetitanregend und gut für die Milz. 100 Gramm enthalten 20 Kalorien.

Zwiebel: Ihr *Rasa* ist scharf und süß, ihr *Guna* schwer, fetthaltig und heiß und ihr *Vipaka* scharf. Wegen ihrer starken Fetthaltigkeit und aufgrund ihrer heißen Eigenschaften vermindert sie *Vata*, aufgrund ihrer Schärfe, Fetthaltigkeit und Süße verstärkt sie *Kapha*, und weil sie heiß, scharf und bitter ist, vermehrt sie auch *Pitta*. Sie wirkt verjüngend, anregend, als Mittel gegen Blähungen, als schleimlösendes Mittel und harntreibend. Sie steigert den Geschlechtstrieb, vermehrt den Samen und fördert den Monatsfluß. Sie gibt Stärke und wird bei der Herstellung vieler Medikamente benutzt. Da sie billig und sehr anregend ist, wird sie ›Moschus der armen Leute‹ genannt. Sie ist nicht so gut für Menschen, die *Pitta Prakriti* (von Natur aus gallig) sind. 100 Gramm enthalten 40 Kalorien.

Tomaten: Tomaten werden reif und unreif verwendet. Sie sind blutreinigend, heilen Blutarmut, sind nützlich bei Verdauungsstörungen, Hämorrhoiden, Unreinheiten des Blutes, Skorbut, Leberbeschwerden und chronischem Fieber. Sie verbessern das Verdauungssystem und heilen chronische Magenkrankheiten. Suppe, die aus Tomaten zubereitet wird, ist sehr nahrhaft während der Rekonvaleszenz. Die Tomate ist schmackhaft und nützlich für alle, nur diejenigen, für die saurer Geschmack nicht geeignet ist, sollten sie nicht im Übermaß zu sich nehmen. In *Til* Öl (Sesamöl) gebratene Tomaten bilden zusammen mit Kreuzkümmel, Schwarzem Pfeffer, Salz und Koriander ein geeignetes Essen, das nahrhaft, leicht verdaulich und blutreinigend ist. Tomaten sind eine gute Quelle für die Vitamine A und C. 100 Gramm enthalten 15 Kalorien.

Kohl: Es gibt viele verschiedene Arten von Kohl. Er ist nützlich für Patienten, die unter chronischem Husten, Bronchitis und Asthma leiden. Es wird empfohlen, rohen Kohl, nachdem er gründlich gereinigt wurde, bei Wurmkrankheiten anzuwenden. Der Saft des weißen Kohls soll Warzen heilen. In manchen Ländern werden die Blätter gegen Halskrankheiten benutzt, indem man sie um den Hals bindet. Er ist reich an den Vitaminen A, B und C. 100 Gramm enthalten 15 Kalorien.

Karotten: Ihr *Rasa* ist bitter und scharf, ihr *Guna* trocken, und sie führen zu einer Verschlechterung des Zustandes von *Rakta* und *Pitta*. Sie sind appetitanregend und gut für die Augen. Das *Guna* der Karottensamen ist heiß. Karottensamen können zu Fehlgeburten führen. Karotten werden als nahrhaftes und gut verdauliches Essen für die ganze Bevölkerung genutzt. Sie sind harntreibend und können bei Urinbeschwerden angewendet werden. 100 Gramm enthalten 30 Kalorien.

Amarantes Gangeticus: (Eine in Indien vorkommende Gemüsepflanze aus der Pflanzengattung der Amarant-Gewächse, die den Gänsefußgewächsen nahestehen). Sein *Rasa* ist süß, sein *Guna* leicht und trocken, sein *Virya* kalt und sein *Vipaka* ebenfalls süß. Er ist wohlschmeckend, vermindert *Kapha*, *Vata* und *Pitta*, ist verdauungsfördernd und appetitanregend, *Purishajana* (stuhlfördernd) und blähungstreibend. Er ist gut für das Herz, vermindert *Rakta* und *Pitta* und ist harntreibend. 100 Gramm enthalten 25 Kalorien.

Dill: Sein *Rasa* ist scharf und bitter, sein *Guna* leicht, trocken und heiß, er vermindert *Vata* und *Kapha*, ist harntreibend, fördert den Monatsfluß und den Milchfluß und ist hilfreich bei Fieber; aber wenn er im Übermaß genossen wird, führt das zum Verlust des Samens. Er ist blähungstreibend und kann bei Wurmbefall angewendet werden. Er wird besonders in der Zeit nach der Entbindung empfohlen. Er ist schmerzstillend und nützlich bei Schwellungen. Destilliertes Dillwasser wird Kindern bei Unterleibsbeschwerden gegeben und besonders bei Beschwerden, die *Kapha* und *Vata* betreffen, anzuwenden. 100 Gramm enthalten 15 Kalorien.

Gewürze

Kreuzkümmel-Samen: Sein *Rasa* ist scharf, sein *Guna* leicht und trocken, sein *Virya* heiß und sein *Vipaka* scharf und zusammenziehend. Er senkt *Kapha* und *Vata* und fördert *Pitta*. Er vermindert Schwellungen und ist schmerzstillend. Er ist ein Anregungs- und ein Blutreinigungsmittel; gleichzeitig ist er harntreibend. Er ist appetitanregend, verdauungsfördernd, treibt Blähungen, vermindert Schmerzen und tötet Würmer ab. Er ist besonders dafür geeignet, Schwellungen der Gebärmutter zu beseitigen und den Milchfluß der Brust zu verstärken. Da er heiß ist, hat er eine verjüngende Wirkung und ist auch bei Hautkrankheiten anwendbar. Er ist ein guter Harntreiber und wird besonders bei Erkrankungen von *Kapha* und *Vata* benutzt.

Schwarzer Pfeffer: Sein *Rasa* ist scharf, sein *Guna* leicht, sein *Virya* heiß und sein *Vipaka* scharf. Er ist verdauungsfördernd, appetitanregend, vermindert *Vata* und *Kapha* und verstärkt gleichzeitig *Pitta*. Er ist einer der wichtigsten Bestandteile von Gewürzmischungen und wird viel bei ayurvedischen Medikamenten verwendet. In den alten Texten werden viele Empfehlungen gegeben, auf welche Weise man Schwarzen Pfeffer verwenden kann. Die drei wirkungsvollsten Medikamente *Sunthi* (Ingwer), *Maricha* (Schwarzer Pfeffer) und Pfeffer* bilden zusammen ein Trio, das als *Trikatu* bekannt ist. Wer unter chronischen Erkältungskrankheiten und Verstopfung leidet, weil er wenig gastrisches Feuer besitzt und keine gute Verdauung hat, sollte Schwarzen Pfeffer auf die richtige Art anwenden. Dann wird sich die Verdauung verbessern und die Bildung von *Kapha* aufhören. Es ist ein anregendes, schleimlösendes und harntreibendes Mittel. Im allgemeinen ist Schwarzer Pfeffer für Menschen, die zu *Vata* und *Kapha Prakriti* neigen, besser geeignet.

Ingwer: Von trockenem und frischem Ingwer ist das *Rasa* scharf, das *Guna* heiß, fetthaltig, leicht und schwer und das *Vipaka* scharf. Er beseitigt *Kapha* und säubert die Stimme.

---

* Nach Bedarf kann man roten oder weißen Pfeffer als dritten Teil hinzufügen.

Senfsamen: Sein *Rasa* ist bitter und scharf, sein *Guna* heiß und sein *Vipaka* scharf. Er vermehrt *Pitta* und verursacht *Rakta Pitta*. Senfsamen sind appetitanregend und brauchbar bei *Vata*, *Kapha*, Wurmbefall und Rachenkrankheiten. Es gibt noch andere medizinische Nutzungsmöglichkeiten.

Griechisches Heu: Sein *Virya* ist heiß. Es ist *Vatahara* (vermindert Blähungen) und ein Stärkungsmittel.

Asa Foetida: (Die Gewürzpflanze Ferula Asa Foetida, auf Sanskrit *Hingu* genannt, findet in der indischen Küche vielfache Verwendung. Aus dieser Pflanze wird ein gummiartiges Harz gewonnen, das sich durch einen besonders ausgeprägten Geruch auszeichnet. Es heißt Asa Foetida, seine deutsche Bezeichnung ist Stinkasant.) Sein *Rasa* ist scharf, und seine *Gunas* sind leicht, fetthaltig und beweglich. Das *Virya* ist heiß und das *Vipaka* scharf. Es ist anwendbar bei *Kapha* und *Vata* und es verstärkt *Pitta*. Es ist anregend, schmerzstillend, hilfreich bei Koliken, gastrischen Beschwerden, Wurmbefall und Blähungen. Es bildet eine der wichtigsten Zutaten für häusliche Heilmittel im ländlichen Indien. Manchmal konnten erstaunliche Ergebnisse durch die rechtzeitige und angemessene Anwendung dieser Mittel erreicht werden. Heutzutage werden auch viele Fälschungen hergestellt, aber nur das reine Asa Foetida sollte benutzt werden, um gute Ergebnisse zu erreichen.

Koriander: Sein *Rasa* ist süß, bitter, scharf und zusammenziehend, seine *Gunas* leicht und fetthaltig, sein *Virya* heiß und sein *Vipaka* süß. Im allgemeinen vermindert er alle *Tridosas*; da er fetthaltig und heiß ist, senkt er *Vata*, da er zusammenziehend, bitter und süß ist, bringt er *Pitta* zum Abklingen, und da er bitter, scharf und heiß ist, vermindert er *Kapha*. Grüner, frischer Koriander bringt besonders *Pitta* zum Abnehmen, da er *Shita* (kalt) ist. Auch vermindert frischer Koriander die Empfindung des Brennens. Trockener Koriander ist ein wichtiger Bestandteil von Gewürzmischungen. Koriander ist eines der wichtigen häuslichen Heilmittel, die im ländlichen Indien benutzt werden. Er ist harntreibend, *Kaphagna* (nimmt *Kapha* hinweg), verdauungsfördernd, zusammenziehend und appetitanregend. Im allgemeinen wird Koriander zusammen mit Kümmel verwendet.

Rote Chillies: Sie sind ein kraftvolles, örtliches Reizmittel, magenstärkend und belebend. Sie haben einen beißenden Geruch und einen scharfen, brennenden Geschmack. Sie bilden eines der Bestandteile verschiedener Currys (indischer Gerichte), Chutneys (indischer Gewürze) und Pickles (in Essig Eingelegtes). Ihr *Vipaka* ist heiß und scharf. Sie sind stimulierend, appetitanregend, *Pitta* vermehrend und sie beseitigen Verdauungsstörungen. Sie sind bei *Kapha Dosa* (Schleim) nützlich. Rote Chillies sind nicht gut für jemanden, der ein heftiges Temperament besitzt und der unter Bluterbrechen und Bluthusten leidet.

Kurkuma (Gelbwurz): Sein *Rasa* ist scharf und bitter, seine *Gunas* trocken und leicht und sein *Virya* ist heiß. Da es heiß ist, vermindert es *Kapha* und *Vata*, und da sein *Rasa* bitter ist, *Pitta*. Im medizinischen Bereich gibt es vielerlei äußere und innere Anwendungsmöglichkeiten. Kurkuma ist schmerzstillend, appetitanregend, blähungstreibend und als Mittel gegen Wurmbefall geeignet. Er verbessert das Aussehen und die Ausstrahlung. Er ist sehr gut, wenn man unter Beschwerden der Gebärmutter leidet, und da er bitter ist, reinigt er die Brustmilch.

Knoblauch: Er enthält alle fünf *Rasas* außer *Amla* (sauer), ist aber hauptsächlich scharf und süß. Die Wurzel ist scharf, die Blätter sind bitter, der Stamm ist zusammenziehend und der Samen süß. Seine *Gunas* sind fetthaltig, scharf, glatt, schwer und *Sara* (wesentlich). Da er sehr scharf und bitter ist, vermindert er *Kapha*, da er fetthaltig, glatt, schwer und heiß ist, senkt er *Vata*, und da er heiß ist, verstärkt er *Rakta* und *Pitta*. Er ist stimulierend, schmerzstillend, verdauungsfördernd, appetitanregend, treibt Blähungen und ist als Mittel gegen Wurmbefall geeignet. Er ist auch harntreibend, schleimlösend und gut für den Rachen. Er wird bei vielen Heilmitteln verwendet und hat eine besondere verjüngende Wirkung. Schwangere Frauen sollten ihn nicht einnehmen, ebenso Menschen, die unter Bluterbrechen, Bluthusten, Durchfall, Urinbeschwerden, Schwellungen und Erbrechen leiden. Nachdem man Knoblauch gegessen hat, sollte man keine körperlichen Übungen machen und keine süße Nahrung, Milch oder Melasse zu sich nehmen. Auch Hitze, Sonnenlicht und Wasser sollte man vermeiden. Knoblauch wird bei vielen Hausmitteln erfolgreich verwendet und ist eines der wichtigsten Medikamente.

Kokum (Mangosteen): Seine *Rasas* sind sauer, zusammenziehend und scharf, seine *Gunas* sind trocken und heiß. Er fördert die Verdauung, verstärkt den Appetit und verursacht *Pitta*. Aus Mangosteen zubereitetes Öl ist wirkungsvoll bei Ekzemen und bei Fußpilz.

Dalchini (Zimt): Sein *Rasa* ist scharf und süß, seine *Gunas* sind leicht und trocken, und sein *Vipaka* ist bitter und heiß. Er verursacht *Pitta*, reinigt den Rachen und vermindert *Kapha*. Er kann bei Schluckauf, Blähungen, Husten, Nebenhöhlenentzündung, Hämorrhoiden und Wurmbefall angewendet werden. Er ist schmerzstillend und schmerzlindernd. Er wird bei der Herstellung von vielen Zahnpudern verwendet und ist eines der wichtigen Gewürze. Wenn er auf die richtige Weise und regelmäßig eingenommen wird, hält er den Mund frisch und beseitigt faulen Geruch. Er ist auch nützlich für die Zähne. Zimtöl wirkt schmerzstillend, wenn man es in die Mundhöhle an die schmerzende Stelle gibt.

Alachi (Kleiner Kardamom): Seine *Rasas* sind süß und scharf und seine *Gunas* sind kalt, leicht und trocken. Er vermindert die *Tridosas*. Aufgrund seines *Rasa* senkt er *Kapha*, wegen seines *Vipaka* nimmt *Vata* ab, und aufgrund von *Virya* bringt er *Pitta* zum Abklingen. Er ist gut für das Herz, schleimlösend, harntreibend und vermindert die Empfindung des Brennens. Er ist ein Stärkungsmittel, das in vielen Mitteln verwendet wird, die den Geschlechtstrieb steigern. Er kann bei Erbrechen angewendet werden, er beseitigt Husten und ist ein wichtiger Bestandteil bei Heilmitteln gegen Husten.

Lavanga (Nelken): Ihre *Rasas* sind bitter und scharf, ihr *Guna* ist heiß, und ihr *Vipaka* ist süß. Sie sind appetitanregend und haben eine verjüngende Wirkung. Sie vermindern *Vata*, *Pitta* und *Kapha*. Sie werden bei Schwindsucht, Husten, Koliken, Asthma, Schluckauf, Unreinheiten des Blutes und Blähungen angewendet. Nelkenöl wird auch für Löcher in den Zähnen verwendet, um die Schmerzen zu erleichtern. Es gibt äußere und innere Anwendungsmöglichkeiten.

Pudina (Minze): Sie ist süß, schwer, appetitanregend, gut für das Herz, wird im allgemeinen bei Hustenkrankheiten, Cholera, Erbrechen, Durchfall, chronischem Fieber und Wurmbefall gegeben. Sie wird bei vielen ayurvedischen Medikamenten benutzt, in denen eine anregende Wirkung gebraucht wird. Besonders bei Unterleibskoliken wird sie verschrieben. Destilliertes Minzenwasser wird bei gastrischen Beschwerden gegeben und ist eines der wichtigsten Bestandteile von Verdauungspulvern.

Imli (Tamarinde): Ihre *Gunas* sind schwer und heiß und ihr *Vipaka* ist sauer. Ihre Frucht, ihre Samen, Blätter und Blüten finden alle eine medizinische Verwendung. Sie wird auch bei der Zubereitung von einigen Currygerichten verwendet, um der Speise einen sauren Geschmack hinzuzufügen. Wenn sie unreif ist, ist sie sehr sauer, sie vermindert dann *Vata* und verstärkt *Kapha* und *Pitta*. Wenn sie reif ist, dann senkt sie aufgrund ihrer heißen, trockenen, kalten und sauren *Gunas Kapha*, und wegen ihrer kalten und trockenen *Gunas* nimmt *Vata* ab.

Süße Tamarinde vermindert auch *Pitta*. Sie ist appetitanregend, lindert den Durst, ist verdauungsfördernd, regt die Lebertätigkeit an, ist harntreibend und ist gut für das Herz.

Aus Tamarindesamen hergestelltes Pulver, das zusammen mit Milch eingenommen wird, steigert den Geschlechtstrieb und ist hilfreich, wenn man den Samen zurückhalten möchte. Andererseits kann die übermäßige Verwendung von Tamarindesamen auch zu Verdauungsstörungen führen.

Keshar (Safran): Sein *Rasa* ist bitter und sein *Guna* fetthaltig. Er ist aromatisch und verbessert das Aussehen. Er wird bei Sehstörungen, bei *Vata*, *Kapha*, Brechreiz, Wurmbefall und Schluckauf angewendet. Er ist anregend, verjüngend und findet daher bei Medikamenten, die den Geschlechtstrieb steigern und die eine verjüngende Wirkung anstreben, Verwendung. Er vermindert *Vata* und *Pitta* und verstärkt *Kapha*. In reiner Qualität ist er nur schwer erhältlich. Nachdem künstliche Farbe hinzugefügt wird, und er eingeweicht wurde, wird er vielen Medikamenten beigegeben, die bei Erkältungskrankheiten, Husten und Durchfall wirksam sind. Er wird sowohl innerlich als auch äußerlich angewendet. Bei einer speziellen indischen Zubereitung wird er mit Milch gekocht. Dieses Gericht ist süß, nahrhaft und wohlschmeckend.

Allgemeine Anweisungen nach Ch. G. Thakkur

Charaka empfiehlt, alle *Rasas* der Nahrung zu benutzen. Er lehnt es ab, nur ein *Rasa* oder ein *Rasa* in übermäßiger Menge zu sich zu nehmen, da es gesundheitsschädlich ist, wenn man einen Teil der Nahrung in übermäßiger Menge fortwährend zu sich nimmt und andere Teile ausschließt. Man sollte alle Bestandteile der Nahrung in ausgewogenen Proportionen essen und nur solche vermeiden, die der eigenen Konstitution nicht entsprechen.

›Essen Sie im richtigen Maß‹, ist eine Maxime, der es wert ist zu folgen. Damit ist gemeint, schwere Bestandteile der Nahrung in kleinen und leichte Teile in großen Mengen zur vollen Sättigung einzunehmen. Um das richtige Verhältnis zu finden, sollte auch die Stärke des gastrischen Feuers beachtet werden. Stärke, Gesundheit, Lebenslänge und der lebenswichtige Atem hängen vom Zustand des gastrischen Feuers ab, welches brennt, wenn es vom Brennstoff der festen und flüssigen Bestandteile der Nahrung genährt wird, oder schwindet, wenn es keine Nahrung mehr zur Verfügung hat.

Die obigen Erwägungen über schwere und leichte Nahrungsmittel betreffen diejenigen, die im allgemeinen schwach, träge, ungesund und empfindlich sind und ein luxuriöses Leben führen. Für jemanden, dessen Verdauungskraft stark ist, der an schwere Inhaltsstoffe der Nahrung und an viel Arbeit gewöhnt ist und außerdem eine gewaltige Kapazität im Konsum von Nahrung hat, ist die Überlegung von schweren und leichten Teilen nicht so wesentlich. Ein Mensch, der über die nötige Selbstkontrolle verfügt, sollte sein gastrisches Feuer immer mit bekömmlichem Essen und Trinken aufrechterhalten, unter Beachtung des richtigen Maßes und der richtigen Zeit.

Derjenige, dessen gastrisches Feuer brennt, der es auf richtige Weise mit gesunder Kost erhält, der sich täglich der Meditation widmet, Nächstenliebe übt und nach spiritueller Erlösung strebt, der die ihm entsprechende Nahrung zu sich nimmt, wird kein Opfer von sich nähernden Krankheiten werden, es sei denn aus besonderen Gründen. Der disziplinierte Mensch, der bekömmliche Kost zu sich nimmt, lebt eine Zeitspanne von 36 000 Nächten, das sind 100 Jahre, gesegnet von Gott und den Menschen und frei von Krankheiten.

Abschließende Anmerkungen

Bevor dieses Kapitel abgeschlossen wird, sollen noch Anmerkungen zu den Genußmitteln Schwarztee und Kaffee gemacht werden, die zu einem Teil unseres Lebens geworden sind. Beide, Schwarztee und Kaffee sind in ihrem *Rasa Kasha* (zusammenziehend), in ihrem *Guna Ushna* (heiß), und ihr *Vipaka* ist bitter. Ihre nährenden Qualitäten werden sich in jedem Teil der Welt unterscheiden, da sie überall auf andere Art zubereitet werden. Die Menge an Milch, die dem Tee oder Kaffee hinzugefügt wird, vergrößert die stärkende Wirkung. Tee und Kaffee sollten nicht im Übermaß eingenommen werden.

Der täglichen Kost sollte die angemessene Aufmerksamkeit geschenkt werden. Man sollte ein tiefgehendes Wissen über die verschiedenen Nahrungsartikel besitzen und auswählen, was für einen geeignet und annehmbar ist.

Unglücklicherweise haben die Menschen die Gewohnheit angenommen, zu verzehren, was ihnen schmeckt und nicht, was gut für die Ernährung ihres Körpers wäre. Dementsprechend werden die würzigen, scharfen, sauren und säurehaltigen Artikel gerne gegessen, während die süßen*, bitteren und zusammenziehenden gewöhnlich vermieden werden. So können Krankheiten entstehen. Man sollte alle *Rasas* in untereinander ausgeglichenen Proportionen zu sich nehmen und sich auf diese Weise auf eine ausgewogene Kost festlegen.

---

* Mit süßen Artikeln sind nicht die gewöhnlichen Süßigkeiten gemeint, die aus raffiniertem Zucker hergestellt werden, sondern z. B. stärkehaltige Getreide und Früchte.

Teil 8
Yogatherapie

1. Die Schöpfung des menschlichen Körpers

Bevor man sich mit der therapeutischen Seite des Yoga beschäftigt, sollte man eine Vorstellung von der Schöpfung des menschlichen Körpers haben.

Nach den Veden ist *Hiranyagarva* das höchste Wesen der Schöpfung. *Hiranya* bedeutet ›göttliches Bewußtsein‹, und *Garva* bedeutet ›Halter‹. *Hiranyagarva* bedeutet also ›Halter des göttlichen Bewußtseins‹. *Hiranyagarva* ist der Vater der Schöpfung und damit der Vater dieses Universums. Der Ursprung der ganzen Schöpfung ist das göttliche Bewußtsein.

Der *Samkhya* Philosophie entsprechend ist *Mahatattva* oder die universale Intelligenz die erste Schöpfung des Schöpfers. Aus *Mahatattva* geht *Ahamtattva* oder die universale Willenskraft hervor. Aus *Ahamtattva* geht *Panchatattva* oder der Makrokosmos hervor. *Pancha* bedeutet fünf und *Tattva* bedeutet Element. *Panchatattva* besteht aus folgenden fünf *Tattvas*: *Akashatattva*, *Vayutattva*, *Agnitattva*, *Apatattva* und *Pritthitattva*.

Akashatattva bedeutet ›Ätherelement‹. In ihm sind die ewige Zeit und der ewige Raum enthalten. *Akashatattva* hält das ganze Universum. Das Ätherelement im menschlichen Körper hält auch den Mikrokosmos des Körpers.

Das Sinnesorgan, das sich durch *Akashatattva* ausdrückt, ist das Gehör. Das Ohr ist das Organ, durch das man Geräusche wahrnimmt. Das Sinnesobjekt von *Akashatattva* ist *Shabda* (Geräusch oder Ton). Alle Öffnungen des Körpers, also Arterien, Venen, Nerven, Hautporen usw. sind Manifestationen von *Akashatattva*.

Vayutattva bedeutet ›Luftelement‹. Das Sinnesorgan, das sich durch *Vayutattva* ausdrückt, ist die Haut. Die Haut ist das Sinnesorgan, durch das man Hitze, Kälte, hart, weich etc. wahrnimmt. Das Sinnesobjekt von *Vayutattva* ist *Sparsa* (Berührung). *Vayutattva* gibt das Gefühl und die Berührung.

Vayutattva ist die Lebenskraft. Es sorgt für den Aufbau des Samens und für die Lebenshülle. *Vayutattva* lenkt das Blut und die Ausscheidungen des Körpers.

Agnitattva bedeutet ›Feuerelement‹. Das Sinnesorgan, das sich durch *Agnitattva* ausdrückt, ist der Gesichtssinn. Der Gesichtssinn ist das Sinnesorgan, durch das man sieht. Das Sinnesobjekt von *Agnitattva* ist *Rupa* (Form). *Agnitattva* gibt die Sehkraft und die Kraft, die Form zu genießen.

Agnitattva ist die Stärke und die Vitalität des menschlichen Körpers. *Agni* ist das Verdauungsfeuer. Durch das Verdauen der Nahrung produziert *Agni* das Blut und die Ausscheidungen des Körpers. Dadurch wird der Körper ernährt, entwickelt und erwärmt.

Apatattva bedeutet ›Wasserelement‹. Das Sinnesorgan, das sich durch *Apatattva* ausdrückt, ist die Zunge. Die Zunge ist das Sinnesorgan, durch das man schmeckt. Das Sinnesobjekt von *Apatattva* ist *Rasa* (Geschmack, Nahrungssaft).

Alle Handlungen von *Apatattva* konzentrieren sich auf das Geschmacksorgan. Alle flüssigen Teile des Körpers wie Ausscheidungen, Blut, Samen usw. sind Manifestationen von *Apatattva*.

Pritthitattva bedeutet ›Erdelement‹. Das Sinnesorgan, das sich durch *Pritthitattva* ausdrückt, ist die Nase. Die Nase ist das Sinnesorgan, durch das man riecht. Das Sinnesobjekt von *Pritthitattva* ist *Gandha* (Geruch). Seine Handlung konzentriert sich auf das Geruchsorgan. Haut, Fleisch, Knochen, Mark usw. sind Manifestationen von *Pritthitattva*.

Die *Tattvas* oder Elemente arbeiten in besonderen Orten im Körper, nämlich in den Chakras (s. Seite 144 f.).

Die Granthis

Nach der Lehre des Ayurveda werden die Drüsen *Granthis* genannt. Die sieben wichtigsten *Granthis* sind *Pritthigranthi, Varunagranthi, Agnigranthi, Vayugranthi, Byomgranthi, Ahamgranthi* und *Mahatgranthi*. Jedes *Granthi* wird einem bestimmten Chakra in der Wirbelsäule zugeordnet. Neben den sieben Haupt*granthis* gibt es noch untergeordnete *Granthis*.

Die wichtigsten *Granthis* besitzen die Fähigkeit, die innersekretorische Drüsenausscheidung anzuregen. Diese Inkretionen vermischen sich mit dem Blut und helfen auf diese Weise, den Körper aufzubauen. Der feinere Teil dieser Drüsenausscheidungen entwickelt den Geist. Auf diese Weise tragen alle *Granthis* dazu bei, Körper und Geist zu entwickeln. Der Einfluß der *Granthis* auf jeden Menschen ist unterschiedlich. Eine Person, die von einem bestimmten *Granthi* stark beeinflußt wird, wird Person dieses *Granthi* genannt. Das Arbeitsfeld eines jeden *Granthis* erstreckt sich auf den ganzen Körper.

Pritthigranthi: Pritthigranthi wird *Muladhara* oder dem Steißbeinzentrum zugeordnet. *Payugranthi* (Anus) und der Damm ist der Wirkungsbereich dieses *Granthi*. Die hauptsächliche Funktion dieses *Granthis* ist es, Fleisch, Knochen, Mark, Haut, Nägel und Haare zu erzeugen. Die verborgene körperliche Kraft, *Kundalini Shakti*, befindet sich in diesem *Granthi*. *Kundalini Shakti* ist normalerweise inaktiv, erst durch spirituelle Praktiken, Reinheit in allen Bereichen und die Gnade Gottes kann sie erweckt werden (s. Seite 144ff.).

Diejenigen, die zu *Pritthigranthi* gehören, sind massig, geduldig, tolerant, nicht so aktiv, nicht ängstlich und sie vermeiden Streit, Unruhe und Ängste. Wenn dieses *Granthi* nicht in Ordnung ist, wird man egozentrisch und läßt sich zu sehr von weltlichen Genüssen begeistern.

Varunagranthi wird *Swadisthana* oder dem Kreuzbeinzentrum zugeordnet. *Mutragranthi* (Nieren), *Projapatigranthi* (Hoden), *Kandarpagranthi* (Prostata), *Madangranthi* (männliche Cowperdrüse), *Ratigranthi* (weibliche Cowperdrüse) *Mithungranthi* (Penis), *Matrigranthi* (Eierstöcke) und weitere untergeordnete *Granthis* werden unter *Varunagranthi* zusammengefaßt. Die innere Ausscheidung von *Varunagranthi* erhält die Schöpfung, indem sie Samen und Eier produziert.

Menschen von *Varunagranthi* sind sehr höflich, bescheiden, für das andere Geschlecht attraktiv, wohlhabend in der materiellen Welt, friedlich und glücklich. Wenn dieses *Granthi* nicht in Ordnung ist, wird man selbstsüchtig, eifersüchtig, findet Fehler bei anderen, ist ärgerlich und leidenschaftlich.

Agnigranthi wird *Monipura* oder dem Nabelzentrum zugeordnet. Die ganze Nabelregion ist der Ort von *Agnigranthi*. *Shukragranthi* (die Nebennieren), *Mutragranthi* (die Nieren), *Suryagranthi* (die Bauchspeicheldrüse), Leber, Magen, Milz und weitere untergeordnete *Granthis* gehören zu *Agnigranthi*. Wie die Sonne allen Pflanzen und Tieren dieser Erde Wärme gibt und sie auf diese Weise am Leben erhält, so erhält *Agnigranthi* das Leben des Körpers, indem es die Wärme erzeugt und auch verteilt.

Die innere Sekretion von *Agnigranthi* ist wie Salzsäure und Schwefelsäure. Wie Chemiker im Labor Chemikalien herstellen, so stellt *Agnigranthi* in den verschiedenen *Granthis* verschiedene Säuren her und hilft bei der Verdauung, bei der Erzeugung und Verteilung der Körperwärme, bei der Ernährung des Blutes, dem Absondern der Abfallstoffe und entwickelt Muskeln, Knochen und Mark.

Menschen des *Agnigranthi* sind sehr mutig, aktiv, Führer der Gesellschaft, politische Führer, Oberkommandierende usw. Derjenige, bei dem *Agnigranthi* nicht in Ordnung ist, wird inaktiv, streitsüchtig, leidenschaftlich, gierig, egoistisch, unruhig, ungeduldig, unkontrolliert und ein Opfer von Magenbeschwerden.

Vayugranthi wird *Anahata* oder dem Herzzentrum zugeordnet. Der ganze Brustbereich ist das Arbeitsfeld von *Vayugranthi*. Die Lungen, das Herz, die Thymusdrüse und weitere untergeordnete *Granthis* gehören zu *Vayugranthi*. Wie die Luft Beschützer und Direktor des Körpers ist, so sind Lungen und Herz die für den Körper am meisten verantwortlichen *Granthis*. Die anderen *Granthis* des Körpers können sich ausruhen, aber Lungen und Herz können dies nicht.

Wenn *Vayugranthi* gesund ist, dann können alle Handlungen des Körpers sanft und ohne Schwierigkeiten ausgeführt werden. Wenn *Vayugranthi* schwach wird, dann sind die anderen *Granthis* nicht in der Lage, dies zu kompensieren. Arterien, Venen und Nerven werden dadurch geschwächt.

Ein Mensch, dessen *Vayugranthi* stark und gesund ist, wird ruhig und ausgeglichen, er ist ein großer Arbeiter, er kontrolliert den Geiststoff (Citta). Dieser Mensch wird gesellschaftlich anerkannt. Er wird Mensch des *Vayugranthi* genannt. Wenn *Vayugranthi* nicht in Ordnung ist, wird ein Mensch ruhelos, geschwätzig, undankbar und dünn.

Byomgranthi wird *Vishudhya* oder dem Nakkenzentrum zugeordnet. *Byomgranthi* befindet sich zwischen dem Kehlkopf und dem unteren Teil der Stirn. *Indragranthi* (Schilddrüse), *Upendragranthi* (Nebenschilddrüsen), *Talugranthi* (Mandeln), *Lalagranthi* (Speicheldrüsen) sind alle Teile von *Byomgranthi*. Die Ausscheidungen von *Byomgranthi* zerstören das Gift der Krankheiten und erhalten die Gesundheit des Körpers. Wenn dieses *Granthi* gesund bleibt, dann bleiben auch alle Teile, die zu diesem *Granthi* gehören, gesund. Wenn dieses *Granthi* nicht auf die richtige Weise für die körperlichen Sekretionen sorgt, dann wird der Körper krank.

Der feinere Teil der Ausscheidungen entwickelt den Geist. *Byomgranthi* wird stark von *Sattva Guna* beeinflußt, daher ist eine Person des *Byomgranthi Sattvika* oder spirituell. Das *Byomgranthi* der Frauen ist stärker als das der Männern, daher sind Frauen liebevoller, zarter und spiritueller. Bei Über- oder Unterfunktion dieses *Granthis* kommt es zu einem unausgewogenen Geisteszustand, und alle diese guten Qualitäten verschwinden. Die Folge davon sind Depressionen, Faulheit und Lethargie.

Ahamgranthi und *Mahatgranthi* beeinflussen den geistigen und seelischen Bereich.

Ahamgranthi wird *Ajna* oder dem sechsten Zentrum zugeordnet. Der Ort von *Ahamgranthi* befindet sich im Stirnbereich. *Shivasatigranthi* (die Hypophyse) ist der Wirkungsbereich von *Ahamgranthi*. Die Kraft der Vision, die Kraft des Hörens, die Kraft des Denkens, die Kraft des Urteilens, die Kraft, Entscheidungen zu fällen und das Gedächtnis gehören zu *Shivasatigranthi*. *Ahamgranthi* ist der Befehlshaber der fünf unteren *Granthis*. Er berichtet die Fehler dieser *Granthis*.

Alle begabten großen Dichter, Schriftsteller, Wissenschaftler, Philosophen und spirituellen Menschen gehören diesem *Granthi* an. Wenn dieses *Granthi* nicht in Ordnung ist, dann wird man bösartig, betrügerisch, grausam und hinterhältig.

Mahatgranthi wird *Sahasrar* oder dem siebten Zentrum zugeordnet. Die ganze Region zwischen Medulla oblongata und Fontanelle gehört zu *Mahatgranthi*. *Somagranthi* (diese Drüse produziert Amrita, den Nektar, sie existiert nur im Astralleib), *Brihaspathigranthi* (Zirbeldrüse), *Rudragranthi* (Medulla oblongata) und *Sahasrargranthi* (Fontanelle) sind die Wirkungsbereiche dieses *Granthis*. Das ist der Ort der höchsten Gedanken, der göttlichen Empfindung und des allumfassenden Bewußtseins. Die Ausscheidung dieses *Granthis* heißt Somdhara (Nektar). Diese Ausscheidung fließt in die unteren *Granthis* und Nerven des Körpers und erhält den ganzen Körper gesund und lebendig.

Menschen dieses *Granthis* werden bedeutende Menschen, *Avatare*, große Weise und Heilige. Sie schmecken die Freude des Gottesbewußtseins und des allumfassenden Bewußtseins. Sie sind makellos in ihrem Charakter. Sie können von den Unreinheiten der materiellen Welt nicht berührt werden. Körperliche Leiden, Klagen, Depressionen können sie nicht beeinflussen. Selbst die richtige Ordnung oder Unordnung dieses *Granthis* kann sie nicht mehr beeinflussen.

Dieses *Granthi* bleibt beim Durchschnittsmenschen inaktiv, aber wenn jemand frei ist von weltlichen Wünschen und sich vollständig der Meditation hingibt, kann es sich öffnen und den Menschen zum Gottesbewußtsein führen.

2. Yoga und die körperlichen Systeme

Yoga und das Verdauungssystem

Die Nahrung regeneriert die verbrauchte Energie des Körpers und entwickelt diesen. Wenn man die Nahrung nicht gut verdauen kann, dann kann man auch den Körper nicht ernähren. Der ganze Vorgang, vom Zerkauen der Nahrung bis zum Ausscheiden der Abfallprodukte, wird Verdauung genannt.

Der Verdauungsvorgang beginnt im Mund. Der Verdauungskanal erstreckt sich vom Mund zum Anus.

Wenn man Nahrung zu sich nimmt und sie zerkaut, tritt sofort Speichel aus den drei Speicheldrüsenpaaren und vermischt sich mit der zerkauten Nahrung. Diese wird dadurch naß und weich. Die nassen und weichen Nahrungsteilchen kommen durch die Speiseröhre in den Magen. Dort werden Magensäfte aus der Magenwand ausgeschieden. Es handelt sich dabei hauptsächlich um Salzsäure und um das Enzym Pepsin, die sich mit dem Nahrungsbrei vermischen und die Verdauung fortsetzen. Die Salzsäure zerstört in der Nahrung vorkommende Keime und stellt einen ausgewogenen Zustand zwischen Säure und Base her.

Nachdem der Verdauungsvorgang im Magen beendet ist, tritt der Nahrungsbrei in den sechs Meter langen Dünndarm und anschließend in den 3,60 Meter langen Dickdarm. Der Dünndarmsaft, der Gallensaft und der Pankreassaft verdauen Eiweiße, Kohlenhydrate und Fette und vervollständigen den Verdauungsvorgang.

Von den verdauten Bestandteilen wird ein Teil in Blut umgewandelt, und der Rest gelangt in den Dickdarm. Die Funktion des Dickdarmes besteht darin, die Abfallprodukte zu entwässern. Am Ende werden die festen Abfallprodukte als Stuhlgang und die flüssigen als Urin und Schweiß ausgeschieden.

Die Asanas und die Pranayamaübungen haben einen ungeheuer großen Einfluß auf das Verdauungssystem. Die Asanas geben dem Verdauungssystem Harmonie und sie reinigen und kräftigen den Verdauungskanal. Alle Körperteile, die direkt oder indirekt mit der Verdauung verbunden sind, werden durch die Asanas stark, flexibel, gesund und perfekt.

In Teil 2, Asana (s. Seite 19 ff.) wird jeweils aufgeführt, welche Asanas für das Verdauungssystem besonders wohltuend sind.

Yoga und der Blutkreislauf

Wenn der ganze Körper gut durchblutet wird, ist das ein Zeichen guter Gesundheit. Das Blut ernährt u. a. die Zellen, die Gewebe und die Muskeln des Körpers. Ein Ziel der Asanas ist es, den Blutkreislauf sanft zu lenken.

Die drei Hauptaufgaben des Blutes sind:
die Nahrung überall im Körper zu verteilen,
alle Abfallprodukte als Stuhlgang, Urin und Schweiß auszuscheiden,
den Körper vor Infektionen und Bakterien zu schützen.

Die weißen Blutkörperchen sind wie die Soldaten des Körpers. Wenn Keime durch Wunden oder Körperöffnungen in den Körper eindringen, dann kämpfen die weißen Blutkörperchen mit diesen Keimen, zerstören sie und halten den Körper krankheitsfrei. Wenn die weißen Blutkörperchen von den Keimen besiegt werden, dann verbreitet sich die Krankheit im Körper.

Daher ist eine gute Durchblutung von höchster Wichtigkeit für die Gesunderhaltung des Körpers. Durch das Praktizieren von Asanas ist es leicht möglich, eine sanfte und ausreichende Durchblutung der Knochengelenke, der inneren und äußeren Organe des Körpers und aller anderen Körperteile zu bekommen.

Yoga und das Nervensystem

Das Nervensystem ist wie ein Telefonsystem. Das Gehirn ist die Telefonzentrale. Das Nervensystem reguliert die Mechanismen und Handlungen der Körperteile und fördert ihre Harmonie und Zusammenarbeit. Es besteht aus drei Teilen: dem Gehirn, dem Rückenmark und den Nerven.

Das Gehirn: Es ist der wertvollste Teil des Körpers. Die Intelligenz, die Gefühle, die Vorstellungen, die Gedanken, das Gedächtnis und die Willenskräfte kommen vom Gehirn. Das Gehirn ist das Zentrum des Nervensystems.

Die drei Hauptteile des Gehirns sind: Großhirn, Kleinhirn und Verlängertes Mark (Medulla oblongata).

Das Großhirn ist der größte Teil des Gehirns. Sein Aufbau ist kompliziert. Es reguliert die körperlichen und geistigen Mechanismen des

Körpers. Es ist das Zentrum der Gedanken, der Vorstellungen, der Gefühle, der Intelligenz und aller psychischen Vorgänge.

Das Kleinhirn reguliert die Muskelkoordination und hält den Körper im Gleichgewicht.

Das Verlängerte Mark reguliert den Blutkreislauf des Körpers und leitet das Atmungssystem.

Das Rückenmark: Die Knochenreihe vom Gehirn zum After ist die Wirbelsäule. Die einzelnen übereinanderliegenden Knochen dieser Reihe sind die Wirbel. Diese haben eine Öffnung in der Mitte, durch die der Wirbelsäulenkanal verläuft. Vom Gehirn bis etwa zur Höhe des zwölften Brustwirbels erstreckt sich in diesem Wirbelsäulenkanal ein weicher weißer Strang: das Rückenmark (Abb. 164 u. 165).

Das Rückenmark ist ein wichtiger Bestandteil des Nervensystems. Die Nerven des Rückenmarks stellen die Verbindung zwischen den Körperteilen und dem Gehirn her.

Nerven: Aus dem Gehirn treten zwölf und aus der Wirbelsäule 31 Nervenpaare aus. Sie verzweigen sich vielfach und erreichen alle Körperteile. Alle Empfindungen von Hitze und Kälte, von Wohlgefühl und Schmerz usw. werden durch das Nervensystem zum Gehirn weitergeleitet, dort wahrgenommen, und alle daraus resultierenden Anweisungen werden vom Gehirn durch die Nerven an die verschiedenen Körperteile weitergeleitet, die die entsprechenden Handlungen ausführen. Die afferenten Nerven bringen Impulse von den verschiedenen Teilen des Körpers zum Gehirn, und die efferenten Nerven tragen die Anweisungen des Gehirns zu den verschiedenen Teilen des Körpers.

Das Nervensystem wird in das zerospinale und das autonome Nervensystem unterteilt. Die höheren Nervenfunktionen wie das Denken, die sinnliche Wahrnehmung und die reflektorischen und bewußten Bewegungen steuert das zerospinale Nervensystem. Das autonome Nervensystem kann vom normalen Menschen nicht mit dem Willen beeinflußt werden. Es steuert die Tätigkeit des Herzens, der Blutgefäße, der Eingeweide und der Drüsen. Das autonome Nervensystem besteht aus Sympathikus und Parasympathikus. Sympathikus und Parasympathikus führen einander entgegengesetzte Funktionen aus. So erhöht zum Beispiel der

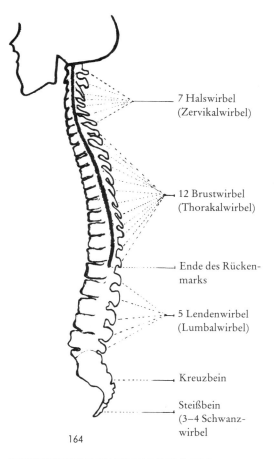

164

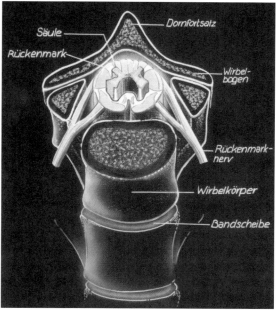

165

Sympathikus die Frequenz des Herzschlags, der Parasympathikus hingegen vermindert sie.

Das Ziel des Yoga ist es, das Nervensystem durch Asanas (verschiedene Körperstellungen), durch Pranayamaübungen (Übungen, die die Lebensenergie zurückhalten, meistens Atemübungen) und durch Dhyana (Yogameditationen) zu entwickeln.

Yoga und das innere Drüsensystem

Es gibt zwei verschiedene Arten von Drüsen: Drüsen mit Ausführungsgängen oder exokrine Drüsen (z. B. Speicheldrüsen, Tränendrüsen oder Schweißdrüsen) und innersekretorische Drüsen oder endokrine Drüsen (s. Abb. 166 u. 167). Die letzteren sondern ihr Inkret unmittelbar in die Blutbahn ab. Dazu gehören Hypophyse, Zirbeldrüse, Schilddrüse und Nebenschilddrüsen, Thymusdrüse, Nebennieren (Glandula suprarenalis), Eierstöcke und Hoden. Die Bauchspeicheldrüse, die Hoden und die Eierstöcke haben endokrine und exokrine Funktionen.

Diese Drüsen scheiden anregende Stoffe aus, Hormone, die aus chemischen Substanzen gebildet werden. Hormone sind Informationsträger. Sie werden auch Botenstoffe genannt. Obwohl ihr Anteil im Körper gering ist, grenzt ihr Einfluß auf den Körper an ein Wunder.

Der Drüsenausscheidung entsprechend unterscheiden sich Erscheinung, Schönheit, Gesundheit, Stärke, Wesensart, Intelligenz und andere Merkmale der Menschen voneinander.

Die Hypophyse und ihre Funktionen: Die Hypophyse oder Hirnanhangdrüse besteht aus zwei Teilen, dem Hypophysenvorderlappen und dem Hypophysenhinterlappen. Sie scheidet verschiedene Hormone aus, um Körper und Geist gesund zu erhalten. Diese Drüse reguliert das ganze endokrine Drüsensystem und wird daher auch Meisterdrüse genannt. Aufgrund der Über- oder Unterfunktion der Hypophyse kann jemand unnatürlich groß oder unnatürlich klein werden. Wenn diese Drüse nicht richtig funktioniert, kann eine Frau kein Kind empfangen, oder man wird im Brust- und Taillenbereich dickleibig und inaktiv, oder schwach und mager.

Wissen, Persönlichkeit, Willenskräfte, Liebe und andere Merkmale des Menschen werden durch diese Drüse entwickelt. Auch die göttliche Stimmung im Leben wird durch die Hypophyse reguliert. Wenn diese Drüse richtig funktioniert, dann genießt man Kraft, Stärke und das ganze Leben während Jugend. Man wird frei von Krankheiten, man wird talentiert und der beste Führer einer Gesellschaft.

Die Hormonausscheidung des Hypophysenvorderlappens:

das somatotrope Hormon, das zum körperlichen Wachstum beiträgt,
Prolaktin, das bei der Bildung der Muttermilch und bei der Entwicklung der mütterlichen Zuneigung hilft,
das thyreotrope Hormon, das die Schilddrüse reguliert,
das parathyreotrope Hormon, das die Nebenschilddrüsen reguliert,
das adrenocorticotrope Hormon, das die Sekretion der Nebennieren reguliert,
das follikelstimulierende und das luteinisierende Hormon, welche die Genitaldrüsen regulieren.

Die Hormonausscheidung des Hypophysenhinterlappens:

das Oxytocin, das die Wehen bei der Geburt stimuliert und die Milchbildung in der Brust beeinflußt,
das Adiuretin, das auf die Aufnahme von Wasser in den Nieren einwirkt und dadurch die Menge des Urins reguliert.

Die Zirbeldrüse (Epiphyse) und ihre Funktion: Es ist experimentell erwiesen, daß diese Drüse in der Kindheit besonders stark arbeitet. Schilddrüse, Hypophyse, Hoden und Eierstöcke werden von dieser Drüse beherrscht, so daß sich das kindliche Gehirn ohne Unterbrechungen entwickeln kann. In der Jugend gewinnen Schilddrüse, Hypophyse, Hoden und Eierstöcke an Bedeutung, während die Zirbeldrüse in den Hintergrund tritt. Dadurch entwickelt sich die körperliche und geistige Reife der Mädchen und Jungen. Im Alter wird die Zirbeldrüse wieder aktiv.

Wenn ein Sadhak (ein Suchender) die höchste Bewußtseinsstufe erreicht, erhält er die Fähigkeit des Voraussehens, denn die Zirbeldrüse beginnt wieder stärker zu arbeiten. Dieser Sadhak

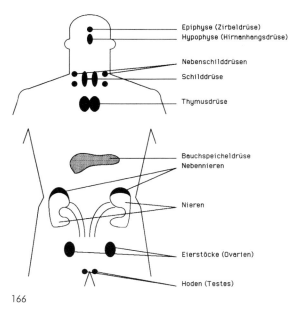

166

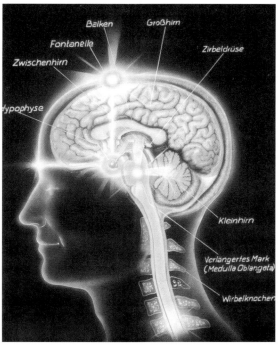

167

wird zu einem Kind mit Überbewußtsein. Daher wird die Zirbeldrüse ›Drüse des Voraussehens‹ genannt. Der Sadhak wird von weltlicher Verhaftung befreit, Mann und Frau sind für ihn dasselbe.

Bis heute wurden von der Wissenschaft noch nicht alle Funktionen der Zirbeldrüse entdeckt.

Die Schilddrüse und ihre Funktion: Die Schilddrüse hilft bei der Steuerung der anabolischen (für Wachstum und Wiederherstellung verantwortlichen) und bei der Steuerung der katabolischen (abbauenden) Vorgänge im Körper. Sie fördert die geistige Entwicklung und das Erreichen der sexuellen Reife.

Die Schilddrüse schützt den Körper gegen Gifte. Wenn die Hormonausscheidung der Schilddrüse nicht richtig funktioniert, dann kann es zu Störungen kommen wie z. B. Schlaflosigkeit, Nervosität, schnellem Pulsschlag, Herzklopfen, Schweißausbrüchen, Gewichtsverlust, Zahn- und Haarausfall, trockener und rauher Haut, Herzschwäche, niedrigem Blutdruck, Kopfschmerzen, verringerter Sehleistung, schneller Erschöpfung, Gedächtnisverlust, Funktionsschwäche der Muskeln und Nerven im Gebärmutterbereich, Verstopfung, Verdauungsbeschwerden, zu Dickleibigkeit oder zu starker Abmagerung. Das Hormon, das von der Schilddrüse ausgeschieden wird, heißt Thyroxin. Dieses Hormon vermischt sich mit dem Hormon der Brustdrüse und entwickelt die weibliche Brust.

Bei einer ungenügenden Thyroxinausschüttung wird die weibliche Brust klein und trocken und kann nicht genügend Muttermilch produzieren.

Die Nebenschilddrüsen und ihre Funktion: Die Nebenschilddrüsen befinden sich am hinteren Rand der Schilddrüse. Das Hormon, das von den Nebenschilddrüsen ausgeschüttet wird, heißt Parathormon. Es steuert den Kalzium- und Phosphatstoffwechsel und trägt dazu bei, die Konzentration des Kalziums und des anorganischen Phosphors im Blut zu kontrollieren. Das Hauptsymptom ungenügender Parathormonausschüttung ist Tetanie, Aushöhlung der Knochen, Übermaß an Urin und Muskelschwäche. Es entstehen Ruhelosigkeit und tetanische Krämpfe in den Muskeln.

Die Thymusdrüse und ihre Funktion: Diese Drüse beginnt gleich nach der Geburt zu arbeiten. Sie hat einen sehr starken Einfluß auf das Kind bis zum Alter von zwei bis drei Jahren. Die Zirbeldrüse und die Thymusdrüse beherrschen die Entwicklung des Kindes von der Geburt bis zum Alter von zwölf Jahren. Danach werden diese beiden Drüsen von der Hypophyse, der Schilddrüse, den Hoden und Eierstöcken beherrscht. Die Hauptfunktion der Thymusdrüse ist der Aufbau des Immunsystems.

Die Nebennieren und ihre Funktion: Diese Drüsen befinden sich über den beiden Nieren. Das Nebennierenmark sondert zwei verschiedene Hormone ab, nämlich Adrenalin und Noradrenalin, und die Nebennierenrinde sondert u. a. Kortison ab. Adrenalin und Noradrenalin werden nur dann ins Blut abgegeben, wenn sich der Mensch in einer extremen Situation befindet. Sie steuern die körperlichen und geistigen Vorgänge bei Ärger, Furcht, Trauer und Schock und ermöglichen es dem Menschen, durch erhöhte Herzschlagfrequenz, erhöhten Blutdruck, Erweiterung der Coronararterien und der Blutgefäße der Muskulatur, Erweiterung der Atemwege und durch Abgabe von Zucker ins Blut, mit der besonderen Situation fertig zu werden, indem sie die körperliche Leistungsfähigkeit steigern.

Bei Ärger wird Adrenalin abgesondert und verbreitet sich wie Gift im ganzen Körper. Dadurch wird unnötig viel Lebenskraft verbraucht. Ein Mensch, der Yoga übt, sollte sich daher bemühen, Ärger zu vermeiden und stets einen ausgewogenen Gemütszustand beizubehalten.

Kortison hat u. a. eine regulierende Wirkung auf den Zucker- und Eiweißhaushalt. Im Alter läßt die Funktion der Hypophyse und der Schilddrüse im allgemeinen nach, aber die Nebennieren funktionieren noch gut. Wenn diese Drüsen nicht mehr arbeiten, tritt der Tod ein.

Die Bauchspeicheldrüse und ihre Funktion: Die Bauchspeicheldrüse ist die Quelle von Hitze, Kraft und Leben. Die Ausscheidung dieser Drüse wird Insulin genannt. Insulin reguliert das Verdauungsfeuer und gleicht die körpereigene Hitze und Energie aus. Die Bauchspeicheldrüse arbeitet endokrin und exokrin. Die exokrine Sekretion baut Nahrungsstoffe ab, und die endokrine Funktion speichert die Glukose in der Leber. Wenn nicht genügend Glukose oder speicherfähige Kohlenhydrate bzw. Zucker in der Leber aufgespeichert werden, ist die Körperwärme nicht ausreichend, Nerven und Muskeln können nicht gut arbeiten, und der Körper wird zum Opfer von verschiedenen ansteckenden Krankheiten. Wenn diese Drüse nicht gut arbeitet, dann bekommt man Diabetes.

Die Hoden und ihre Funktion: Die innere Sekretion der Hoden ist Testosteron, sie wird auch als ›Essenz des Samens‹ bezeichnet. Ihre äußere Sekretion ist der Samen. Die innere Sekretion ist die Lebenskraft des Mannes. Die Entwicklung der reproduktiven Organe, der Gesundheit, der Männlichkeit, des Mutes, die Regulierung des Kalziums u. v. a. hängen von der inneren Sekretion dieser Drüsen ab.

Die Eierstöcke (Ovarien) und ihre Funktion: Die innere Sekretion dieser Drüsen ist die Lebenskraft der Frau, und die äußere Sekretion dient zur Erlangung der Mutterschaft.

Durch die Hilfe der Hypophyse erhalten Hoden bzw. Eierstöcke den Körper gesund, schön und jugendlich.

Wenn die innere Sekretion dieser Drüsen, der Hoden bzw. der Ovarien, nicht ausreichend ist, kommt es zu Erschöpfung, Nervosität, Frühreife sowie zu nächtlichem Samenerguß beim Mann bzw. zu Menstruationsbeschwerden bei der Frau. Bei übermäßiger innerer Sekretion dieser Drüsen wird man sehr leidenschaftlich, Frauen neigen in diesem Fall zu niedrigem Blutdruck, Verlagerung des Uterus und Kinderlosigkeit.

3. Allgemeine Ursachen und Behandlung von Krankheiten nach Ayurveda

Welche körperlichen und geistigen Merkmale erhält man von den Eltern?

Im allgemeinen erhält man von Geburt an von der Mutter Ausscheidungen, Fleisch, Fett, Mark, Herz, Nabel, Leber, Milz, Darm, After, die zarten Teile des Körpers und den Geist.

Wenn der geistige Strom der Mutter während der Schwangerschaft unrein bleibt, dann erbt das Kind geistige Unreinheit von seiner Mutter. So kann das Kind Krankheiten wie Hysterie, Geisteskrankheit und die Tendenz zu Ohnmachtsanfällen bekommen. Außerdem kann es Depressionen, Melancholie, geistige Abwesenheit, Ungeduld, Mißtrauen, Grausamkeit erben.

Wenn die körperlichen Flüssigkeiten der Mutter unrein sind, kann das Kind Krankheiten wie Allergie, Diabetes, Würmer, Gallenbeschwerden, Krankheiten der Leber, der Milz und des Darmes, Hämorrhoiden erben. Wenn der mütterliche Strom des Blutes unrein oder nicht in Ordnung ist, kann ein Kind Hämorrhoiden, zu niedrigen oder zu hohen Blutdruck bekommen.

Wenn das Fleisch der Mutter unrein oder nicht in Ordnung ist, kann ein Kind Tumor, Entzündung, Flecken am Körper bekommen.

Vom Vater erbt das Kind Haare, Knochen, Nägel, Zähne, Venen, Nerven, Arterien und den Samen.

Die Kinder zeigen an, wie die Gesundheit des Vaters und der Mutter während der Zeugung und der Schwangerschaft war.

Von Vater und Mutter erbt das Kind Charakter, Willenskraft, Gedächtnis, Intelligenz, Instinkt, gute und schlechte Eigenschaften, gute und schlechte Gewohnheiten, Spiritualität.

Das sind die allgemeinen Gesichtspunkte. Es gibt auch Ausnahmen. Viele andere Faktoren stehen mit diesen Tatsachen im Zusammenhang, so zum Beispiel der Einfluß der fünf grobstofflichen Elemente. Auch die Umgebung und die Kultur üben verschiedene Einflüsse aus.

Die oben erwähnten Standpunkte geben eine kurze Information und können dabei helfen, Krankheiten und ihre Ursachen zu diagnostizieren.

Über den Zusammenhang zwischen den Luftarten und körperlichen Krankheiten

Wenn die Luftarten Prana, Apana, Samana, Udana und Vyana nicht richtig arbeiten, dann kann es zu folgenden Krankheiten kommen:

Prana-Luft: Schluckauf, Atembeschwerden, Herzbeschwerden, Schwäche des ganzen Körpers.

Apana-Luft: Krankheiten, die mit dem Samen zu tun haben, Verstopfung, Krankheiten der Geschlechtsorgane.

Samana-Luft: Verdauungsstörungen, Ruhr, verschiedene Leber-, Magen- und Milzkrankheiten.

Udana-Luft: Verschiedene Hals-, Nasen- und Ohrenkrankheiten, Augenkrankheiten, psychische Krankheiten.

Vyana-Luft: Ihre mangelhafte Funktion verursacht viele verschiedene Krankheiten im ganzen Körper.

Wenn die Luftarten im Körper unrein werden, kann es zu folgenden Krankheiten kommen:

Brüchige Nägel, Verformung der Zehennägel, Brüchigkeit der Haut an den Fersen, Verformung der Beine, Schmerzen in den Fersen, Geräusche in den Gelenken beim Gehen, Krämpfe in den Zehen und den Blutgefäßen, eingeschlafene Beine, unregelmäßige Schritte, Krämpfe und Schmerzen in den Wadenmuskeln, Ischiasschmerzen, Schmerzen in den Knien und Schwäche der Knie, zeitweise Lähmung der Oberschenkel, Verformung der Hüften, Verschiebung des Dickdarms während der Entleerung, Schmerzen im Mastdarm, Entzündung der Hoden, Geräusche der Hoden beim Gehen, Erregung der Vagina oder des Penis, Frigidität, Entzündungen in den Hüftgelenken, Schmerzen im Gesäß, Durchfall, lautes Aufstoßen, Buckel, Verformung der Wirbelsäule, Steifheit des Nackens, Rückenschmerzen, Rippenschmerzen, Krämpfe der Bauchmuskeln, Schreien oder Bewußtlosigkeit bei kleinen Aufregungen, Herzklopfen, schmächtige Oberarme, steifer Nakken, Verschiebungen des Zungenbeins und daraus resultierende Schluck- und Sprachschwierigkeiten, Kiefersperre, Brüchigkeit der Lippen, Zahnfleischerkrankungen, Zahnkrankheiten, Dumpfheit, Stottern, bitterer Geschmack auf der Zunge, Trockenheit des Mundes, Verlust des Geschmacks- und Geruchsinns, Schmerzen in den Ohren, ein ständiger Ton im Ohr, Schwerhörigkeit, Unfähigkeit zu zwinkern, nervöses Zusammenziehen der Augen, unsteter Blick, Schmerzen in den Augen, Zittern der Augenbrauen, die Tendenz, die Haare der Augenbrauen auszuzupfen, starke Schmerzen in den Knochen seitlich der Ohren, man kann sogar durch diese Schmerzen sterben, stark schmerzende Kopfhaut, Verformung des Gesichts, Gicht, Arthritis, Lähmungen, Hysterie, schnelle Erschöpfung, das Begehen von Irrtümern und Fehlern, Zittern am ganzen Körper, wiederholtes Gähnen, unbegründete Sorgen und Ängste, Depressionen, Sprechen während des Schlafens, Schlaflosigkeit, Unruhe, geistige Abwesenheit und Herzbeschwerden.

Die richtige Diät bei diesen Krankheiten

Essen Sie viel süße und wenig saure und salzige Nahrungsmittel, kalte oder warme Milch, Joghurt, Buttermilch, Ghee, ölige Substanzen, Butter, Weizenbrot, Sesamkörner, Melasse und Melasseprodukte, Äpfel, Trauben, Zimtäpfel, Mangos, Rosinen, Datteln, Wassermelonen, Kokosnüsse und Granatäpfel.

Vermeiden Sie zuviel Geschwätz, harte Arbeit, zuviel Gehen, zu langes Aufbleiben am Abend, Fasten, Streitgespräche, Rauchen und Alkohol.

Üben Sie Asanas, die den Darm reinigen, die Blähungen beseitigen und gut für die Nerven sind. Fast alle Atemübungen sind gut bei diesen Beschwerden.

Gehen Sie im Wald oder an einem Ort spazieren, der frei ist von Staub, Rauch oder Verschmutzung. Meditieren Sie täglich voller Zufriedenheit.

Diagnose einer Krankheit durch Beobachtung des Charakters

In der Ayurveda wird als erster Schritt für eine Diagnose empfohlen, die körperlichen und geistigen Charakteristika eines Menschen genau zu beobachten. Das ist eine gute Richtlinie, um die Krankheiten eines Menschen zu erkennen. Gemäß der ayurvedischen Auffassung wird jeder Mensch von einem bestimmten körperlichen Bestandteil besonders beeinflußt. Dem Einfluß dieses körperlichen Bestandteils entsprechend unterscheiden sich körperliche und geistige Anlagen. Die Ayurveda hat die Menschen dementsprechend in sieben verschiedene Kategorien eingeteilt:

1. Der Flüssigkeitstyp: Der Körper dieses Typs ist immer glänzend, zart, glatt, dünn und voller Flüssigkeit. Wenn an einer Stelle des Körpers ein kleiner Kratzer entsteht, kommt es zu einer Entzündung. Der Schleim ist dünn, und das Haar ist weich. Die Handflächen und Fußsohlen sind sehr zart und warm.

Er ist intelligent und wirkt auf andere anziehend. Im allgemeinen leidet er selten an Krankheiten. Wenn er aber einmal krank ist, dann ist er hauptsächlich Opfer von Gallenbeschwerden, Erkältungskrankheiten und Blähungen.

Er hat ein langes Leben und genießt das Leben sehr. Er ist erfolgreich. Er ist begeistert von salzigem, süßem und scharfem Geschmack. Bitteres, Saures oder Beißendes mag er nicht so gern. Er mag nicht immer warme Mahlzeiten.

2. Der Bluttyp: Das hauptsächliche körperliche Symptom ist der rötliche Glanz des Körpers. Die Farbe des ganzen Körpers ist rosa. Er leidet hauptsächlich unter Hämorrhoiden und Krankheiten, die durch das Blut verursacht werden. Auch die Kinder dieses Typs leiden hauptsächlich an Krankheiten, die vom Blut herkommen. Er ist glücklich und liebt salzigen und scharfen Geschmack. Wenn er Süßes ißt, bekommt er Verstopfung.

3. Der Fleischtyp: Der Körper einer Person dieses Typs ist fleischig. Gesicht, Nacken, Schultern, Brust, Hände, Beine und alle übrigen Teile des Körpers sind fleischig. Er hat ein langes Leben. Er kann unter Rheuma oder Arthritis leiden, seine Urinorgane neigen zu Entzündungen, er hat schnell Schmerzen und verspürt ein Klopfen im Körper. Er wird gerne massiert. Er ist nicht nervös. Er ist geduldig, nicht nachtragend und er erhält konkretes Wissen über sein Studiengebiet.

4. *Der Fetttyp*: Dieser hat eine glänzende, glatte Haut und eine süße Stimme. Wenn er lächelt, tränen seine Augen und wenn er Wasser läßt, entsteht kein Geräusch. Er leidet meistens an Herzbeschwerden, Leberbeschwerden, an Krankheiten des Afters und an Ruhr. Er ist großzügig und hat ein gutes Benehmen. Von körperlicher Arbeit wird er sehr schnell erschöpft.

5. *Der Knochentyp*: Sein wichtigstes körperliches Merkmal ist, daß die Knochen seiner Gelenke, der Knie, der Ellbogen, des Zungenbeins, des Kinns, des Kopfes, der Finger und alle übrigen Knochen sowie die Nägel und die Zähne stark und dick sind. Er kann hart arbeiten und er ist aktiv. Er hat ein langes Leben. Er leidet oft unter Gelenkschmerzen, unter Blähungen, Rachitis und Schlaflosigkeit. Er verliert leicht die Körperflüssigkeit, und sein Körper wird dünn. Seine Willenskraft ist sehr stark, er ist entschlossen und kooperativ.

6. *Der Marktyp*: Ein Mensch dieses Typs besitzt eine glatte Haut, ein gefälliges Aussehen und er ist fleischig und stark. Seine Stimme ist süß und melodisch. Er ist im allgemeinen gesund und begeistert von allen Geschmacksrichtungen. Er ist groß, wohlgeformt und lebt lange. Er neigt dazu, nachts lange aufzubleiben. Er leidet hauptsächlich an Schmerzen im Körper, manchmal an Kopfweh und an Haut- und Augenkrankheiten.

7. *Der Samentyp*: Seine Erscheinung ist sehr anziehend, sein Blick schön, und er ist immer glücklich. Seine Stimme ist schwer und süß. Seine Zähne sind schön und gut geformt. Seine Hüften sind schmal und sein Gesäß wohlgeformt. Er ist intelligent, verdienstvoll, geduldig, tolerant, wohlhabend, spirituell, gesund und leidet sehr selten. Auch seine Kinder sind sehr gesund. Schlechte Gedanken oder Furcht beunruhigen ihn nie. Er ist aktiv und liebt das Schöne.

Zeichen des Verfalls bei den einzelnen Typen

Flüssigkeitstyp: Wenn er irgendein lautes Geräusch hört, bekommt er sofort Herzklopfen und fühlt sich unwohl. Er versucht, Streitigkeiten, Schreien und Ärger zu vermeiden. Er nimmt gern kalte Getränke zu sich. Er gibt sich oft einen Schwall Wasser aufs Gesicht und fühlt sich danach gut. Körperliche Arbeit erschöpft ihn sehr schnell. Schon nach ein wenig harter Arbeit wird er mutlos.

Bluttyp: Trockenheit der Haut, Brüchigkeit der Fußsohlen, die Venen sind klar am Körper zu erkennen, lose Haut, Schwäche im Körper, Verminderung des körperlichen Glanzes und der Schönheit usw. sind Zeichen des Verfalls bei diesem Typ. Er nimmt gern kalte Nahrung zu sich und mag scharfen und sauren Geschmack. Er hat viel Durst und hält sich gern an kühlen Orten auf. Er kann sich den Körper mit Öl einreiben, ohne daß dies eine Wirkung auf den Körper hat, die Haut bleibt trotzdem trocken. Wenn er an Hämorrhoiden leidet, verstärken sich diese.

Fleischtyp: Zuerst reduziert sich das Fleisch am Gesäß, dann an den Wangen, den Lippen, dem Nacken, der Brust und dem Bauch, und diese Teile beginnen leicht zu schmerzen. Erschöpfung im ganzen Körper, lose Arterien usw. sind die Hauptanzeichen des Verfalls des Fleischtyps.

Fetttyp: Wenn er sich bewegt, kommt es zu Geräuschen in den Gelenken. Leber und Milz dehnen sich aus. Die Haut wird trocken. Der Blick wird unstet, die Augen brennen, und er hat Schwierigkeiten, ins Licht zu schauen. Er wird schläfrig und lethargisch. Das Fleisch am Bauch vermindert sich. Nahrhafte Lebensmittel bleiben ohne Wirkung. Er entwickelt eine Vorliebe für Eier und weiches Fleisch.

Knochentyp: Zeichen des Verfalls bei diesem Typ sind Zahnschmerzen, Zahnausfall, Schmerzen in den Knochen, Schwächung der Nägel, Trockenheit der Haut, Verlust des Bartes und der Haare bis zur Kahlköpfigkeit, die Furcht, harte Dinge zu essen und der Verlust des Gedächtnisses. Wenn der Verfall weiter voranschreitet, dann kommt es zum Verfall des Knochenmarks. Daher sollte er vorsichtig sein, wenn alle diese Symptome auftreten.

Marktyp: Diese sind durch große sexuelle Leidenschaft gekennzeichnet, aber wenn er mit dem anderen Geschlecht in Berührung kommt, fühlt er sich unwohl und hat schnellen Samenerguß. Er hat Hunger, aber keinen Wunsch nach Nahrung. Und er bekommt Knochenschmerzen.

Samentyp: Es kommt zu geistigen Depressionen, zur Tendenz, Geschlechtsverkehr zu vermeiden, zum Verlust der Erregung, zu Schmerzen in den Hoden und an der Wurzel des Penis. Der Samen wird dünn und rötlich. Er bekommt manchmal Kopfschmerzen, hat einen unsteten Blick und fühlt Schwäche im ganzen Körper.

Die Bedeutung der Harnsäure

Nach der Ayurveda entstehen die meisten körperlichen Krankheiten, wenn das Blut durch ein Übermaß an Harnsäure verunreinigt wird. Es verliert dann seine alkalischen Eigenschaften und kann die Organe des Körpers aufgrund seiner Übersäuerung nicht mehr gesund erhalten. Die hauptsächliche Funktion der Nieren ist es, die Harnsäure aus dem Blut zu filtern. In dieser Hinsicht unterstützt die Leber die Nieren. Nach der Arbeit von Leber und Nieren scheidet die Luft die Giftstoffe, die sich im Körper befinden, durch Urin, Stuhl und Schweiß aus. Wenn die Funktion der Luft durch zu große Unreinheit behindert wird, kann sie das Gift nicht aus dem Körper ausscheiden. Das gespeicherte Gift bewegt sich von einem Teil des Körpers zum nächsten. Es kommt durch die Gedärme, vermischt sich mit dem Blut und vergiftet das Blut noch mehr. Allmählich werden die Organe des Körpers krank, das ganze körperliche System gerät in Unordnung, und Krankheiten brechen aus. Darum sollte jeder bemüht sein, die Nahrung auszuwählen, die ein Höchstmaß an alkalischer Wirkung besitzt.

Alle Fruchtsorten, Gemüse und Milch sind alkalisch, während Fleisch, Fisch, Eier, Tabak und Alkohol sauer sind, wodurch im Blut Harnsäure erzeugt wird. Ein gutes Heilmittel, das man bei vielen Krankheiten anwenden kann, ist Zitrone. Die Zitrone besitzt nämlich die Qualität, die Harnsäure im Körper auszugleichen, da ihre Wirkung alkalisch ist. Zitronenwasser bereitet man zu, indem man den Saft einer Zitrone mit Wasser vermischt. Auf keinen Fall sollte man Zucker oder gar Süßstoff hinzufügen. Dieses Zitronenwasser findet bei der Yogatherapie vielfach Anwendung. Als vorbeugende Maßnahme gegen die vielen Krankheiten, die durch ein Übermaß an Harnsäure entstehen, kann man es dreimal in der Woche morgens auf nüchternen Magen trinken.

4. Beschreibung verschiedener Krankheiten und ihrer Behandlung durch Yogatherapie

Die Heilmethoden der Yogatherapie sind nicht immer als Ersatz für eine ärztliche Behandlung geeignet. Sie sind auf jeden Fall eine wertvolle Ergänzung.

Allergie

Allergie ist eine Überempfindlichkeit und daraus resultierende Überreaktion des Organismus auf bestimmte Stoffe der Umwelt. Eine allergische Reaktion kann auftreten, nachdem bestimmte Nahrungsmitel genossen, bestimmte Gegenstände oder Pflanzen berührt oder bestimmte Stoffe eingeatmet wurden. Manche Menschen bekommen eine sehr starke allergische Reaktion, nachdem sie Erdbeeren oder Tomaten gegessen haben. Das Einatmen von Blütenstaub z.B. kann Heuschnupfen auslösen. Einige Kinder werden von dieser Krankheit seit ihrer Geburt heimgesucht. Wer eine gute Gesundheit und reines Blut besitzt, leidet niemals unter dieser Krankheit.

Symptome: Hautausschlag mit Juckreiz, Atemnotanfälle und Schnupfen (Heuschnupfen) können Symptome einer allergischen Reaktion sein. Es kann zum allergischen Schock kommen, der sogar tödlich sein kann.

Ursachen: Nach der Ayurveda wird diese Krankheit hervorgerufen, weil die Drüsen nicht richtig funktionieren und sich ein hohes Maß an giftigen Substanzen im Körper befindet. Auch wenn man mehr Nahrung zu sich nimmt, als für den Körper benötigt wird, bekommt man diese Krankheit, da Fett und Eiweiß nicht durch die körperliche Arbeit verbraucht werden. Dieses überschüssige Fett und Eiweiß verrottet und verunreinigt das Blut. Zuviel Harnsäure zerstört die alkalischen Eigenschaften des Blutes, und Leber und Milz müssen hart arbeiten, um dieses Gift abzubauen und die Nieren, um es auszuscheiden. Wenn dieses Gift in großer Menge im Körper gespeichert wird und nicht mehr ausgeschieden werden kann, kommt es zu dieser Krankheit.

Yogische Behandlung: Der Patient sollte am Morgen *Einfaches Basti Kriya* üben, danach auf die Toilette gehen und anschließend *Bhujangasana, Paschimottanasana, Sarbangasana, Matsyasana, Ardha Kurmasana, Yogamudra*, 20 mal einfaches *Pranayama* und 20 mal *Agnisardhouti Nr. 1* praktizieren.

Diät: Der Patient sollte Milch, Joghurt, Buttermilch, Linsen, Blattgemüse und saftige Früchte zu sich nehmen, bis die Krankheit geheilt ist. Fleisch, Fisch, Eier, Auberginen, Tee, Kaffee und Zucker sollte er ganz meiden. Einmal in der Woche zu fasten und nur Zitronenwasser zu trinken, ist sehr gut, um rasch von dieser Krankheit geheilt zu werden.

Anämie

Bei Anämie oder Blutarmut ist die Anzahl der roten Blutkörperchen im Blut und der Hämoglobingehalt vermindert. Anämie liegt vor, wenn der Hämoglobingehalt des Blutes weniger als 75 % des Normalwertes beträgt, dieser liegt bei 15 g Hb.

Symptome: Anzeichen dieser Krankheit sind Schwäche, Verlust des Appetits, blasses Aussehen, blasse Augen und geschwollene Hände und Füße.

Ursachen: Die Gründe für diese Krankheit sind: Mangel an Eisen, an Vitamin B 6 und an Vitamin B 12, zuviel Arbeit, Schwäche von Leber und Milz und Verstopfung. Frauen leiden meistens unter dieser Krankheit aufgrund vieler Schwangerschaften und unregelmäßiger und starker Menstruationsblutungen. Anämie kann selbständig auftreten, kann aber auch eine Begleiterscheinung anderer Krankheiten sein.

Yogische Behandlung: Der Patient sollte am Morgen *Einfaches Basti Kriya* üben, danach seinen Darm reinigen, und anschließend fünfmal *Bhujangasana* fünfmal *Janusirasana*, zehnmal *Yogamudra*, dreimal *Mohamudra*, dreimal *Sarbangasana* und einmal *Matsyasana* praktizieren. Dann sollte er 20 mal einfaches *Pranayama*, zehnmal *Pranyama* im Gehen und 20 mal *Agnisardhouti Nr. 1* üben.

Er sollte versuchen, sich überwiegend an gut gelüfteten Orten aufzuhalten und jeden Morgen ein ausreichendes Sonnenbad nehmen. Er sollte seinen Körper jeden Tag mild mit etwas Öl einreiben, bevor er ein Bad nimmt. Bevor der Patient gesund ist, sollte er nicht hart arbeiten und jede körperliche Anstrengung vermeiden. Er sollte sich ausreichend Ruhe gönnen und viel in der frischen Luft spazierengehen.

Diät: Nahrung, die reich ist an Eisen und an Mineralsalzen, ist die richtige Diät für diese Krankheit. Viele Blattgemüse, bestimmte Früchte und Milch sind reich an Eisen und an Mineralstoffen, also sollte der Patient diese Nahrungsmittel in ausreichender Menge zu sich nehmen. Nichtvegetarier können auch die Leber von Ziege und Schaf essen. Alkohol, Tabak, Tee oder Kaffee sollte er vollständig meiden.

Arthritis und Rheuma

Rheuma ist ein Sammelbegriff für verschiedene Erkrankungen vor allem der Muskeln und Gelenke, die eine ähnliche Symptomatik aufweisen. Arthritis sind entzündliche Erkrankungen der Gelenke (nicht infektbedingte Arthritis wird heute Arthrose genannt).

Symptome: Schmerzen, Steifheit, knotige Veränderungen vor allem der Muskeln und Gelenke sind die wichtigsten Symptome dieser Krankheit.

Ursachen: Rheuma kann vor allem durch Kälte, Zugluft, Erkrankungen der Gelenke oder Knochen, Überbeanspruchung der Muskeln und Herdinfektionen ausgelöst werden. Arthritis kann u. a. folgende Ursachen haben: Durch die verletzte Gelenkkapsel gelangen Bakterien in die Gelenkhöhle. Dort kommt es zu einer Infektion des Gelenks. Auch eine Knochenmarksentzündung kann zu Arthritis führen.

Nach der Ayurveda greifen diese Krankheiten den Körper an, wenn die Luft im Körper giftig ist. Dieses Gift vermehrt sich im Körper und stagniert in den Muskeln oder Gelenken, wenn es nicht ausgeschieden werden kann. Dort erzeugt es Schmerzen.

Yogische Behandlung: Am Morgen sollte der Patient *Einfaches Basti Kriya* üben und die morgendlichen Pflichten der Körperreinigung verrichten, anschließend 20 mal *Agnisardhouti Nr. 2*, fünfmal *Bhujangasana*, drei Minuten *Vajrasana*, zwei Minuten *Supta Vajrasana*, dreimal *Ardha Matsyendrasana*, drei Minuten *Sarbangasana*, dreimal *Ustrasana* und 30 mal einfaches *Pranayama* üben.

Am Abend sollte er zehn Minuten *Pranayama* im Gehen, dreimal *Salabhasana*, dreimal *Bhujangasana*, drei Minuten *Sarbangasana*, eine Minute *Matsyasana*, 20 mal *Uddianbandhamudra* und dreimal *Shashangasana* praktizieren.

Allgemeine Anweisungen: Der Patient sollte täglich einige körperliche Übungen praktizieren, bis er ins Schwitzen kommt, und feuchte Orte meiden.

Diät: Bei akuten Schmerzen sollte der Patient mit genügend Zitronenwasser fasten. Nachdem die Schmerzen gelindert wurden, sollte er einmal am Tag einige Früchte und Milch zu sich nehmen. Er sollte sich eine Diät wählen, die zu 80 % alkalische Eigenschaften besitzt.

Asthma

Symptome: Erste Symptome dieser Krankheit sind Verlust des Appetits, Verdauungsstörungen und Schwäche. Durch Verschleimung der Bronchien und Verkrampfung der Bronchialmuskulatur ist es nicht möglich, bequem ein- und vor allem auszuatmen, und der Patient bekommt Atemnotanfälle. Dieser Zustand wird Bronchialasthma oder Asthma bronchiale genannt. Durch Sauerstoffmangel oder durch eine Überlastung der linken Herzkammer können ebenfalls Atemnotanfälle ausgelöst werden. Diese bezeichnet man als Herzasthma oder Asthma cardinale.

Ursachen: Nach der Ayurveda können die Lungen das Atemsystem nicht richtig leiten, wenn sie geschwächt sind. Dadurch kann das Kohlendioxyd nicht aus dem Körper entweichen, Giftstoffe werden aufgespeichert, und der Körper wird zu einem Tempel der Krankheiten. Das ganze System wird vergiftet, das Blut verunreinigt, und man wird von verschiedenen Krankheiten angegriffen.

Manchmal taucht Asthma schon in der frühen Kindheit auf und verschwindet nach einigen Jahren, aber im Alter fällt man wieder in den früheren Zustand zurück. Es ist eine vererbbare Krankheit. Ein Asthmapatient stirbt nicht so schnell, aber er hat viel zu leiden. Besonders häufig taucht dieser Zustand morgens zwischen 2.00 Uhr bis 4.00 Uhr auf.

Yogische Behandlung: Am Morgen sollte der Patient *Einfaches Basti Kriya* üben und die morgendlichen Pflichten, also waschen und säubern, erledigen. Danach sollte er 30 mal *Agnisardhouti Nr. 2*, dreimal *Ardha Salabhasana*, fünfmal *Bhujangasana*, drei Minuten *Sarbangasana*, *Matsyasana* und *Dhanurasana*, 20 mal *Uddianbandhamudra* und zehn Minuten *Pranayama* im Gehen praktizieren.

Am Abend sollte er dreimal *Paschimottanasana*, dreimal *Bhujangasana*, dreimal *Shashangasana*, drei Minuten *Sarbangasana*, eine Minute *Matsyasana*, zehnmal *Yogamudra* und 20 bis 30 mal einfaches *Pranayama* üben. Am Morgen sollte er zehn Minuten lang ein Sonnenbad nehmen.

Besonders *Pranayama* im Gehen und regelmäßiges Sonnenbad wird dem Patienten helfen, diese Krankheit rasch zu überwinden.

Diät: An dem Tag, an dem diese Krankheit ausbricht, sollte der Patient fasten und nur warmes Wasser mit Zitrone und Glukose zu sich nehmen. Wenn die Beschwerden länger als einen Tag dauern, dann sollte er einen zweiten Tag lang mit Zitronenwasser und Glukose fasten. Am dritten Tag sollte er leichte Suppe, warme Milch, Orangensaft, Ananassaft und trockene Früchte zu sich nehmen. Der Patient sollte seine Nahrung mit großer Sorgfalt auswählen. Er sollte gar nicht frühstücken, solange er unter Atemnotanfällen zu leiden hat. Abends sollte er ein Glas warme Milch trinken. Asthmapatienten sollten sich vegetarisch ernähren. Sie sollten niemals Fleisch, Fisch, Eier oder Alkohol zu sich nehmen, denn das würde die Säure im Blut verstärken. Sie sollten Gebratenes, Rauchen, Schnupftabak usw. vermeiden.

Augenkrankheiten

Symptome: Bei der Kurzsichtigkeit liegt die Abbildung des betracheten Objekts vor der Netzhaut, bei der Weitsichtigkeit liegt sie dahinter. Katarakt oder Grauer Star ist eine meist altersbedingte Trübung der Linse.

Ursachen nach Ayurveda: Wenn die Luft im Körper nicht in Ordnung ist, dann trocknet die Augenflüssigkeit aus, und man wird allmählich kurzsichtig. Wenn die sexuellen Drüsen durch zu starke Aktivität erschöpft sind, dann werden die Nerven des Körpers geschwächt und können die Augen nicht mehr mit genügend Anreizen versorgen. Auch dadurch wird Kurzsichtigkeit ausgelöst. Die Hypophyse (Hirnanhangdrüse) versucht, die sexuellen Drüsen zu kontrollieren, aber wenn sie über einen längeren Zeitraum überbeansprucht wird, müde und entzündet ist, kann sie sie nicht berichtigen oder kontrollieren. Unterhalb der Hypophyse befindet sich das optische Nervenzentrum. Wenn die Hypophyse entzündet ist, drückt sie auf dieses und verringert die Sehkraft.

Es gibt noch viele andere Gründe für diese Krankheit – wenn häufig Staub, Rauch oder andere, das Auge reizende Partikel in die Augen kommen, oder wenn man täglich über einen längeren Zeitraum, besonders nachts, sehr feine Dinge beobachtet, dann kann diese Krankheit entstehen.

Wenn die Leber nicht in Ordnung ist, wirkt sich das auch auf die Augen aus, es kann dann zu Weitsichtigkeit kommen.

Wenn die Gallenflüssigkeit nicht in Ordnung ist, dann zerstört die unreine Galle die Schicht der Augen, und die Augen können die Formen nicht mehr klar erkennen. Dadurch kommt es allmählich zu Grauem Star.

Yogische Behandlung: Der Patient sollte versuchen, die Ursachen der Leberbeschwerden zu beseitigen und die Vitalität zu stärken, indem er Kontrolle über seine sexuellen Aktivitäten ausübt und nahrhaftes Essen zu sich nimmt, das für die Augen gut ist. Er sollte zweimal täglich *Shirsasana* drei bis fünf Minuten lang zusammen mit anderen Asanas üben. *Shirsasana* ist das nützlichste Asana für die Augen.

Wer seine Sehkraft stärken möchte, sollte früh am Morgen aus dem Bett aufstehen und ununterbrochen gegen den Horizont schauen. Es ist gut für die Augen, in der Zeit von einer Stunde vor bis eine Stunde nach Sonnenaufgang mit geöffneten Augen ununterbrochen, d.h. ohne zu blinzeln auf das Morgenrot bzw. die Sonne zu blicken, bis die Augen zu tränen beginnen. Dies sollte er jeden Tag fünf Minuten lang tun. Wenn die Sonne zu stark ist, dann sollte er die Augen dabei schließen und sich danach an einen dunklen Ort begeben und weitere fünf Minuten lang dort sitzen, indem er die Augen locker mit den Handflächen bedeckt. Jeden Tag sollte er den Mund mit kaltem Wasser füllen und anschließend 20 mal einen Schwall kühlen Wassers in die geöffneten Augen schütten. Das letztere sollte er mehrmals täglich tun. Tee, Kaffee, Tabak und Alkohol sind schlecht für die Augen.

Wer unter Grauem Star leidet, kann einen Liter kalten Wassers mit einem Teelöffel Salz vermischen, das Wasser dann filtern und in einen weiten Behälter geben. Anschließend kann er mit den Augen ins Wasser tauchen und sie 20 bis 30 mal öffnen und schließen. Das sollte er vier- bis fünfmal täglich tun. Es ist eine gute ayurvedische Behandlung, um von dieser Krankheit erleichtert zu werden.

Hoher Blutdruck

Nach Auffassung der medizinischen Wissenschaft handelt es sich um hohen Blutdruck, wenn die Systole mehr als 150 mm Hg und die

Diastole mehr als 90 mm Hg beträgt. Wenn der Patient lange Zeit unter hohem Blutdruck leidet, kann dies zu einer Herzinsuffizienz führen.

Symptome: Symptome sind Schwindelgefühle, Kopfschmerzen, heftiges Herzklopfen, Atembeschwerden und Ohrensausen. Der Patient hat ein Druckgefühl in den Augen. Er hat das Gefühl, daß die Zähne herausfallen, und er muß häufig Wasser lassen.

Ursachen nach Ayurveda: Ein Übermaß an Eiweiß, Fett und Kohlenhydraten im Körper, übermäßige körperliche Arbeit oder Faulheit, auch starke Ängste, viele Gedanken und Nervosität können diese Krankheit verursachen. Die Anlage zu hohem Blutdruck ist auch vererbbar.

Yogische Behandlung: Gute Übungen bei hohem Blutdruck sind *Bhujangasana*, *Pavanmuktasana*, *Ardha Chandrasana* (nur rückwärts beugen). Der Patient sollte morgens 20 mal *Shitali Pranayama* und *Pranayama* im Gehen praktizieren. *Shirsasana* dürfen Patienten, die unter hohem Blutdruck leiden, nicht üben, ebensowenig alle anderen Umkehrstellungen. Die Patienten sollten die Ursachen von Ärger, Ängsten und Sorgen meiden und einmal im Monat ihren Blutdruck medizinisch untersuchen lassen.

Diät: Wer unter hohem Blutdruck leidet, sollte alle nichtvegetarischen Nahrungsmittel meiden. Er sollte auch kein Butteröl, keine Butter, kein Fett, keine Milch und kein Salz zu sich nehmen. Er sollte frisches Blattgemüse, fettfreie Milch, Buttermilch, Trockenobst und Honig essen. Außerdem kann er jeden Tag zwei Knoblauchzehen zu sich nehmen und einen mit einer halben Tasse Milch vermischten Teelöffel Sandelpulver. Diese Nahrungsmittel vermindern den Blutdruck.

Niedriger Blutdruck

Wenn die Systole weniger als 100 mm Hg und die Diastole weniger als 60 mm Hg beträgt, wird das niedriger Blutdruck genannt.

Symptome: Die Symptome der Krankheit sind Schwäche, Schwindelgefühle, Kopfschmerzen, Herzklopfen, Müdigkeit, Schlafstörungen usw.

Ursachen nach Ayurveda: Wenn im Körper zu wenig Eiweiß, Kohlenhydrate und Fett gespeichert sind, dann kommt es zu dieser Krankheit. Außerdem sind Überaktivität, Kopfarbeit oder Faulheit indirekte Ursachen dieser Krankheit.

Yogische Behandlung: Nützliche Übungen sind: *Pavanmuktasana*, *Bhujangasana*, *Sarbangasana*, *Matsyasana*, *Dhanurasana*, *Mohamudra* und *Suryaveda Pranayama*.

Diät: Menschen, die unter niedrigem Blutdruck leiden, sollten mehr Eiweiß zu sich nehmen; Milch und Käse sind geeignete Nahrungsmittel.

Bronchitis

Symptome: Die Schleimmembrane entzünden sich, und klebriger weißer bis gelber Schleim tritt aus. Im Rachen entsteht ein Gefühl des Brennens. Es kommt zu Fieber, Husten, Appetitverlust und Brechreiz. Wenn sich diese Krankheit verstärkt, dann kann dies zu Lungenentzündung führen. Für Kinder und alte Menschen ist Bronchitis gefährlich. Wenn sich das Fieber verstärkt und der Patient sich sehr unwohl fühlt, kann man davon ausgehen, daß es sich um bronchiale Lungenentzündung handelt.

Ursachen nach Ayurveda: Ungesunde Mandeln und Lungen sind die hauptsächlichen und direkten Ursachen dieser Krankheit. Langer Aufenthalt an einem kalten Ort, Erkältung, Husten, Eintreten von Staub oder Rauch in die Lunge, Überbeanspruchung der Stimmbänder, wie sie durch Schreien und Singen hervorgerufen werden kann, und der Wechsel der Jahreszeiten sind indirekte Gründe für diese Krankheit.

Yogische Behandlung: Wenn der Patient bettlägerig ist, sollte er zuerst solange fasten, bis der weiße Zungenbelag verschwindet. Wenn der Patient nicht bettlägrig ist, dann kann er morgens alle drei Minuten dreimal *Pranayama* üben, zusammen mit einigen einfachen Übungen wie je dreimal *Bhujangasana*, *Pavanmuktasana* und *Shashangasana*, drei Minuten *Sarbangasana*, eine Minute *Matsyasana* und 20 mal *Bhastrika*.

Der Patient sollte täglich morgens ein Sonnenbad nehmen.

Am Abend sollte der Patient dreimal *Bhujangasana*, dreimal *Shashangasana*, drei Minuten *Sarbangasana*, eine Minute *Matsyasana* und 20 mal *Bhastrika* praktizieren.

Diät: Während des Fastens sollte der Patient je nach Befinden warme Milch oder warmes Wasser trinken. Wann immer er durstig ist, sollte er warmen Tee, warme Milch oder warmes Wasser trinken. Bevor er sich nicht hungrig fühlt und das Fieber verschwindet, sollte er nur trinken. Wenn das Fieber verschwindet, kann er Gemüsebrühe, trockenes Brot und Trockenobst essen. Es ist sehr gut, einen Teelöffel Ingwersaft zusammen mit einem Teelöffel Honig jeden Morgen zu sich zu nehmen. Der Patient sollte nichtvegetarische Nahrungsmittel, Alkohol, Tabak, Tee und Kaffee meiden.

Er sollte vier- bis fünfmal täglich mit Salzwasser gurgeln.

Diabetes

Es gibt zwei Arten von Diabetes. Die eine nennt man Diabetes mellitus (Zuckerkrankheit), die andere Diabetes insipidus (Wasserharnruhr). Diabetes insipidus kommt selten vor und soll hier nicht weiter behandelt werden.

Diabetes mellitus ist eine chronische Erkrankung des ganzen Stoffwechsels.

Symptome: Bei einer Erkrankung an Diabetes mellitus befindet sich Zucker im Urin. Dies kann durch eine Untersuchung des Urins festgestellt werden. Daß der Urin Zucker enthält, kann man auch daran erkennen, daß Fliegen und Ameisen sich auf dem Urin niederlassen. Andere Krankheitssymptome sind: viel Durst, der Patient muß viel Wasser lassen. Im nächsten Stadium kommt es zu Erschöpfung und zu Gewichtsverlust.

Im akuten Stadium tritt zunächst forcierte Atmung auf und anschließend das Coma diabeticum. Die Krankheit begünstigt Arteriosklerose, Gefäßveränderungen der Netzhaut, Durchfall oder Verstopfung, trockene Haut und schmutzige Zähne, und sie verhindert schnelle Wundheilung.

Ursachen: Der Hauptgrund für diese Krankheit ist eine Schwäche der Bauchspeicheldrüse. Diese produziert nicht genügend Insulin, ein Hormon, das den Blutzucker senkt. Dadurch ist der Zuckergehalt im Blut hoch, er kann nicht mehr von den Nieren abgebaut werden und wird mit dem Urin ausgeschieden. Da Zucker Wasser bindet, wird mit dem Zucker auch eine große Menge Urin ausgeschieden. Bei dieser Krankheit treten Schwierigkeiten beim Stoffwechsel von Kohlenhydraten und Fetten auf. Dadurch kommt es zu einer Übersäuerung des Blutes. Der Patient ist gezwungen, forciert zu atmen, da saure Bestandteile im Blut die Atmung anregen. Wenn durch die forcierte Atmung nicht mehr genügend Kohlendioxyd abgeatmet werden kann, dann tritt das Coma diabeticum auf, das zum Tod führen kann. Bei einer Behandlung bekommt der Patient Insulininjektionen, die den Zuckergehalt im Körper korrigieren. Dieses Insulin wird von Tieren wie Schweinen und Rindern gewonnen oder chemisch synthetisiert.

Nach Auffassung der Ayurveda kommt es zu dieser Krankheit durch zu häufigen Geschlechtsverkehr, Verzehr von zuviel Süßigkeiten, Fleisch, Alkohol, Mangel an Bewegung usw.

Yogische Behandlung: Der Patient soll am Morgen *Einfaches Basti Kriya* üben und dann drei Runden *Mohamudra*, fünfmal *Hastapadasana*, fünfmal *Ardha Chandrasana*, drei Minuten *Halasana*, 20 mal *Uddianbandhamudra* und zehn Minuten einfaches *Pranayama* praktizieren. Am Nachmittag während eines Wannenbades sollte er 20 mal *Agnisardhouti Nr. 1* praktizieren, am Abend drei bis fünf Runden *Pavanmuktasana*, fünfmal *Janusirasana*, fünfmal *Ardha Chandrasana*, fünfmal *Hastapadasana*, drei Minuten *Halasana*, zehnmal *Yogamudra*, dreimal *Shashangasana*, zehn Minuten *einfaches Pranayama* und zehn Minuten *Pranayama* im Gehen.

Es ist sehr notwendig, den Blutzuckerwert zwei- bis dreimal im Monat zu überprüfen.

Diät: Vor allem Kohlenhydrate und Fett können vom Diabetiker nicht gut abgebaut werden. Alle Arten von Kohlenhydraten und von Fett sollten daher unbedingt vermieden werden. Er sollte auf Reis, Brot, Zucker, Kartoffeln und solche Gemüse, die unter der Erde wachsen, verzichten.

Der Patient sollte grüne Bananen, grüne Feigen, Tomaten, Blattgemüse, Sojabohnen, Orangen, Ananas, Granatäpfel usw. zu sich nehmen. Er sollte kein Fleisch, keine Eier essen, keinen Alkohol trinken und nicht rauchen. Zwei- bis dreimal im Monat zu fasten, bringt bei dieser Krankheit ein sehr gutes Ergebnis. Wenn sich der Patient während des Fastens sehr schwach fühlt, sollte er genügend Zitronensaft trinken und Saft von anderen süßen und sauren Früchten.

Gallensteine

Symptome: Bei dieser Krankheit hat der Patient nach dem Essen eine unangenehme, schmerzhafte Empfindung im Magen. Wenn er die Nahrung erbricht, fühlt er sich erleichtert. Im akuten Stadium dieser Krankheit verliert der Patient seinen Appetit, der Schmerz verstärkt sich, und es kommt zu Kopfschmerzen mit Fieber. Der Schmerz beginnt an dem Ort, wo sich die Gallenblase befindet. Je länger die Krankheit dauert, desto größer werden die Steine und desto stärker werden die Schmerzen. Sie dehnen sich auf den ganzen Unterleib aus. Manchmal erstreckt sich der Schmerz auch auf die rechte Schulter.

Wenn sich die Steine in der Gallenblase bilden und allmählich vergrößern, blockieren sie den Gallengang, und der Schmerz verstärkt sich. Wenn die Gallengangsmuskeln die Steine von der Gallenblase zum Dünndarm schieben, dann läßt der Schmerz nach. Am Anfang dieser Krankheit werden viele Steine auf natürlichem Weg vom Körper beseitigt, aber wenn sich die Krankheit verstärkt, das Blut unrein und die Nerven schwach werden, dann kann der Körper die Steine nicht mehr beseitigen und sie müssen operativ entfernt werden.

Wenn die Krankheit noch kein akutes Stadium erreicht hat, kann sie durch yogische Behandlung geheilt werden.

Ursachen nach Ayurveda: Wenn das Blut stark verunreinigt ist, dann verdicken giftige Keime des Blutes die Galle, es kommt zur Bildung von Kristallen, die nicht in den Dünndarm gelangen. Diese Kristalle verwandeln sich in Steine, die die Größe eines Eis bekommen können.

Unkontrolliertes Essen, maßloses Leben, Faulheit usw. sind die hauptsächlichen Ursachen dieser Krankheit.

Yogische Behandlung: Am Morgen sollte der Patient *Einfaches Basti Kriya* und einige Asanas üben und anschließend *Barisardhouti*, zehn Minuten lang einfaches *Pranayama* und zehn Minuten lang *Pranayama* im Gehen praktizieren.

Am Nachmittag sollte er zehn bis fünfzehn Minuten lang ein Wannenbad nehmen, am Abend drei Minuten lang *Sarbangasana*, eine Minute lang *Ustrasana*, dreimal *Shashangasana* (jede Runde sollte eine Minute dauern, nach jeder Runde sollte sich der Patient ein wenig ausruhen), dreimal *Dhanurasana*, zehn Minuten einfaches *Pranayama* und zehn Minuten *Pranayama* im Gehen üben.

Diät: Bei akuten Schmerzen sollte der Patient einen Tag lang mit Zitronenwasser fasten. Nachdem die Schmerzen beseitigt wurden, sollte er keine volle Mahlzeit zu sich nehmen. Am Morgen sollte er einige Orangen, Ananas, Äpfel und Trauben essen. Wenn kein Appetit vorhanden ist, sollte er nur etwas Orangensaft trinken. Zum Mittagessen sollte er wenig Reis mit Gemüse oder etwas Buttermilch zu sich nehmen. Ölige, stark gewürzte und nicht vegetarische Speisen sollte er vermeiden, ebenso Tee, Tabak, Alkohol. Wenn starker Brechreiz vorhanden ist, sollte er einen kalten Bauchwickel machen.

Gelbsucht

Symptome: Eine unnatürlich große Menge an Gallenpigment befindet sich im Blut. Dadurch kommt es zu einer Gelbfärbung der Haut. Auch das Weiße im Auge färbt sich gelb.

Ursachen: Eine Störung des Stoffwechsels dieses Gallenpigments kann aus unterschiedlichen Gründen hervorgerufen werden: Blutzerfall, Leberkrankheiten wie Hepatitis und Gallengangsverschluß, letzterer kann z. B. durch Gallensteine hervorgerufen werden.

Yogische Behandlung: Am Morgen sollte der Patient *Einfaches Basti Kriya* üben, den Darm reinigen, 20 mal *Agnisardhouti Nr. 1*, 20 mal *Barisar* und dann zehn Minuten lang einfaches *Pranayama* praktizieren.

Mittags sollte er wieder 20 mal *Agnisardhouti Nr. 1* üben und, wenn möglich, währenddessen ein Bad nehmen.

Am Abend sollte er drei Minuten lang *Sarbangasana*, dreimal *Ustrasana*, drei Runden *Paschimottanasana*, drei Runden *Pavanmuktasana* und zehn Minuten lang *Pranayama* im Gehen praktizieren.

Diät: Solange der Urin eine gelbliche bis bräunliche Verfärbung zeigt, sollte der Patient mit der Diät sehr vorsichtig sein. Wenn die Zellen der Leber völlig zerstört sind, dann hat der Patient kaum Überlebenschancen.

Für diese Krankheit geeignete Nahrungsmittel sind Ananassaft, Orange, Papaya, Kiwi, Gerstenwasser u. a. Wenn das Fieber nachläßt und der Urin nicht mehr verfärbt ist, dann kann der Patient zu leicht verdaulicher Nahrung übergehen, ohne Gewürze und Öl. Bevor die Gesundheit nicht wiederhergestellt ist, sollte er kein Fleisch, kein Fett, keine Dickmilch und kein gebratenes Essen zu sich nehmen. Tee, Kaffee, Alkohol, Tabak usw. sollte er vollständig meiden.

Grippe

Symptome: Trockener Husten, Rückenschmerzen, Fieber, Kopfweh, Mandelentzündung usw. sind Zeichen dieser Krankheit. Diese Krankheit ist nicht gefährlich, aber wenn der Zustand kritisch ist und die Krankheit lange Zeit anhält, kann das zu Lungenentzündung führen.

Ursachen nach Ayurveda: Wenn die Mandeln, die Schilddrüse oder die Lungen nicht gut funktionieren, kann diese Krankheit auftreten. Ein sehr kleiner Virus infiziert den Körper, und die Krankheit tritt in Erscheinung. Wenn die Lungen von dem Virus infiziert werden, wird das Lungengrippe genannt, wenn der Darm oder der Dünndarm von dem Virus infiziert wird, dann wird das Magen-Darm-Grippe genannt. Wenn sich eine Magen-Darm-Grippe verstärkt, dann entzünden sich Magen, Eingeweide und Nieren, und es kommt zu Durchfall und Gelbsucht.

Yogische Behandlung: Eine Reinigung des Darmes ist bei dieser Krankheit notwendig. Wenn das Fieber nachläßt, sollte der Patient *Basti Kriya* üben und am Morgen ein Sonnenbad nehmen. Einfaches *Pranayama* und *Pranayama* im Gehen sollte er zweimal täglich praktizieren, ebenso einige leichte Asanas. Während des Fiebers sollte er jeden Morgen *Barisardhouti* üben, das hilft, die Krankheit schnell zu heilen.

Diät: Am ersten Tag dieser Krankheit sollte der Patient fasten und nur einige leichte Getränke, z. B. warmes Zitronenwasser zu sich nehmen. Am zweiten Tag sollte er dem eigenen Appetit entsprechend sehr leichte Nahrung zu sich nehmen. Die ersten drei Tage sollte er keine Übungen machen und keine körperliche Arbeit verrichten, sondern sich im Bett ausruhen.

Hämorrhoiden

Hämorrhoiden sind Krampfadern im analen Bereich.

Symptome: Symptome sind Hämorrhoidenblutung, eine Blutung, die beim Stuhlgang entsteht, und Juckreiz. Mitunter können starke Schmerzen auftreten.

Ursachen nach Ayurveda: Gründe sind schlechte Verdauung, Durchblutungsstörungen im Bereich des Anus, Schwangerschaft, Lethargie, eine sitzende Tätigkeit und eine kranke Leber. Wenn die Blutzirkulation im Anus und in den Nerven behindert wird, dann entzünden sich Nerven und Venen, und es kommt zu knotenförmigen Erweiterungen. Wenn das unreine Blut in diesen angegriffenen Teilen stagniert, löst das Juckreiz und ein Gefühl des Brennens aus. Beim Platzen dieser Teile kommt es zur Hämorrhoidenblutung.

Yogische Behandlung: Der Patient sollte seinen Darm sorgfältig durch *Basti Kriya* oder andere Abführmittel reinigen. Er sollte sich davor hüten, Verstopfung zu bekommen.

Er sollte *Agnisardhouti Nr. 1, Janusirasana, Pavanmuktasana, Ardha Kurmasana, Shalabh-*

asana, *Paschimottanasana*, *Yogamudra*, *Viparitkaranimudra* und *Aswinimudra* praktizieren.

Der Patient sollte jeden Tag 10 bis 15 Minuten ein Wannenbad nehmen, wobei das Wasser bis zur Hüfte reichen soll.

Diät: Patienten dieser Krankheit sollten grüne Feigen, frisches Gemüse, Bananen, Papaya, Sesamsamen, Joghurt und Hüttenkäse essen.

Herzkrankheiten

Symptome: Unnatürliches und lautes Klopfen des Herzens, Schmerzen auf der linken Brustseite, im linken Arm oder in der linken Hand und Erstickungsanfälle während des Ausatmens sind Symptome für Herzkrankheiten.

Ursachen nach Ayurveda: Das Herz ist das wichtigste Organ unseres Körpers. Alle Organe des Körpers sind mit dem Herzen verbunden. Wie eine Feuerwehr muß das Herz das Blut von den unteren Teilen des Körpers nach oben pumpen und das Gehirn mit Blut versorgen. Vom Gehirn bis zu den Zehen muß das Herz den ganzen Körper durchbluten und so die Körpermaschine erhalten. Es ist auch die Aufgabe des Herzens, das unreine Blut zu reinigen. Das Herz ist in zwei Teile geteilt – der rechte Teil des Herzens sammelt das unreine Blut mit Hilfe der Venen und sendet es zu den Lungen, die Lungen filtern das Kohlendioxyd und andere unreine Substanzen aus dem Blut. Durch die Atmung wird die unreine Luft und durch den Urin das unreine Wasser ausgeschieden. Das reine Blut wird durch jedes Einatmen noch reiner, es enthält Sauerstoff. Dieses reine Blut kommt aus der linken Kammer in die Aorta und von dort in die Arterien. Die Organe des Körpers sammeln ihre Nahrung von diesem reinen Blut.

Um die Nahrung im Magen zu verdauen, brauchen wir eine ausreichende Versorgung mit Blut im Magen. Einige Stimulantien werden von den Magenwänden ausgeschieden, um die Nahrung zu verdauen und einen ausgewogenen Zustand von Säure und Base im Blut herzustellen. Wenn man über einen längeren Zeitraum Nahrung zu sich nimmt, die überwiegend säurehaltig ist, wenn man viel Fett ißt und der Magen hart arbeiten muß, um dieses zu verdauen, dann ist es auch für das Herz sehr anstrengend, den Magen auf angemessene Weise mit Blut zu versorgen. Aufgrund dieser Überarbeitung wird das Herz immer schwächer, und es kann zu Herzerkrankungen kommen.

Wer faul ist, aber große Mengen Nahrung zu sich nimmt, wer ohne Maß und ohne hungrig zu sein, ißt, bekommt einen sehr großen Magen. Es gibt zwischen dem Herz und dem Magen einen kleinen Muskel, das Zwerchfell. Es ist die einzige Entfernung zwischen dem Herz und dem Magen. Wenn der Magen hart arbeiten muß und sich ausdehnt, gibt er automatisch einen Druck auf das Herz. Das behindert das Herz, sanft zu arbeiten. Aus diesem Grund ist Sich-Überessen ein Grund für Herzkrankheiten.

Wenn man sich stark aufregt, werden die Augen, die Ohren und das ganze Gesicht rot und auf diese Weise eine besondere Energie verschwendet. Um diese Energie zu erzeugen, muß das Herz sehr hart arbeiten. Da es gleichzeitig den Kreislauf aufrechterhalten muß, kommt es zu einer starken Belastung des Herzens. Aus diesem Grund ist Ärger einer der Hauptgründe für Herzkrankheiten.

Übermäßig toxische Stoffe wie Tee, Kaffee, Zigaretten, Alkohol usw. sind für das Herz sehr gefährlich.

Yogische Behandlung: Solange sich die Krankheit in einem akuten Stadium befindet, sollte der Patient keine Übungen machen.

Er sollte vorsichtig sein bei Verdauungsstörungen und bei Blähungen. Vor allem sollte er seinen Darm gut reinigen. Wenn sich die Krankheit etwas gebessert hat, sollte er am Morgen *Einfaches Basti Kriya* praktizieren, auf die Toilette gehen und anschließend drei Runden *Viparitkaranimudra*, achtmal *Yogamudra*, fünf Minuten einfaches *Pranayama* und zehn Minuten *Pranayama* im Gehen üben. Am Nachmittag sollte er zehn bis fünfzehn Minuten lang ein Wannenbad nehmen und 20 mal *Agnisardhouti Nr. 2* in der Wanne praktizieren. Am Abend sollte der Patient zehn Minuten lang *Pranayama* im Gehen, dreimal *Pavanmuktasana*, drei Minuten *Viparitkaranimudra*, drei Runden *Bhujangasana*, drei Minuten lang einfaches *Pranayama* und 20 mal einfaches *Agnisardhouti Nr. 1* praktizieren.

Wenn sein Zustand wieder gut ist, kann er zusätzlich nach *Ardha Chandrasana* (nach hinten und zur Seite) üben. Vier- bis fünfmal täglich *Savasana* zu praktizieren, gibt dem Herzen Ruhe.

Wenn Atembeschwerden, Erstickungsanfälle, Herzklopfen oder schneller Herzschlag auftreten, sollte sich der Patient in *Savasana* hinlegen und harmonisch und mit guter Konzentration tief atmen. Wenn die Erstickungsanfälle oder das Herzklopfen längere Zeit anhalten, dann sollte er ein nasses kaltes Handtuch nehmen, es an der Stelle des Herzens um die Brust wickeln und alle 15 bis 20 Minuten erneut mit kaltem Wasser tränken und wieder um die Brust wickeln. Das ist sehr gut, um den Herzschlag zu verlangsamen. In dieser Situation sollte auch ein Arzt gerufen werden.

Wenn ein Patient aufgrund dieser Krankheit bettlägerig ist, sollte er nicht aufstehen, um auf die Toilette zu gehen, sondern er sollte ein Stechbecken benutzen. Bei dieser Krankheit sollte jede körperliche Anstrengung vermieden werden. Soviel wie möglich sollte man sich in liegender Position ausruhen.

Jede Dreiviertelstunde sollte der Patient ein halbes Glas Zitronenwasser trinken, wenn er durstig ist. Es ist nicht gut, größere Mengen auf einmal zu trinken.

Ein Patient, der an dieser Krankheit leidet, sollte niemals vergessen, daß er in seinem Leben auf keine Berge mehr klettern und keine Treppen mehr hochlaufen soll. Er sollte keine schweren Gewichte tragen. Das kann lebensgefährlich für ihn sein. Er sollte alle Tätigkeiten vermeiden, die Erstickungsanfälle auslösen können.

Herzpatienten sollten sich nicht ärgern oder beunruhigen. Für sie ist es gut, jeden Tag zehn Minuten mit ausgestreckten Händen und langen Schritten zu gehen.

Diät: Ein Patient, der unter dieser Krankheit leidet, sollte niemals eine große Menge Nahrung auf einmal essen. Wenn er keinen großen Hunger hat, kann er auf das Frühstück verzichten, er sollte dann nur mittags ein wenig leichte Nahrung zu sich nehmen. Zur Ernährung sollte er hauptsächlich Gemüse, Blattgemüse, Früchte, Milch usw. verwenden. Kohlenhydratreiche Nahrung wie Reis und Brot sollte er reduzieren.

Am Abend sollte er Milch und Früchte zu sich nehmen. Wenn der Patient die Milch nicht verdauen kann, dann sollte er etwas Buttermilch trinken. Der Patient sollte niemals große Mengen auf einmal trinken. Eier, Fleisch, Fisch, Öl, Fett, Gewürze, Tee, Kaffee, Zigaretten, Tabak und Alkohol sollte er vollständig meiden. Milch und Früchte sind die beste, auch Joghurt ist eine gute Diät für Herzpatienten.

Impotenz

Symptome: Unfähigkeit des Mannes zum Geschlechtsverkehr oder Zeugungsunfähigkeit aufgrund von Sterilität wird Impotenz genannt. Wenn der Geschlechtsverkehr nicht länger als eine halbe Minute andauern kann, dann handelt es sich um teilweise Impotenz.

Ursachen nach Ayurveda: Diese Krankheit kann physische oder psychische Gründe haben. Sie kann auftreten, wenn das Glied des Mannes von Geburt an nicht in Ordnung ist oder wenn die Drüsensekretion der Galle nicht funktioniert und zu starke Gallensekretion die Nerven der Genitalien und damit die Kraft zum Geschlechtsverkehr schwächt.

Auch bei übermäßigem Konsum an Alkohol, Haschisch, Morphium und anderen giftigen Drogen kann es zu dieser Krankheit kommen.

Wenn man seit frühester Jugend ein hohes Maß an Samen verschwendet, kann der Penisstrang reißen und dadurch diese Krankheit verursachen. Der Penis kann sich dann nicht mehr aufrichten.

Eine lange Unterbrechung des Geschlechtsverkehrs führt zum schnellen Ausströmen des Samens bei sehr starken Emotionen.

Wenn jemand seit frühester Jugend sexuell enthaltsam war und nicht bereit war, sich sexuellem Vergnügen hinzugeben, kann er diese Schwäche im Geschlechtsverkehr bekommen.

Wenn die Beziehung der beiden Partner nicht gut ist, der Mann daher nicht erregt ist, kann das zur teilweisen Impotenz führen.

Die Unfähigkeit einer Frau, zum Orgasmus zu kommen, wird Frigidität genannt. Wenn die Beziehung der Partner nicht gut ist, kann das zu Frigidität führen.

Yogische Behandlung: Am Morgen *Basti Kriya* üben, den Darm reinigen und *Gomukhasana, Mohamudra, Shaktichalonimudra, Sarbangasana, Matsyasana, Mulbandhamudra* und *Pranayama* im Gehen üben. Während des Badens in der Badewanne sitzend wieder *Mulbandhamudra* und 20 mal *Mohabandhamudra* praktizieren.

Am Abend *Halasana, Matsyasana* oder *Ustrasana, Mulbandhamudra, Mohabandhamudra, Mohamudra* und *Ujjayi Pranayama* üben. Nach jedem Wasserlassen sollte der Mann die Genitalien mit kaltem Wasser waschen.

Spezielle Anweisungen: Bevor sich der Patient nicht von dieser Krankheit erholt hat, sollte er keinen Geschlechtsverkehr ausüben. Aufregungen, Alkohol und Tabak sollte er vermeiden. Wenn der Ehemann ein Opfer dieser Krankheit ist, sollte die Frau nicht den Respekt vor ihm verlieren und mit niemandem über die Krankheit ihres Mannes sprechen. Denn das könnte im Mann eine schlechte Reaktion auslösen, und es würde für ihn noch schwieriger, sich von dieser Krankheit zu erholen. Die Zusammenarbeit und der Trost der Ehefrau sind wesentlich für ihn, um diese Krankheit zu lindern oder zu überwinden. Das gleiche betrifft die Frau. Wenn sie unter Frigidität leidet, sollte der Ehemann die oben beschriebene Einstellung einnehmen.

Diät: Die Diät für diese Krankheit besteht aus leichtem und nahrhaftem Essen. Wenn keine Verdauungsbeschwerden vorhanden sind, kann man etwas Butter, Butteröl und einen halben Liter frische Milch zu sich nehmen. Zusätzlich sind noch Bananen, verschiedene trockene Früchte, frisches Gemüse wie Bohnen, Soyabohnen, Sellerie usw. eine gute Kost.

Kolitis und Enteritis bzw. Darmentzündung

Wenn der Dickdarm entzündet und geschwollen ist, bezeichnet man das als Kolitis oder Dickdarmkatarrh.

Die Entzündung des Dünndarms wird Enteritis genannt. Wenn beide Darmteile betroffen sind, nennt man dieses Krankheitsbild Enterokolitis.

Symptome: Die Symptome sind Durchfall, Übelkeit, plötzlich auftretende starke Bauchschmerzen, kolikartige Schmerzen bei einer akuten Darmentzündung. Bei einem chronischen Krankheitsbild sind die Symptome nicht so ausgeprägt, oft gehören Blähungen dazu.

Ursachen: Außer Infektionskrankheiten wie z. B. Ruhr, Typhus und Paratyphus oder Bakterien der Salmonellengruppe können Pilz- und Lebensmittelvergiftungen die Ursachen einer akuten Darmentzündung sein. Bei chronischen Darmentzündungen wirken als Ursachen oft ein Mangel an Salzsäure im Magensaft, Mangel an Gallensaft oder Bauchspeichel sowie Störungen der normalen Darmflora, in deren Verlauf Gasbildner oder Fäulniserreger Blähungen hervorrufen. Darmstörungen können auch nervöse Ursachen haben.

Yogische Behandlung: Am Morgen sollte der Patient *Einfaches Basti Kriya* üben, dann sollte er zehnmal *Yogamudra*, dreimal *Mohamudra*, 20 mal *Uddianbandhamudra*, fünfmal *Hastapadasana* und zehn Minuten einfaches *Pranayama* praktizieren.

Am Nachmittag sollte er zehn Minuten lang ein Bad nehmen. In der Badewanne sollte er 20 mal *Agnisardhouti Nr. 2* und an drei Tagen in der Woche *Barisar* praktizieren.

Am Abend sollte er drei Minuten *Sarbangasana*, eine Minute *Ustrasana*, dreimal *Janusirasana*, dreimal *Shashangasana*, drei Runden *Mohamudra*, 20 mal *Mulbandhamudra*, zehn Minuten einfaches *Pranayama* und vor dem Abendessen zehnmal *Agnisardhouti Nr. 2* üben.

Diät: Wenn der Patient keinen Hunger verspürt, sollte er keine Nahrung zu sich nehmen. Wenn Appetit da ist, dann kann er etwas Milch, Buttermilch, Früchte, Gemüse und ein wenig Reis zu sich nehmen. Fleisch, Fisch, Eier, Tee, Kaffee, Tabak und Alkohol sollte er meiden.

Koronarsklerose

Koronarsklerose ist eine Verkalkung der Herzkranzgefäße.

Symptome: Durch Koronarsklerose kommt es zu Angina pectoris. Diese ist gekennzeichnet durch starke Herzschmerzen und Atembeschwerden.

Ursachen: Reines Blut ist immer dünn, es konzentriert sich nicht. Das Blut kann durch üppige, fetthaltige Nahrung unrein werden, z. B. indem es viel Cholesterin enthält. Unreines Blut begünstigt Ablagerungen von Kalziumsalzen und Fetten in den Arterien. Wenn diese Verkalkung in den Herzkranzgefäßen stattfindet, wird sie Koronarsklerose genannt.

Yogische Behandlung: Der Patient sollte am Morgen *Einfaches Basti Kriya* üben, um den Darm zu reinigen. Wenn der Darm nicht richtig entleert wurde, sollte er ein Glas warmes Zitronenwasser trinken und drei Runden *Pavanmuktasana* und fünf Minuten einfaches *Pranayama* üben. Nach dem Reinigen des Darmes sollte er zehn Minuten lang ein Wannenbad nehmen und 20 mal *Agnisardhouti Nr. 1* in der Wanne praktizieren. Nach dem Wannenbad sollte er zehn Minuten lang *Pranayama* im Gehen üben. Anschließend sollte er drei Runden *Bhujangasana* und drei Minuten *Viparitkaranimudra* praktizieren. Bevor diese Krankheit nicht verschwunden ist, sollte er keine anderen Übungen machen.

Diät: Ohne hungrig zu sein, sollte der Patient niemals essen. Wenn er sehr hungrig ist, sollte er nur saftige Früchte zu sich nehmen. Am Mittag sollte er leichte Nahrung essen wie z. B. Gemüsebrühe, Buttermilch und ein kleines Stück Brot. Bevor er nicht geheilt ist, sollte er keine eiweiß- und fetthaltige Nahrung zu sich nehmen. Er sollte immer darauf bedacht sein, Nahrung mit alkalischen Eigenschaften wie Milch, Früchte und Trockenobst auszuwählen. Salz oder Zucker sollte er niemals essen. Einmal in der Woche sollte er mit etwas Zitronenwasser fasten.

Tee, Kaffee, Zigaretten und Alkohol sollte er vollständig meiden. Ebenso sollte er sich vor Aufregungen, Ärger, negativen Gedanken, Depressionen usw. hüten.

Krebs

Jedes bösartige Tumorwachstum wird als Krebs bezeichnet.

Symptome: Entartete Zellen bilden Geschwülste, die sich nicht abkapseln, sondern in das umgebende Zellgewebe vordringen und dort Metastasen bilden. Oft verteilen sich die entarteten Zellen auch über die Lymphgefäße, manchmal sogar mit Hilfe des Blutstromes im ganzen Körper. Dort bilden sie an vielen Stellen Tochtergeschwülste.

Anzeichen sind offene, nicht heilende Wunden am Körper, schmerzlose Verdickungen an bestimmten Körperstellen und Veränderungen an Leberflecken oder Warzen. Auch bei Verdauungsstörungen, Schwierigkeiten beim Stuhlgang und beim Wasserlassen, bei lang anhaltender Heiserkeit und bei unregelmäßiger Menstruation kann es sich um Krebs handeln. Die oben erwähnten Anzeichen können aber auch aus anderen Gründen als einer Krebserkrankung auftreten. Diese Krankheit kann in den Lungen, der Leber, den Nieren, dem Darm, dem Magen, dem Rachen, der Zunge, der Bauchspeicheldrüse, der Brust usw. zum Ausbruch kommen. Frauen bekommen diese Krankheit häufig in der Brust, im Rachen und im Uterus.

Ursachen: Nach der Ayurveda breitet sich diese Krankheit überall im Körper aus, wenn das Blut giftige Substanzen enthält. Bis jetzt konnte die moderne Medizin den Hauptgrund für diese Krankheit noch nicht finden. Es sind jedoch bestimmte äußere und innere Einflüsse bekannt, die Krebs begünstigen. Er tritt z. B. bei Rauchern häufiger auf als bei Nichtrauchern. Radioaktive Strahlen und ultraviolettes Licht können zu Hautkrebs führen. Auch bestimmte Hormone fördern eine Erkrankung an Krebs.

Yogische Behandlung: Der Patient sollte am Morgen *Einfaches Basti Kriya* üben, um den Darm zu reinigen. Anschließend sollte er einige *Asanas*, *Mohamudra* und zehn Minuten *Pranayama* im Gehen praktizieren.

Am Nachmittag sollte er ein Bad nehmen, 20 mal *Agnisardhouti Nr. 1* und 20 mal *Agnisardhouti Nr. 2* üben.

Am Abend sollte er zehn Minuten lang *Pranayama* im Gehen, drei Minuten *Sarbangasana*, dreimal *Ustrasana*, drei Runden *Paschimottanasana*, dreimal *Shashangasana* und 20 mal *Agnisardhouti Nr. 1* üben.

Diät: Wenn der Patient nicht viel Hunger hat, sollte er nicht essen, sondern nur viel Zitronenwasser trinken. Wenn die Lungen angegriffen sind und es mühsam ist, feste Nahrung herunterzuschlucken, sollte er nur etwas Fruchtsaft, Milch und Gemüsebrühe zu sich nehmen. Wenn andere Teile des Körpers angegriffen sind, dann ist es besser, folgende Diät einzuhalten: morgens nach den Asanas ein Glas reine Milch trinken, zum Mittagessen etwas Reis und viel Blattgemüse essen, am Nachmittag etwas Fruchtsaft und am Abend nach den Übungen noch einmal einen halben Liter reine Milch trinken. Der Patient sollte nichtvegetarische Nahrung, stark fetthaltige und stark gewürzte Speisen, Alkohol, Tee, Kaffee und Tabak vollständig meiden.

Kropf

Symptome: Symptom dieser Krankheit ist eine Vergrößerung der Schilddrüse. Normalerweise verspürt ein Patient dieser Krankheit keine Schmerzen, er hat nur ein wenig Atembeschwerden.

Ursachen: Es gibt unterschiedliche Ursachen für eine Erkrankung an Kropf. Ein Tumor in der Schilddrüse, eine Vermehrung des Schilddrüsengewebes und eine Entzündung in der Schilddrüse sind für diese Krankheit verantwortlich.

Nach der Auffassung der Ayurveda ist vor allem ein Mangel an Jod die Ursache für diese Erkrankung. Das Jod im Blut ist die Nahrung der Schilddrüse, obgleich man nur sehr wenig Jod benötigt. Unser Körper bekommt Jod von der Milch und von Gemüsen wie Rettich, Lattich, Spinat usw. Wenn im Körper ein Mangel an Jod besteht und die Schilddrüse nicht ausreichend mit Jod versorgt werden kann, dann verliert der Körper seine Widerstandskraft. Die Schilddrüse kann nämlich dann ihre Hormonausscheidung, die das Gift im Körper zerstört, nicht produzieren. Einwohner von Gegenden, die in der Nähe einer Meeresküste liegen, leiden wenig unter dieser Krankheit, da sich in solchen Regionen genügend Jod in der Luft und in der Erde befindet. Meistens leiden Menschen unter dieser Krankheit, die weit entfernt von einer Meeresküste wohnen. Die Meeresküste ist der geeignete Ort für Patienten, die unter Kropf leiden. Starke sexuelle Betätigung, die einen maximalen Ausstoß an vitalen Energien zur Folge hat, führt auch zu Schilddrüsenentzündung.

Yogische Behandlung: Der Patient sollte am Morgen erst *Einfaches Basti Kriya*, anschließend drei Minuten lang *Sarbangasana*, dreimal *Ustrasana*, drei Runden *Mohamudra*, 15 bis 20 mal *Uddianbandhamudra* und 20 mal *Mulbandhamudra* üben. Während des Badens sollte er zehn Minuten lang *Agnisardhouti Nr. 1* und *Barisardhouti* praktizieren.

Am Abend sollte er wieder *Sarbangasana*, *Matsyasana*, *Mohamudra* und zehn Minuten lang einfaches *Pranayama* üben.

Außerdem sollte er seine sexuellen Aktivitäten kontrollieren.

Diät: Der Patient sollte jeden Tag einen Liter Milch trinken und eine ausreichende Menge an Spinat, Rettich, Lattich, Meerestieren, Meerespflanzen usw. essen.

Der Patient kann schnelle Erleichterung bekommen, wenn er sich ein bis zwei Monate an der Meeresküste aufhält. Wenn die Krankheit akut ist, kann er ein wenig Jod mit Baumwolle zweimal täglich sanft auf der Schilddrüse verreiben.

Magen- und Zwölffingerdarmgeschwür

Wunden der inneren Magendecke werden Magengeschwüre genannt und Wunden im Zwölffingerdarm Zwölffingerdarmgeschwüre.

Symptome: Appetitverlust, schlechte Verdauung, Verstopfung, ein unangenehmes Gefühl im Magen, Schmerzen usw. sind Symptome dieser Krankheit. Wenn die Krankheit akut ist, verstärkt sich der Schmerz, es kommt zu Erbrechen von Blut und zu Blutstuhl. Wenn der Schmerz direkt nach dem Essen auftritt, dann handelt es sich im allgemeinen um ein Magengeschwür, und wenn der Schmerz zwei bis drei Stunden nach der Mahlzeit auftritt, dann handelt es sich um ein Zwölffingerdarmgeschwür. Ein Patient, der unter Magengeschwüren leidet, verliert sein Körpergewicht sehr schnell. Dagegen verändert ein Patient, der unter Zwölffingerdarmgeschwüren leidet, sein Aussehen kaum. Beim Zwölffingerdarmgeschwür tritt der Schmerz auf der rechten Seite oberhalb des Nabels auf.

Ursachen: Die folgenden Faktoren begünstigen Magen- und Zwölffingerdarmgeschwüre: 1. Viel Magensaft wird abgesondert und dieser saure Magensaft greift die Magen- und die Darmwand an. 2. Die Magenschleimhaut wird zu wenig durchblutet, und daher ist ihre Widerstandskraft gegen eine Zerstörung durch den Magensaft herabgesetzt. Diese beiden Faktoren können vom normalen Menschen nicht willentlich kontrolliert werden, denn sie werden vom autonomen Nervensystem geleitet. Es sind letztlich psychische Gründe wie Angst, Streß und die Unfähigkeit sich zu entspannen, die für diese Krankheit verantwortlich sind, denn diese psychischen Zustände beeinflussen das autonome Nervensystem.

Nach Auffassung der Ayurveda begünstigt ein Mangel an alkalischen Säften im Magen diese Geschwüre. Wenn der Magensaft stark säurehaltig ist und wenig alkalische Bestandteile hat, greift dieser saure Magensaft die Magen- oder Darmwand an und verursacht diese Wunden.

Yogische Behandlung: Der Patient sollte am Morgen *Einfaches Basti Kriya*, *Barisardhouti*, zehn Minuten lang einfaches *Pranayama* und zehn Minuten lang *Pranayama* im Gehen üben.

Am Nachmittag sollte er zehn bis fünfzehn Minuten lang ein Wannenbad nehmen und am Abend zehnmal *Yogamudra*, drei Minuten *Viparitkaranimudra*, 20 mal *Uddianbandhamudra*, dreimal *Paschimottanasana*, *Agnisardhouti Nr. 2*, fünf Minuten einfaches *Pranayama* und zehn Minuten *Pranayama* im Gehen praktizieren.

Diät: Patienten, die an dieser Krankheit leiden, bluten oft aus der Wunde. Dieses Blut wird zusammen mit dem Stuhlgang ausgeschieden, wodurch die Farbe des Stuhlgangs schwarz wird. Solange die Farbe des Stuhlgangs schwarz ist und der Patient unter Schmerzen leidet, sollte er nur flüssige Nahrung zu sich nehmen, wie zum Beispiel Milch, die mit Wasser verdünnt wurde, Saft von süßen Orangen, gefilterten Tomatensaft und ein wenig Gemüsesuppe. Wenn er durstig ist, sollte er nur Wasser und ein wenig verdünnte Milch trinken. Wenn er weder Schmerzen noch Brechreiz hat noch ein unangenehmes Gefühl im Magen verspürt, sollte er etwas Gemüse und Reis oder Milch und Reis essen. Jeden Morgen sollte er einen Löffel Grassaft, vermischt mit etwas Honig, zu sich nehmen, dadurch heilt die Wunde schneller.

Tee, Rauchen, Öl, Gewürze, Fleisch, Fisch, Eier und stärkereiche Teile von Gemüse sollte er vermeiden. Bevor die Wunde nicht vollständig verheilt ist, sollte er bei der Auswahl der Nahrung besonders vorsichtig sein.

Menstruationsbeschwerden

Symptome: Starke oder geringe Blutungen, unregelmäßiger Monatsfluß usw. sind Symptome dieser Krankheit.

Ursachen: Nach der Ayurveda baut die Gebärmutter der Frau jeden Monat zeitweise durch Membrane ein Nest für den Embryo auf. Dort ist eine ausreichende Menge Blut aufgespeichert, um den Körper des Embryos aufzubauen. Wenn das Ei nicht befruchtet wird, dann zerstört der mütterliche Uterus dieses Nest unter großem Wehklagen. Die Tränen des mütterlichen Uterus werden Menstruationsflüssigkeit genannt. Das Blut, das gespeichert wurde, um den Embryo zu entwickeln, wird unnötig, wenn das Kind nicht empfangen wird. Das unnötige Blut kommt mit anderen verletzten Substanzen des Nestes als Menstruationsflüssigkeit heraus. Im allgemeinen dauert es fünf bis sechs Tage, um die Tränen des Uterus zu beenden. Er beginnt wieder mit neuer Energie, ein Nest für den Embryo zu bauen. Bis zum Alter von 45 bis 50 Jahren versucht die Gebärmutter, dieses Nest einmal im Monat zu bauen.

Die innere Drüsensekretion der Schilddrüse, der Bartholindrüsen, der Ovarien und anderer Drüsen erhält den weiblichen Körper gesund. Diese Drüsen scheiden Hormone aus, die sich mit dem Blut vermischen.

Diese Drüsen bekommen ihre Nahrung hauptsächlich durch das Blut. Wenn sie zu wenig mit Blut versorgt werden, werden sie schwach. Und wenn sie schwach werden, dann kommt es zu Menstruationsbeschwerden. Der hauptsächliche Grund für alle Menstruationsbeschwerden ist der gleiche: zu wenig frisches Blut im Körper.

Yogische Behandlung: Am Morgen sollte die Patientin *Einfaches Basti Kriya* üben und auf die Toilette gehen. Nach dem Frühstück sollte sie zehn Minuten lang ein Wannenbad nehmen und 30 mal *Mulbandha-* und 30 mal *Mohabandhamudra* üben. Anschließend sollte sie einfaches Pranayama praktizieren.

Am Abend sollte sie wieder zehn Minuten lang ein Wannenbad nehmen und dann 20 mal *Mulbandhamudra* und *Mohabandhamudra*, *Paschimottanasana*, *Sarbangasana*, *Matsyasana*, *Shashangasana*, *Shaktichalonimudra*, *Agnisardhouti Nr. 1* und *Pranayama* im Gehen praktizieren.

Solange die Blutungen anhalten, sollte die Patientin einfaches *Pranayama* und *Pranayama* im Gehen, aber keine Asanas üben.

Allgemeine Anweisungen: Wenn die Blutung sehr stark ist, sollte sich die Patientin auf das Bett legen, die Füße etwas höher als den Körper und ein durchtränktes Handtuch um ihren Unterleib legen. Dadurch können die Blutungen sehr schnell gestoppt werden.

Diät: Viel frisches Gemüse, besonders Blattgemüse, Butter, Buttermilch, Milch, Süßigkeiten und saure Früchte sind eine gute Diät für diese Beschwerden. Daneben sollte die Patientin ihrem Bedürfnis entsprechend Wasser trinken.

Milz- und Leberkrankheiten

Symptome: Symptome sind u. a. Gelbsucht, graue Verfärbung des Stuhlgangs, Vergrößerung der Milz, Hepatitis, Leberzirrhose.

Ursachen: Nach Auffassung der Ayurveda wird, nachdem die Mahlzeit zerkaut und verdaut wurde, aus der Nahrung ein Saft hergestellt. Die Luft im Körper transportiert diesen Saft zur Milz und zur Leber. Milz und Leber reinigen diesen Saft und vermischen ihn mit ihren Stimulantien. Durch einen chemischen Prozeß wird dieser Saft in Blut verwandelt. Die Venen und Arterien transportieren das gereinigte Blut zum Herzen, und unser Herz verteilt es über den ganzen Körper.

Die hauptsächliche Funktion der Leber und der Milz besteht darin, das Blut zu reinigen. Milz und Leber sind wie Partner, sie ersetzen einander teilweise. Wenn beide Organe krank sind, kann das Blut nicht mehr gereinigt werden, und der ganze Körper wird krank.
Wenn man zuviel fette und würzige Speisen, Alkohol, Tee, Tabak, Fleisch, Eier usw. zu sich nimmt, dann wird die Gesundheit der Milz und der Leber zerstört.

Yogische Behandlung: Am Morgen sollte der Patient *Einfaches Basti Kriya* üben und versuchen, den Darm zu reinigen. Anschließend sollte er zehnmal *Yogamudra*, drei- bis fünfmal *Ardha Kurmasana*, 20 mal *Uddianbandhamudra*, drei Runden *Mohamudra*, drei bis fünf Runden *Pavanmuktasana*, 20 mal *Agnisardhouti Nr. 1* und zehn Minuten einfaches *Pranayama* üben.

Am Abend sollte er *Paschimottanasana*, drei Minuten *Halasana*, drei Runden *Pavanmuktasana*, zehn Minuten einfaches *Pranayama* und zehn Minuten *Pranayama* im Gehen praktizieren.

Wenn sich die Milz schon vergrößert hat, sollte er so lange keine *Asanas* üben, bis sie wieder ihre normale Größe angenommen hat. Nur einfaches *Pranayama* und *Sarbangasana* sollte er in dieser Zeit praktizieren.

Diät: Wenn die Farbe des Stuhls grau ist, zeigt das eine Leberschwäche an. Da die Leber keine Galle mehr produzieren kann, wird die Farbe des Stuhls grau. Die Leber kann die Nahrung, die mit Fett und Gewürzen angereichert ist, und die Nahrung, die im Dünndarm aufgestaut ist, nicht mehr verdauen. Der Patient sollte also keine fettigen und würzigen Speisen und keinen Alkohol oder andere toxischen Getränke zu sich nehmen. Verdünnte Milch, Buttermilch, Saft von reifen Früchten, Gemüse und alle Arten von fettfreier, alkalischer Nahrung sind eine geeignete Diät bei diesen Krankheiten.

Nervenschwäche

Symptome: Überempfindlichkeit für äußere Reize, Erschöpfungszustände, die auftreten, ohne daß der Patient eine anstrengende Tätigkeit verrichtet, Schlaflosigkeit, oberflächlicher Schlaf, Druckgefühl und Schmerzen im Kopf und mangelnder Appetit sind Symptome dieser Krankheit.

Ursachen: Bei Nervenschwäche haben die Nerven nicht genügend Energie zur Verfügung. Wenn die Nerven aufgrund von Schlaflosigkeit längere Zeit keine Ruhe bekommen, werden sie schwach und erschöpft. Auch starke seelische Erregung kann zu Nervenschwäche führen.

Nach der Ayurveda wird der Körper bei chronischer Übersäuerung und Verdauungsschwierigkeiten zu einem Behälter von Gift. Das Blut wird unrein, und das Herz kann den Körper nicht mehr mit reinem Blut versorgen. Die Nerven werden von dem unreinen Blut nicht richtig ernährt und werden daher schwach. Patienten, die unter Blutarmut leiden, bekommen diese Nervenschwäche leichter. Auch durch eine maßlose Lebensführung verliert das Blut an Nahrhaftigkeit, die Nerven können nicht genügend ernährt werden und werden schwach. Des weiteren führen chronische Verstopfung, Malaria und Syphilis zu dieser Krankheit.

Yogische Behandlung: Am Morgen sollte der Patient *Einfaches Basti Kriya* üben und den Darm reinigen; anschließend drei Minuten *Gomukhasana*, dreimal *Bhadrasana*, *Bhujangasana*, dreimal *Ardha Matsyendrasana*, drei Minuten *Sarbangasana*, 20 mal *Mulbandhamudra*, *Sitkari* und *Shitali Pranayama* praktizieren.

Mittags sollte er ein 10 bis 15 Minuten dauerndes Wannenbad nehmen und in der Wanne wieder 20 mal *Mulbandhamudra* üben.

Am Abend sollte er *Sarbangasana*, *Shirsasana*, dreimal *Ustrasana*, fünfmal *Paschimottanasana*, dreimal *Bhujangasana*, drei Runden *Mohamudra* und fünf bis zehn Minuten *Suryaveda Pranayama* üben.

Diät: Der Patient sollte Milch und solche Nahrungsmittel zu sich nehmen, die Eisen, Mineralsalze, pflanzliches Eiweiß usw. enthalten. Nahrung, die Harnsäure, Alkohol, Tee, Kaffee oder irgendwelche Drogen enthält, sollte er völlig weglassen. Gleichzeitig sollte er Ärger, Aufregungen und maßloses Leben, sexuelles Vergnügen mit eingeschlossen, vermeiden.

Paralyse

Symptome: Bei dieser Krankheit fallen ein Muskel oder eine Gruppe von Muskeln vollständig aus. Ein Teil oder verschiedene Teile des Körpers können von dieser Krankheit angegriffen werden.

Ursachen: Die motorischen Nerven entspringen aus den Hirnrindenbezirken. Schädigungen dieser Bezirke führen zu Paralyse.

Yogische Behandlung: Die untenstehenden Anweisungen können den Patienten helfen:

Der Patient sollte um eine gute Verdauung bemüht sein. Wenn der Patient in der Lage ist, *Basti Kriya* zu üben, dann sollte er dies morgens und abends tun. Wenn er dazu nicht in der Lage ist, dann sollte er Abführmittel nehmen.

Der Patient sollte täglich in der Sonne mit Senföl an dem angegriffenen Körperteil eingerieben werden. Er sollte von einem professionellen Masseur behandelt werden. Nach 10 bis 15 Minuten Massage sollte er in warmem Wasser baden.

Wenn der Patient in der Lage ist zu gehen, sollte er morgens und nachmittags einen Spaziergang machen und *Pranayama* im Gehen üben.

Wenn der Patient in der Lage ist, *Asanas* zu praktizieren, dann sollte er *Pavanmuktasana*, *Bhujangasana*, *Sarbangasana* und andere Übungen, die für ihn nützlich sind und seinen Möglichkeiten entsprechen, unter der Leitung eines erfahrenen Lehrers üben.

Der Patient sollte keine Nahrung zu sich nehmen, die säurehaltig ist, wie Fisch, Fleisch, Eier, Ghee, Butter, Öl usw. Er sollte Gemüse, Milch, Buttermilch, süße und saure Früchte, ein wenig Reis und Brot essen.

Parodontopathien

Parodontopathien sind Erkrankungen des Zahnfleisches.

Symptome: Symptom der Parodontose ist allmählicher Zahnfleischschwund, der sogar eine Zeitlang unbemerkt bleiben kann und möglicherweise dazu führt, daß die Zähne ausfallen. Eine andere Verlaufsform der Parodontitis, die auch mit Zahnfleischschwund einhergeht, wird durch eine Infektion des Zahnfleisches verursacht. Das Zahnfleisch entzündet sich und wird langsam abgebaut, im fortgeschrittenen Stadium wird auch das umgebende Knochengewebe von diesem Abbau betroffen. Im Zahnfleisch bilden sich Taschen, die Schwellungen verursachen können und eitern. Dies kann sehr schmerzhaft sein.

Ursachen: Nach der modernen Medizin sind die Ursachen für Parodontopathien weitgehend unbekannt. Eine Rolle spielt jedoch mangelnde Mundhygiene und schlechte Zahnstellung. Nach der Ayurveda werden die Nerven der Zähne vom Blut genährt. Wenn das Blut aufgrund der Übersäuerung des Magens unrein wird, dann werden die Nerven des Körpers nicht ausreichend ernährt. In diesem Zustand bilden Keime ohne Behinderung ein Nest im Zahnfleisch. Diese Keime nehmen das Zahnfleisch weg und bauen eine Kammer, in der sie leben. Wenn diese Keime eine gesicherte Stellung eingenommen haben, sind die weißen Blutkörperchen unfähig, sie zu besiegen. Die weißen Blutkörperchen sterben im Kampf, und ihre toten Körper kommen als Eiter heraus. Dieser Eiter geht in den Bauch, vergiftet das Blut noch mehr und verhindert eine gute Verdauung.

Wenn das Blut sehr übersäuert ist, zerstört es das Kalzium des Blutes. Ein Mangel an Kalzium im Blut führt zu dieser Krankheit. Wenn man durch Sexualität viel Vitalität verschwendet, wird das Blut unrein, und diese Krankheit kann auftreten. Beim Geschlechtsverkehr verschwendet der Mann mehr Vitalität als die Frau, daher leiden Männer häufiger unter dieser Krankheit als Frauen.

Yogische Behandlung: Der Patient sollte am Morgen ein Glas Zitronenwasser trinken. Anschließend sollte er *Basti Kriya* praktizieren und dann drei Minuten *Shirsasana*, drei Runden *Mohamudra*, drei Minuten *Halasana*, eine Minute *Matsyana* und fünf Minuten einfaches *Pranayama* üben.

Am Abend sollte er drei Minuten lang *Sarbangasana*, eine Minute *Ustrasana*, dreimal *Paschimottanasana*, drei Minuten *Shirsasana*, zehn Minuten einfaches *Pranayama* und 20 mal *Agnisardhouti Nr. 1* üben.

Allgemeine Anweisungen: Nach jeder Mahlzeit sollte der Patient, aber auch jeder andere, der dieser Krankheit vorbeugen möchte, die Zwischenräume der Zähne reinigen und mit einer fäulnisverhindernden Mundspülung gurgeln. Jeden Tag sollte er das Zahnfleisch mit Senföl und Salz massieren.

Diät: Der Patient sollte viel Milch, Gemüse und Früchte zu sich nehmen und nichtvegetarische Nahrung vermeiden.

Pneumonie

Symptome: Bei der lobären Pneumonie oder Lungenentzündung bekommt der Patient plötzlich Schüttelfrost und hohes Fieber. Er spürt Schmerzen in der Brust und hat Husten.

Die Bronchopneumonie ist meistens eine Folge anderer Krankheiten. Sie beginnt nicht so plötzlich und hält länger an. Der Patient hat etwas Fieber.

Bei der Viruspneumonie hat der Patient etwas Fieber, Kopfschmerzen, Muskelkater und später Husten. Auch diese Krankheit bricht nicht plötzlich aus.

Ursachen: Die lobäre Pneumonie wird durch Bakterien verursacht, die einen ganzen Lungenlappen oder mehrere Lungenlappen befallen. Bei der Bronchopneumonie befallen die Bakterien nur kleinere Teile des Lungengewebes. Die Viruspneumonie wird durch Viren hervorgerufen.

Yogische Behandlung: Solange das Fieber noch vorhanden ist, sollte der Patient eine ausreichende Menge warmes Wasser trinken, bis das Fieber nachläßt. Nachdem er genügend warmes Wasser getrunken hat, kommt er ins Schwitzen. Auf diese Weise wird das Gift aus dem Körper ausgeschieden, und das Fieber nimmt ab. Nachdem das Fieber nachgelassen hat, sollte der Patient *Basti Kriya* üben, um seinen Darm zu reinigen. Nach und nach sollte er je 20 mal morgens und abends *Basti Kriya* üben. Wenn sich der Zustand des Patienten verbessert hat und er fieberfrei ist, sollte er je fünf Minuten morgens und abends einfaches *Pranayama* praktizieren. Allmählich kann er jeden Tag zehn Minuten lang *Pranayama* im Gehen praktizieren und ein 10 bis 15 Minuten dauerndes Sonnenbad nehmen.

Diät: Der Patient sollte die ersten beiden Tage mit einer ausreichenden Menge Zitronenwasser fasten. Bevor das Fieber nicht nachgelassen hat, sollte der Patient nur Berley Wasser, Milch, Sago, Glukose und etwas Fruchtsaft trinken. Es ist sehr wichtig zu wissen, daß die angemessene Diät und die richtige Pflege die einzigen Heilmittel für diese Krankheit sind. Die Füße des Patienten sollten immer warm bleiben.

Besondere Anweisungen: Wenn das Fieber stark zunimmt, d.h. wenn es 41°C übersteigt, dann sollte man einen Arzt rufen und den Kopf des Patienten sofort mit kaltem Wasser begießen oder ein nasses Handtuch um seinen Kopf wickeln. Dadurch wird das Fieber nachlassen.

Prostatahypertrophie

Prostatahypertrophie ist eine krankhafte Vergrößerung der Prostata (Vorsteherdrüse).

Symptome: Es kommt zu häufigem Harndrang, der besonders nachts auftritt. Das Wasserlassen ist mühsam, da die vergrößerte Prostata die Harnröhre zusammenpreßt. In der Harnblase verbleibt häufig Resturin, der zu einer Entzündung der Harnwege führen kann. Auch kann es zu einer Ausweitung des Nierenbeckens und der Harnleiter kommen, wodurch eine Störung der Nierenfunktion eintritt.

Ursachen: Diese Krankheit tritt besonders bei älteren Männern auf. Verantwortlich dafür sind hormonelle Störungen durch verminderte Funktion der Hoden. Nach der Ayurveda sind die Hauptgründe für diese Krankheit das Aufstauen von giftigen Substanzen im Körper, unkontrollierte Essensgewohnheiten, Faulheit und häufiger Geschlechtsverkehr.

Yogische Behandlung: Am Morgen sollte der Patient *Einfaches Basti Kriya* üben und anschließend den Darm reinigen. Danach sollte er drei Minuten *Viparitkaranimudra*, dreimal *Janusirasana*, dreimal *Shashangasana* und zehn Minuten einfaches *Pranayama* praktizieren. Mittags sollte er ein 10 bis 15 Minuten währendes Wannenbad nehmen und anschließend 15 mal *Agnisardhouti Nr. 2* üben.

Am Abend sollte er zehn Minuten lang ein Wannenbad nehmen, dann drei Runden *Pavanmuktasana*, drei Minuten *Viparitkaranimudra*, dreimal *Janusirasana*, zehn Minuten einfaches *Pranayama* und zehn Minuten *Pranayama* im Gehen praktizieren.

Außerdem sollte er dreimal in der Woche *Barisardhouti* üben.

Diät: Der Patient sollte eine vegetarische Diät auswählen, die mit Vitaminen und Mineralstoffen angereichert ist. Zuviel Fett und zuviel Eiweiß sollte er vermeiden. Tee, Kaffee, Tabak, Alkohol, Drogen usw. sollte er gar nicht zu sich nehmen. Bei dieser Krankheit ist es sehr hilfreich, einmal in der Woche zu fasten.

Diese Krankheit kann nur auf dem Weg des Yoga geheilt werden. Die Wurzel dieser Krankheit kann durch Medizin oder durch eine Operation nicht beseitigt werden.

Sterilität und Unfruchtbarkeit

Symptome: Wenn eine Frau in einem Zeitraum von drei Jahren kein Baby bekommt, obwohl der Wunsch nach Kindern und regelmäßiger Geschlechtsverkehr vorhanden ist, dann ist es möglich, daß sie oder ihr Partner unfruchtbar ist.

Ursachen: Sterilität kann physische oder psychische Ursachen haben. Bei Frauen kann sie zum Beispiel durch eine Verengung des Eileiters oder durch eine Entzündung der Gebärmutter entstehen. Beim Mann kann Impotenz eine Ursache für Sterilität sein. Es kann auch vorkommen, daß sich keine Spermien im Ejakulat befinden, oder daß die Spermien eine zu geringe Lebensdauer aufweisen.

Nach der Ayurveda beeinflussen auch Gallenbeschwerden des Mannes seinen Samen. Wenn das Ovum der Frau in Kontakt mit dem giftigen Samen kommt, kann es nicht überleben. Bevor der Mann seine Gallenbeschwerden überwunden hat, kann er kein Kind zeugen.

Yogische Behandlung: Der Patient sollte am Morgen *Einfaches Basti Kriya* praktizieren und anschließend drei Runden *Pavanmuktasana*, dreimal *Bhujangasana*, drei Runden *Mohamudra*, 20 mal *Mulbandhamudra*, 15 mal *Shaktichalonimudra* und zehn Minuten einfaches *Pranayama* üben. Er sollte mittags ein Wannenbad nehmen und in der Badewanne 10 bis 15 mal *Mulbandhamudra* üben.

Am Abend sollte er drei- bis fünfmal *Dhanurasana* zusammen mit *Viparitkaranimudra* und *Mulbandhamudra* praktizieren. Außerdem sollte er drei Runden *Mohamudra*, *Shaktichalonimudra*, drei Minuten *Gomukhasana*, zehn Minuten einfaches *Pranayama* und zehn Minuten *Pranayama* im Gehen üben.

Diät: Wenn Gallenbeschwerden vorhanden sind, dann sollte der Patient Nahrung zu sich nehmen, die frei von Fett und Gewürzen ist, z. B. verdünnte Milch, Buttermilch, Früchte, Gemüse usw. Wenn keine Gallenbeschwerden vorhanden sind und die Verdauung in Ordnung ist, dann sollte der Patient alle Arten von nahrhaften Speisen zu sich nehmen, besonders dick gekochte Milch, Meeresfrüchte, Eier usw.

Besondere Anweisung: Der Patient sollte die Geschlechtsorgane jeden Tag mit antiseptischer Seife reinigen. Außerdem sollte er oder sie sich mit dem Geschlechtsverkehr zurückhalten, bis die Gesundheit wiederhergestellt ist. Es ist noch besser, den Geschlechtsverkehr für eine längere Zeit ganz zu unterbrechen.

Syphilis

Symptome: Im ersten Stadium dieser Krankheit kommt es zu einer harten Erosion auf den Genitalorganen und zu Schwellungen der Lymphknoten in der Leistenbeuge. Im zweiten Stadium, das im allgemeinen nach zwei bis drei Monaten auftritt, erscheint ein Hautausschlag mit starkem Juckreiz. Nach einer längeren beschwerdefreien Zeit kommt es zum dritten und letzten Stadium. Große Knoten, die später zerfallen, bilden sich in fast allen Organen des Körpers. Auch die Blutgefäße und das Zentralnervensystem werden angegriffen. Im geistigen Bereich führt die Krankheit zu degenerativen Veränderungen und zu Entartung.

Yogische Behandlung: Der Patient sollte am Morgen *Einfaches Basti Kriya* und einige Yogaübungen praktizieren. Dann sollte er ein fünf bis zehn Minuten währendes Wannenbad nehmen und 20 mal *Agnisardhouti Nr. 1* in sitzender Stellung in der Badewanne üben. Anschließend sollte er zehn Minuten lang einfache *Pranayamaübungen* zusammen mit *Uddianbandhamudra* praktizieren.

Am Nachmittag sollte er wieder ein zehn Minuten währendes Wannenbad nehmen und 20 mal *Agnisardhouti Nr. 1* praktizieren.

Am Abend sollte er *Paschimottanasana*, *Sarbangasana*, *Matsyasana*, *Shirsasana* und zehn Minuten lang *Pranayama* im Gehen üben.

Allgemeiner Hinweis: Der Patient sollte die Wunden jeden Tag mit einer antiseptischen Lotion säubern und eine Salbe anwenden. Er sollte nicht versuchen, das Bluten der Wunden zu verhindern. Im ersten Stadium dieser Krankheit sollte er die wunden Stellen jeden Tag von der Sonne bescheinen lassen. Bei Syphilis sollte man unbedingt ärztliche Behandlung in Anspruch nehmen.

Diät: Der Patient sollte keine süchtigmachenden Stoffe einnehmen, wie Alkohol, Zigaretten, Tabak oder Tee. Fleisch, Fisch, Eier, Milch, Joghurt und andere Milchprodukte sollte er zunächst völlig vermeiden. Tagsüber sollte er vegetarische Gerichte, die mit wenig Öl zubereitet wurden, zu sich nehmen. Das Abendessen sollte sehr leicht sein. Es sollte aus einigen Früchten oder ein bis zwei Scheiben Brot bestehen. Der Patient sollte alle 15 Tage einen Tag lang fasten und an diesem Tag nur Zitronenwasser trinken. Erst wenn die Wunden und der Hautausschlag vollständig geheilt sind, sollte er Milchprodukte zu sich nehmen.

Bei dieser Krankheit kann der Patient nach einigen Monaten einen Rückfall erleiden. Deshalb sollte er bis zu zwei Jahren nach der Heilung sehr vorsichtig sein.

Tonsilitis oder Mandelentzündung

Symptome: Die Mandeln schwellen an und eitern. Halsschmerzen, Schluckbeschwerden, hohes Fieber und Schüttelfrost treten auf. Auch Kopfschmerzen und Nasenbluten können Begleiterscheinungen einer Tonsilitis sein. Diese

Krankheit dauert im allgemeinen vier bis fünf Tage.

Ursachen: Wenn sich wenig Abwehrkräfte im Körper befinden, kann man diese Krankheit schnell bekommen. Nach der Ayurveda sind die Mandeln dafür verantwortlich, den wichtigsten Teil des Körpers, nämlich das Gehirn, krankheitsfrei zu erhalten, indem sie dafür sorgen, daß kein Keim durch die Luft oder das Blut zum Gehirn gelangt. Die Tonsillen sind immer wachsam darum bemüht, das Eindringen feindlicher Keime ins Gehirn zu verhindern. Lungen, Leber und Nieren, welche die Luft und das Blut im Körper reinigen, sind nicht in der Lage, die ganze Luft und das ganze Blut zu reinigen. Die Mandeln übernehmen einen Teil dieser Arbeit. Wenn sie über ihre Kapazität hinaus durch zu große Mengen an toxischen Substanzen beansprucht werden, dann werden sie schwach und entzünden sich.

Yogische Behandlung: Wer unter dieser Krankheit leidet, sollte morgens, nach dem Reinigen des Mundes, ein Glas warmes Wasser trinken. Anschließend sollte er dreimal *Bhujangasana*, drei Minuten *Sarbangasana*, fünfmal *Hastapadasana*, dreimal *Ardha Chakrasana*, zehnmal *Yogamudra*, zehnmal *Jalandharbandhamudra* und zehn Minuten einfaches *Pranayama* üben.

Er sollte mittags im Sommer 10 bis 15 Minuten, im Winter 20 Minuten lang ein Sonnenbad nehmen.

Am Abend sollte er dreimal *Paschimottanasana*, dreimal *Ustrasana*, dreimal *Bhujangasana* und zehn Minuten einfaches *Pranayama* praktizieren.

Diät: Fleisch, Fisch, Eier, fetthaltige Nahrungsmittel und Süßigkeiten sollte der Patient überhaupt nicht essen. Er sollte warme Milch und andere warme alkoholfreie Getränke zu sich nehmen und ansonsten normal essen. Wenn Husten und Fieber auftreten, sollte der Patient den Körper und den Hals gut einwickeln und sich nicht für längere Zeit an der frischen Luft aufhalten; kalte Luft und Staub können die Beschwerden verschlimmern. Er sollte fünf- bis sechsmal täglich mit warmem Wasser, das mit Salz vermischt ist, gurgeln.

Zusammen mit diesen Übungen sollte er die Wunde mit Wasser, das mit einem Margosablatt gekocht wurde, waschen. Im allgemeinen ist ein kleines Stück von frischem Kurkuma, das mit Melasse oder Honig vermischt wurde, sehr gut für die Haut und gut zur Reinigung des Blutes. Das sollte er jeden Morgen vor dem Frühstück einnehmen.

Verlagerung des Uterus

Symptome: Der Uterus befindet sich zwischen der Blase und dem Anus. Dieses Organ ist durch Bänder im Becken fixiert. Es kann sich wie Gummi ausdehnen. Da es herunterhängt, kann es sich sehr leicht bewegen. Aus diesem Grund kann es schnell zu Verlagerungen kommen durch den Druck des Darmes oder durch andere Ursachen. Es kann sich auch aufgrund von körperlicher Schwäche, Nervenschwäche oder Bindegewebsschwäche verlagern. Im Alter geschieht dies häufig.

Allgemeine Symptome für diese Krankheit sind: ein Gefühl der Schwere im Unterleib, ein wenig Rückenschmerzen, starker Ausfluß von weißer Flüssigkeit, Verstopfung, Appetitverlust, Nervosität, Anämie usw.

Ursachen nach Ayurveda: Bei Verstopfung ist der Darm voll von stagnierendem Stuhl. Dieser ausgeweitete Darm drückt auf den Uterus, der dadurch verlagert werden kann. Zuviel sexuelles Vergnügen schwächt die Nerven des weiblichen Beckens. Dadurch kann das Organ nicht in der richtigen Position gehalten werden. Wenn sich der Uterus verlagert hat und nach unten einen Druck auf die Blase gibt, blockiert er den Urindurchgang, und die Patientin fühlt heftige Schmerzen. Wenn der Uterus auf den Darm drückt, kann dieser nicht richtig funktionieren. Wenn sich ein Tumor im Uterus befindet, verlagert er sich ebenfalls. Häufige Schwangerschaften sind auch ein Grund für eine Verlagerung des Uterus. Wenn ein Mangel an nahrhaftem Essen im Körper besteht oder wenn die Leber aufgrund von Blutarmut nicht in Ordnung ist, kann es zu dieser Krankheit kommen.

Yogische Behandlung: Am Morgen sollte die Patientin *Einfaches Basti Kriya* üben, um den

Darm zu reinigen, dann *Sarbangasana, Ustrasana, Mohamudra, Shaktichalonimudra, Yogamudra, Shashangasana,* einfaches *Pranayama* und *Pranayama* im Gehen praktizieren. Am Nachmittag sollte sie zehn Minuten lang ein Wannenbad nehmen und in der Wanne 20 mal *Mulbandhamudra* und 20 mal *Mohabandhamudra* üben und am Abend wieder *Sarbangasana, Matsyasana, Yogamudra, Mohamudra, Shashangasana, Pranayama* im Gehen und *Shaktichalonimudra* praktizieren.

Diät: Die Patientin sollte ausreichend Milch, Fruchtsaft und nahrhaftes Essen mit genügend Gemüsen zu sich nehmen.

Sie sollte Alkohol, Zigaretten, Tee und Kaffee meiden und keine schweren Gegenstände tragen. Während der Menstruation sollte sie sich im Bett ausruhen und außer *Pranayama* im Gehen keine Asanas oder andere Übungen machen.

Verstopfung

Ursachen: Die allgemeinen Ursachen dieser Krankheit sind: schlechte Auswahl der Nahrung, ungenügende Flüssigkeitszufuhr und schwache Bauchmuskeln. Bei Frauen kann Verstopfung auftreten, wenn bestimmte Drüsen nicht richtig arbeiten.

Yogische Behandlung: Am Morgen sollte der Patient erst *Einfaches Basti Kriya* und dann drei bis fünf Runden *Pavanmuktasana* üben. Wenn das nicht hilft, den Darm zu entleeren, dann sollte der Patient vor dem Üben von *Pavanmuktasana* ein Glas warmes Zitronenwasser trinken. Außerdem sollte er drei Minuten lang *Sarbangasana,* dreimal *Matsyasana,* fünfmal *Hastapadasana,* zehnmal *Ardha Chandrasana* und 20 mal *Uddianbandhamudra* und *Nouli* praktizieren.

Am Abend sollte er drei Runden *Shalabhasana,* drei- bis fünfmal *Bhujangasana,* drei Minuten *Halasana,* dreimal *Matsyasana,* fünfmal *Hastapadasana,* zehnmal *Ardha Chandrasana* und zehn Minuten einfaches *Pranayama* üben.

Außerdem sollte er dreimal in der Woche *Barisar* in der Badewanne und zehnmal *Agnisardhouti Nr. 1* praktizieren.

Diät: Der Patient sollte ausreichend Früchte und Blattgemüse zu sich nehmen, genügend Wasser und jeden Abend ein Glas warme Milch mit Mandeln trinken.

Zahnkrankheiten

Die Zähne deuten auf die allgemeine Gesundheit eines Menschen hin. Im allgemeinen besitzt ein Mensch mit guter Gesundheit auch schöne Zähne, die sauber sind und glänzen wie Perlen. Wer eine schlechte Gesundheit besitzt, hat im allgemeinen Zähne, die schlecht gestellt, schmutzig und befleckt sind. Wenn man die gute Gesundheit verliert, dann verlieren auch die Zähne ihre gesunde Farbe, denn es besteht eine sehr enge Verbindung zwischen den Zähnen und den Organen, die den Körper ernähren und erhalten.

Symptome: Es gibt viele Zahnkrankheiten: Zahnfleischbluten, schwarze Flecken auf den Zähnen, Parodontose (Zahnfleischschwund) und Karies (Zahnfäule). Bei diesen Zahnkrankheiten haben die Patienten starke Schmerzen, wenn sie auf kalte oder süße Nahrungsmittel beißen oder wenn sie kalte Getränke zu sich nehmen.

Ursachen: Nach der Ayurveda sind Magenerkrankungen und Verschwendung des Samens die Hauptgründe für Zahnkrankheiten. Im Samen wird viel Kalzium und Phosphor aufgespeichert, und man sollte deshalb geschlechtliche Enthaltsamkeit üben. Der Samen ist die Stärke und die Ernährung des ganzen Körpers. Wenn der Samen durch zuviel Geschlechtsverkehr dem Körper entzogen wird, dann bekommen die Organe nicht mehr die angemessene Ernährung, und der körperliche Zustand verschlechtert sich. Das ist auch einer der Hauptgründe, warum die meisten Menschen unter Zahnkrankheiten leiden.

Wenn sich im Blut zu wenig Phosphor und Kalzium befinden, dann können Zahnkrankheiten entstehen. Meistens werden Menschen zum Opfer von Zahnkrankheiten, die mehr Kohlenhydrate zu sich nehmen, als ihr Körper braucht, die viel tierisches Eiweiß zu sich nehmen und sich nicht ausreichend mit Gemüsen, Früchten und Milch versorgen.

Kinder, die nicht genügend Mutter- oder Kuhmilch in ihren ersten Lebensmonaten bekommen haben, leiden auch häufig unter Zahnkrankheiten. Ein weiterer Grund ist ungenügende Zahnpflege. Nach der Aufnahme der Nahrung bleiben Nahrungsreste in den Zwischenräumen der Zähne hängen. Diese verderben und beginnen zu faulen. Bakterien vermehren sich rasch auf diesem guten Nährboden und zerstören das Zahnfleisch. Auch Augen, Mandeln und Lungen werden allmählich angegriffen.

Yogische Behandlung: Der Patient sollte morgens und abends drei bis fünf Minuten *Shirsasana*, drei Minuten *Shashangasana*, drei bis fünf Minuten *Vajrasana*, drei Runden *Mohamudra*, drei Minuten *Simhasana* und zehn Minuten einfaches *Pranayama* üben.

Besondere Anweisungen: Wer Zahnfleischschmerzen hat, kann den Mund mit Senföl füllen und drei Minuten damit gurgeln. Danach spuckt er das Öl wieder aus und gurgelt mit kaltem Wasser. Es mag unangenehm sein, mit kaltem Wasser zu gurgeln, aber das beseitigt den Schmerz schnell.

Viele Menschen haben nicht die Gewohnheit angenommen, nach jeder Mahlzeit den Mund gründlich auszuspülen. Das ist jedoch sehr wichtig und kann Zahnkrankheiten verhüten.

Diät: Milch, Früchte und Gemüse sind eine gute Quelle für Kalzium und Phosphor, diese Nahrungsmittel sollten also in ausreichendem Maß gegessen werden.

5. Vorbeugende Maßnahmen

Yogatherapie zur Gesunderhaltung der Augen

– Man sollte noch vor dem Sonnenaufgang aus dem Bett aufstehen und durch das Fenster auf einen grünen Wald und zum Horizont schauen und drei Minuten lang ununterbrochen dorthin blicken.

– Wann immer man den Mund spült, sollte man drei- bis viermal einen Schwall kühlen Wassers in die Augen schütten und die Stirn fünfmal mit Wasser einreiben.

– Wenn man sich abends den Mund spült, sollte man den Mund mit Wasser füllen und einen Schwall Wasser 15 mal in die geöffneten Augen schütten. Anschließend sollte man sich die Stirn waschen.

– Man sollte den Samen nicht oft verschwenden, denn das ist schädlich für die Augen und für die Gesundheit.

– Im Sommer sollte man barfuß auf dem grünen Gras gehen und dabei ins Gras schauen.

Pavanmuktasana, Sarbangasana, Matsyasana, Shirsasana, Halasana, Mohamudra, Uddianbandhamudra, Shaktichalonimudra und einfaches *Pranayama* sind gut für die Augen.

Yogatherapie zur Gesunderhaltung der Zähne

– Vor und nach dem Zähneputzen sollte man das Zahnfleisch innen und außen mit den Fingern reiben.

– Wann immer man etwas ißt, sollte man anschließend gut gurgeln.

– Man sollte den Darm jeden Tag reinigen und auf eine gute Verdauung achten.

– Man sollte ein- oder zweimal in der Woche mit warmem Wasser, das mit einer Alaunlotion vermischt ist, gurgeln. Das verhindert geschwollenes und blutendes Zahnfleisch.

– Jeden Tag eine grüne Guava zu kauen, ist gut für die Zähne.

– Zweimal im Jahr sollte man einen Zahnarzt aufsuchen, um sich untersuchen zu lassen und um den Zahnstein zu entfernen.

– *Shirsasana, Sarbangasana, Matsyasana, Ustrasana, Shashangasana* und einfaches *Pranayama* sind gut für die Zähne.

Yogatherapie zur Gesunderhaltung des endokrinen Drüsensystems

– Für die Zirbeldrüse und für die Hypophyse: *Shirsasana, Sarbangasana, Matsyasana, Shashangasana, Hastapadasana, Mohamudra,* Konzentrationsübungen.

– Für die Schilddrüse und die Nebenschilddrüsen: *Sarbangasana, Halasana, Matsyasana, Ustrasana, Shashangasana, Dhanurasana, Jalandharbandhamudra.*

– Für die Thymusdrüse: *Sarbangasana, Matsyasana, Halasana, Janusirasana, Shashangasana.*

– Für die Nebennieren: *Bhujangasana, Dhanurasana, Ardha Chandrasana, Ustrasana, Chakrasana, Sarbangasana.*

– Für die Bauchspeicheldrüse: *Mohamudra, Paschimottansana, Shashangasana, Pavanmuktasana, Halasana, Yogamudra, Uddianbandhamudra.*

– Für die Geschlechtsorgane: *Mohamudra, Gomukhasana, Shaktichalonimudra, Sarbangasana, Shirsasana, Bhadrasana, Supta Bhadrasana, Ardha Matsyendrasana.*

Yogatherapie zu Gesunderhaltung der inneren Organe

Für die Nieren: *Mohamudra, Aswinimudra, Shaktichalonimudra, Dhanurasana, Ardha Chandrasana* (seitlich).

– Für die Leber: *Mohamudra, Yogamudra, Bhujangasana, Pavanmuktasana, Ardha Kurmasana, Sarbangasana, Halasana, Uddianbandhamudra, Agnisardhouti Nr. 1.*

– Für den Magen: *Pavanmuktasana, Paschimottanasana, Halasana, Ardha Chandrasana, Hastapadasana, Sarbangasana, Matsyasana, Shitali Pranayama.*

– Für die Kehlkopfdrüsen: *Sarbangasana, Halasana, Matsyasana, Karna-Pidasana, Simhasana, Jalandharbandhamudra, Khecharimudra.*

– Für die Nerven und Muskeln des Oberkörpers: *Bhujangasana, Dhanurasana, Matsyasana, Ustrasana, Mohamudra, Sarbangasana, Halasana, Shirsasana.*

– Für die Nerven und Muskeln des Bauches: *Chakrasana, Utkotasana, Pavanmuktasana, Hastapadasana, Halasana, Ardha Kurmasana, Dhanurasana, Mohamudra, Uddianbandhamudra.*

– Für die Wirbelsäule: *Bhujangasana, Dhanurasana, Hastapadasana, Paschimottanasana, Shashangasana, Halasana, Ustrasana, Ardha Matsyendrasana.*

– Für die Taille, die Oberschenkel und die Beine: *Bhujangasana, Dhanurasana, Vajrasana, Supta Vajrasana, Ardha Chandrasana, Hastapadasana, Salabhasana, Janursirasana, Mohamudra, Trikonasana.*

Allgemeine Anweisungen zur Gesunderhaltung von Körper und Geist

– Ein Sprichwort besagt: ›Früh ins Bett gehen und früh aufstehen, macht einen Menschen gesund, wohlhabend und weise.‹ Früh am Morgen ist genügend pranische Energie in der Luft vorhanden, und beim Sonnenaufgang erhält der Mensch eine ausreichende Menge Vitamin D, das für den Körper sehr notwendig ist.

– Nach dem Reinigen des Mundes einen Liter Wasser trinken und auf die Toilette gehen. Anschließend frische Kleider anziehen, Asanas und Pranayama praktizieren und sich zu einer kurzen Meditation hinsetzen.

– Dann das Frühstück einnehmen und mit der Arbeit beginnen.

– Jeden Tag zur gleichen Zeit das Mittagessen einnehmen. Wenn kein Appetit vorhanden ist, dann nichts essen. Es ist gut, einmal im Monat zu fasten.

– Während der Hauptmahlzeiten kein Wasser oder andere Getränke zu sich nehmen, sondern mindestens einenhalb oder zwei Stunden warten, bevor man etwas anderes trinkt.

– Am Morgen nichts essen, bevor man mit den Übungen beginnt, am Nachmittag oder am Abend kann man vor den Übungen eine Kleinigkeit zu sich nehmen.

– Nach den Übungen mindestens eineinhalb Stunden ausruhen, bevor man eine Mahlzeit einnehmen kann.

– Zwischen 19.00 und 20.00 Uhr das Abendessen einnehmen und frühestens eine Stunde später zu Bett gehen.

– Sechs bis sieben Stunden lang nachts schlafen. Tagsüber nicht schlafen.

– Das Bedürfnis, auf die Toilette zu gehen, niemals unterdrücken. Das ist schädlich für das Nervensystem und für die Gesundheit.

– Den Samen nicht unnötig verschwenden; das ist eine große Sünde.

– Alkohol, Drogen und Rauchen vermeiden.

– Sich immer mit einer Arbeit beschäftigen.

– Geschwätz und nutzloses Gerede vermeiden; das ist eine unnötige Verschwendung von Energie.

– Vor dem Zubettgehen den Mund reinigen, die Füße bis zum Fußgelenk, die Kniegelenke, die Ellbogen und den Nacken waschen. Sich fünf Minuten lang auf den Punkt zwischen beiden Augenbrauen konzentrieren und an Gott denken. Danach kann man gut schlafen.

Wenn man längere Zeit nicht einschlafen kann oder wenn der Samen gelegentlich nachts ausströmt, sollte man vor dem Schlafengehen Hüften, Anus, Penis und die Oberschenkelgelenke mit kaltem Wasser waschen oder sich mit einem in kaltem Wasser getränkten Handtuch an diesen Stellen reiben. Dadurch erhält man ein gutes Ergebnis.

Anhang

Verschiedene Übungsfolgen

Für ältere und kranke Menschen sowie für schwangere Frauen gilt: Wenn Sie keine Hatha-Yoga-Praxis haben, sollten Sie Asanas, Mudras und Pranayamaübungen nicht alleine, sondern nur unter Anleitung eines erfahrenen Lehrers praktizieren. Gemäß Ihrer körperlichen Verfassung und Ihrer Kondition können Übungen aus diesem Programm ausgewählt und die Zahl der Runden und die Zeiten, wie sie in den Kapiteln Asana, Mudras und Pranayama angegeben sind, verkürzt oder verlängert werden. Es ist aber wichtig, daß Sie Ihrem Körper nach dem Praktizieren der Übungen genügend Ruhe gewähren, indem Sie sich die gleiche Zeitspanne, die die Übungen dauern, in Savasana entspannen.

Altersgruppe 6–13 Jahre

1. *Padmasana*, 1 Runde, diese Runde dauert 3 Minuten.
2. *Ardha Kurmasana*, 3 Runden, jede Runde dauert 30 Sekunden.
3. *Bhujangasana*, 3 Runden, jede Runde dauert 30 Sekunden.
4. *Paschimottanasana*, 3 Runden, jede Runde dauert 30 Sekunden.
5. *Ardha Matsyendrasana*, 3 Runden, jede Runde dauert 30 Sekunden.
6. *Trikonasana*, 3 Runden, jede Runde dauert 30 Sekunden.
7. *Vajrasana* mit einer einfachen Atemübung. (Sie können aus den einfachen Atemübungen 1–12 eine geeignete wählen.)
8. *Savasana*, 5–10 Minuten.

Altersgruppe 13–18 Jahre

1. *Savasana*, 5 Minuten.
2. *Bhadrasana*, 3 Runden, jede Runde dauert 30 Sekunden.
3. *Shashangasana*, 3 Runden, jede Runde dauert 30 Sekunden.
4. *Ustrasana*, 3 Runden, jede Runde dauert 30 Sekunden.
5. *Noukasana* auf dem Rücken, 3 Runden, jede Runde dauert 30 Sekunden.
6. *Marjerasana*, 3 Runden, jede Runde dauert 30 Sekunden.
7. *Bhujangasana*, 3 Runden, jede Runde dauert 30 Sekunden.
8. *Sarbangasana*, 3 Runden, jede Runde dauert 30 Sekunden.
9. *Matsyasana*, 3 Runden, jede Runde dauert 30 Sekunden.
10. *Padmasana* mit einer einfachen Atemübung, die Sie selber wählen können. Praktizieren Sie in jeder Beinstellung 5 Minuten.

Altergruppe 18–50 Jahre

1. *Savasana*, 5 Minuten.
2. *Sarbangasana*, 3 Minuten.
3. *Matsyasana*, 3 Runden, jede Runde dauert 30 Sekunden.
4. *Pavanmuktasana*, 3 Runden, jede Runde dauert 30 Sekunden.
5. *Salabhasana*, 3 Runden, jede Runde dauert 30 Sekunden.
6. *Bhujangasana*, 3 Runden, jede Runde dauert 30 Sekunden.
7. *Ardha Matsyendrasana*, 3 Runden, jede Runde dauert 30 Sekunden.

Altersgruppe über 50 Jahre

1. *Savasana*, 5 Minuten.
2. *Vajrasana*, 3 Runden, jede Runde dauert 30 Sekunden.
3. *Viparitkaranimudra*, 3 Minuten.
4. *Matsyasana*, 3 Runden, jede Runde dauert 30 Sekunden.
5. *Janusirasana*, 3 Runden, jede Runde dauert 30 Sekunden.
6. *Marjerasana*, 3 Runden, jede Runde dauert 30 Sekunden.
7. *Bhujangasana*, 3 Runden, jede Runde dauert 30 Sekunden.
8. Einfaches *Pranayama*, 10 Minuten.

Übungsfolgen für den dritten bis siebten Schwangerschaftsmonat und für die ersten vier Tage der Menstruation.

1. Übungsfolge

1. *Savasana*
2. Bewegen und Strecken
3. *Ardha Sarbangasana*
4. *Ustrasana*
5. *Ardha Matsyendrasana*
6. *Supta Bhadrasana*
7. *Vajrasana*
8. *Marjerasana*
9. *Pranayama* (nach Wahl) in *Vajrasana*
10. *Aswinimudra*
11. *Savasana*
12. Meditation

2. Übungsfolge

1. *Savasana*
2. Bewegen und Strecken
3. *Makarasana*
4. *Utthita Padasana*
5. *Ardha Sarbangasana*
6. *Matsyasana*
7. *Gomukhasana*
8. *Padmasana*
9. *Marjerasana*
10. *Anjaneyasana*
11. Nacken und Augen rollen (s. unten)
12. *Briksasana*
13. einfaches *Pranayama* in *Vajrasana*
14. *Tratak*
15. Meditation

Nacken- und Augenroll-Übung

Diese Übung ist kein Yogasana. Sie ist sehr gut geeignet, um den Körper im Nacken- und Schulterbereich aufzuwärmen. Und sie verhindert Muskelkrämpfe. Man sollte allerdings hektische Bewegungen vermeiden, damit es im Nackenwirbelbereich zu keiner Verletzung oder Verschiebung kommt.

Technik: Stehen Sie gerade. Beugen Sie den Kopf nach vorne. Dann rollen Sie ihn vorsichtig von links nach rechts, ohne starken Druck auf die Wirbelsäule auszuüben. Beschreiben Sie mit den Augen gleichzeitig einen großen Kreis. Praktizieren Sie fünf Runden, dann wechseln Sie die Seite und wiederholen Sie die Übung von rechts nach links.

Konzentration: Konzentrieren Sie sich auf die Augen und den Nacken.

Wirkung: Nacken und Schultern werden beweglicher, und das Gleichgewicht im Körper wird erhöht. Dies ist eine sehr gute Übung für die Augen.

Alphabetisches Verzeichnis der Asanas:

Akarna Dhanurasana	48
Anjaneyasana	58
Ardha Chakrasana	83
Ardha Chandrasana	87
Ardha Chandrasana zur Seite	88
Ardha Kurmasana	53
Ardha Matsyendrasana	40
Ardha Salabhasana	77
Ardha Ustrasana	52
Baddha Padmasana	34
Bhadrasana	31
Bhatayanasana	100
Bhujangasana	80
Bibhakta Dipadasana	57
Briksasana	90
Dandayaman Ekapadasirasana	44
Dhanurasana	82
Dipada Sirasana	49
Dolasana	67
Ekapada Sirasana	49
Garbhasana	38
Garudasana	92
Gomukhasana	33
Halasana	70
Hastapadasana	85
Janusirasana	42
Kapotasana	59
Karna-Pidasana	71
Konasana	56
Kukkutasana	39
Kurmasana	55
Makarasana	62
Makarasana, Variation	64
Mandukasana	30
Marjerasana	60
Matsyasana	84
Mayurasana	102
Natarajasana	94
Noukasana auf dem Bauch	75
Noukasana auf dem Rücken	74
Omkarasana	38
Padmasana	22
Parighasana, Variation	50
Parsvottanasana	97
Parvatasana	36
Paschimottanasana	45
Pavanmuktasana	73
Prasarita Padottanasana	98
Purna Chakrasana	83
Purna Salabhasana	79
Purvottanasana	76
Sarbangasana	68
Savasana	110
Setubandhasana	72
Shashangasana	54
Shayanapaschimottanasana	45
Shirsasana	104
Siddhasana	24
Simhasana	29
Sukhasana	26
Supta Bhadrasana	32
Supta Vajrasana	28
Surya Namaskar	106
Swastikasana	24
Tolangulasana	35
Trikonasana	89
Ubayapadaangusthasana	58
Upabistha Utkotasana	46
Utkotasana	47
Utthita Padasana	66
Utthita Padmasana	37
Vajrasana	27
Virasana	93
Virasana, Variation	93
Viravadrasana	95
Vrischikasana	62

Alphabetisches Verzeichnis der Mudras

Agnidharana	125
Akashidharana	126
Ambhosidharana	125
Aswinimudra	126
Bajrolimudra	122
Bhujanginimudra	127
Jalandharbandhamudra	117
Kakimudra	127
Khecharimudra	119
Mandukimudra	123
Matanginimudra	127
Mohabandhamudra	118
Mohabedhamudra	118
Mohamudra	115
Mulbandhamudra	118
Nabhomudra	116
Panchadharanamudra	124

Pashinimudra	126
Prittividharana	124
Shaktichalonimudra	122
Shambhabimudra	123
Taragimudra	123
Uddianbandhamudra	116
Vayobhidharana	125
Viparitkaranimudra	120
Yogamudra	128
Yonimudra	121

Verzeichnis der Reinigungsübungen

1. Angadhouti (Waschen des Körpers)	129
Anthardhouti (innere Waschung)	129
Batosar (Reinigung durch die Luft)	129
Barisar (Reinigung durch Wasser)	130
Bohnnisar oder Agnisar (Reinigung durch Feuer)	130
Bohiscriti (Reinigung des Dickdarmes)	130
Dantodhouti (Reinigung der Zähne, Überbegriff)	131
Dantodhouti (Reinigung der Zähne, praktische Anleitung)	131
Dantomuladhouti (Massage des Zahnfleisches)	131
Jeobhadhouti (Reinigung der Zunge)	131
Karnarandhradhouti (Reinigung der Ohren)	131
Kapalrandhradhouti (Reinigung der Stirn)	132
Hriddhouti (Reinigung des Herzens)	132
Basodhouti	132
Mulshodhan (Waschen des Anus)	132
2. Bastiproyog (Reinigung des Afters)	133
Jalobasti (Reinigung des Afters im Wasser)	133
Suskabasti (Reinigung des Afters ohne Wasser)	133
3. Neti (Reinigung der Nasendurchgänge)	133
4. Loulikiyoga (Uddian und Nouli)	134
5. Tratakyoga (Fixierung der Augen auf ein Objekt)	135
6. Kapalabhati (Zwerchfellatmung)	135
7. Einfache Reinigungsprozesse	136
Agnisardhouti Nr. 1	136
Agnisardhouti Nr. 2	136
Bamandhouti	136
Barisardhouti	137
Einfaches Basti Kriya	137
Sonnenbad	138
Wannenbad	138

Verzeichnis der Pranayamaübungen

Einfache Atemübungen

Atemübungen Nr. 1–12	152–155
Pranayama im Gehen	156
Kapalabhati (Zwerchfellatmung)	156
Klassische Atemübungen	157
Suryaveda	157
Ujjayi	157
Shitali	158
Bhastrika	159
Sitkari	160
Bhramari	160
Murchha	160
Plavini	160

Alphabetisches Verzeichnis der Krankheiten

Allergie	216
Anämie	217
Arthritis	217
Asthma	218
Augenkrankheiten	219
Blutdruck, hoher	219
Blutdruck, niedriger	220
Bronchitis	220
Darmentzündung, siehe Kolitis	226
Diabetes	221
Enteritis, siehe Kolitis	226
Gallensteine	222
Gelbsucht	222
Grippe	223
Hämorrhoiden	223
Herzkrankheiten	224
Impotenz	225
Kolitis	226
Koronarsklerose	226
Krebs	227
Kropf	228
Leberkrankheiten, siehe Milzkrankheiten	230
Magengeschwür	228
Menstruationsbeschwerden	229
Milzkrankheiten	230
Nervenschwäche	230
Paralyse	231
Parodontopathien	231
Pneumonie	232
Prostatahypertrophie	233
Rheuma, siehe Arthritis	217
Sterilität	233
Syphilis	234
Tonsilitis	234
Unfruchtbarkeit, siehe Sterilität	233
Uterus, Verlagerung des	235
Verstopfung	236
Zahnkrankheiten	236
Zwölffingerdarmgeschwür, siehe Magengeschwür	228

Register

Adhama **150**
Agni 130, 136, 205
Agnidharana(mudra) 113, **125**
Agnigranthi **206**
Agnisar **130**
Agnisardhouti Nr. 1 **136,** 217, 221, 223, 227, 230, 232, 234, 236, 238
Agnisardhouti Nr. 2 **136,** 218, 224, 226 f, 229, 233
Agnitattva **205**
Ahamgranthi 206, **207**
Ahamkara **14 f,** 178 f
Ahamtattva **205**
Ahara **185**
Ahimsa **16**
Ajna 19, 123, **144 f,** 159, 171, 174, 176, 207
Akarna **48**
Akarna Dhanurasana **48**
Akasha **126**
Akashatattva **205**
Akashidharana(mudra) 113, **126**
Alambusa **146**
Alachi (Kleiner Kardamom) **202**
Allergie **216 f**
Amrita 123, 183
Amarantes Gangeticus **200**
Ambhosidharana(mudra) 113, **125**
Amla **201**
Anahata **144 f,** 172, 176, 206
Anahata Shabda **172**
Anämie **217**
Ananda **14 f,** 171
Ananas **197**
Angadhouti **129 ff**
Angul **35**
Anima **181**
Anjaneyasana 21, **58,** 241
Antardhouti **129 ff**
Apa 14, **144**
Apana 142, **143,** 213
Aparigraha **16**
Apatattva **205**
Apfel **197**
Ardha Chakrasana **83,** 235
Ardha Chandrasana 21, **87 f,** 220 f, 225, 234
Ardha Kurmasana **53,** 217, 223, 230, 238, 240
Ardha Matsyendrasana 21, **40 f,** 218, 231, 240 f
Ardha Padmasana **22,** 128
Ardha Salabhasana **77 f,** 218
Ardha Sarbangasana **68,** 241
Ardha Ustrasana **52**

Arogyam **185**
Arthritis **217 f**
Asa Foetida **201**
Asamshaktika **177**
Astanga Yoga **16,** 19, 141, 163, 164, 167
Asteya **16**
Asthi **191**
Asthma **218**
Asana 16, **19 f,** 165, 177
Aswini **126**
Aswinimudra 21, 113, **126,** 224, 238, 241
Atemübungen 1–12, **152 ff**
Atharveda **190**
Atma **14 f,** 161, 178
Atmajnana **178**
Atmatattva **178**
Atom **12 ff**
Aubergine **199**
Augenkrankheiten **219**
Avatare **207**
Avidya 179, 182
Ayama **141**
Ayuh **185**
Ayur **190**
Ayurveda **190 f,** 213 f

Baddha **34**
Baddha Padmasana **34**
Bajroli **122**
Bajrolimudra 113, **122**
Bak **14**
Bal **185**
Baman **137**
Bamandhouti 132, **136 f**
Bandha 72, 117 f, 158
Banane **197 f**
Bari 130, 137
Barisar 129, **130,** 132, 226, 236
Barisardhouti 136, **137,** 222 f, 228 f, 233, 226 ff
Basti 129, **133,** 138
Basti Kriya 136, **137 f,** 217, 221 ff, 226 f
Bastiproyog **133**
Baso **132**
Basodhouti **132**
Bato **130**
Batosar **129 f**
Bauchspeicheldrüse **212**
Bedha **119**
Bhabi **124**
Bhaddha **34**
Bhadda Padmasana **34**

Bhadra **31**
Bhadrasana 21, **31 f,** 231, 240
Bhakti **176**
Bhakti Yoga Samadhi **176**
Bhastrika 151, 157, **159,** 220 f
Bhatayan **100**
Bhatayanasana **100 f**
Bhati **157**
Bhava **176**
Bhava Samadhi **176**
Bhramara **160**
Bhramari 157, **160**
Bhramari Kumbhaka **176**
Bhujanga **80**
Bhujangasana **80 f,** 217 f, 220 f, 224, 227, 231, 234 ff, 238, 240
Bhujangi **127,** 148
Bhujanginimudra 113, **127**
Bhutas **14,** 144
Bibhakta **57**
Bibhakta Dipadasana **57**
Birne **198**
Biswadori **146**
Blutkreislauf **208**
Bluttyp **214 f**
Bohi **131**
Bohiscriti 129, **130 f**
Bohnen **194**
Bohnni **130**
Bohnnisar 129, **130 f**
Brahmacharya **16**
Brahmajnana **178**
Brahmagranthi **159**
Brahmamuhurta **168**
Brahman **12 ff,** 174, 179
Brahma Nadi **146**
Brahmashakti **178 f**
Brahmatattva 178, **179**
Brihaspathigranthi **207**
Briksa **90**
Briksasana **90,** 241
Bronchitis **220 f**
Buddhi **14,** 178 f, 182
Buschbohnen **194**
Butter **195**
Buttermilch **195 f**
Byom **14,** 144
Byomgranthi 206, **207**
Byom-Tattva **174**

Chakra 83, **144 f,** 171, 179, 144
Chakrasana **83,** 238
Chaloni **123**
Chandra 87, 120
Charaka 190, 193, 203

245

Charaka Samhita 190, 193
Chitrini Nadi 146
Chlor **187**
Cit 11, 14f, 171
Citatma 11
Citta **11ff**, 14, **178ff**

Daksha 96
Dalchini (Zimt) **202**
Dandadhouti 123
Dandayaman 44
Dandayaman Ekapadasirasana **44**
Danto 131
Dantodhouti 129, **131**
Dantomuladhouti **131**
Darmentzündung **226**
Datteln **198**
Devdatto 142, **143**
Dhananjaya 142, **143**
Dhanu 48, 82
Dhanurasana **82**, 218, 220, 222, 234, 238
Dharana 16, 124ff, **164ff**, 177
Dhatu **191**
Dhouti 129
Dhoutikriya 136
Dhyana 16, 166, **167ff**, 177
Dhyana-Yoga Samadhi **176**
Dhyanasanas **22ff**
Diabetes **221f**
Dill **200**
Dipada 49, 57
Dipada Sirasana **49**, 127
Dola 67
Dolasana **67**
Drüsensystem 210

Eierstöcke (Ovarien) **212**
Eisen **187**
Eiweiß **186**
Ekagra **166**
Ekapada 44, 49
Enteritis **226**
Enthaltsamkeit 17
Erdnüsse **198f**

Fett **186**
Fettyp **215**
Feige **198**
Fleischtyp **214f**
Flüssigkeitstyp **214f**
Früchte **197ff**

Gallensteine **222**
Gandha 14, 205
Gandhari 146
Garbha 38
Garbhasana **38**
Garuda 92
Garudasana **92**, 100
Garva 205

Gehirn **208f**
Gelbsucht **222f**
Gemüse **199f**
Gesunderhaltung der Augen **237**
Gesunderhaltung des endokrinen Drüsensystems **238f**
Gesunderhaltung der inneren Organe **238**
Gesunderhaltung von Körper und Geist **238f**
Gesunderhaltung der Zähne **237**
Getreide **194**
Gewaltlosigkeit 16
Gewürze **200ff**
Ghee (Butteröl) **196**
Gomukh 33
Gomukhasana 21, **33**, 226, 231, 234, 238, 241
Gorima 181
Granthi **205ff**
Griechisches Heu **201**
Grippe **223**
Grüne Erbsen **194**
Grüne Kichererbsen **195**
Guava **198**
Guna **12ff**, **145ff**, 190
Gurke **199**

Ha 15
Hala 70
Halasana **70ff**, 221, 226, 232, 237f
Hämorrhoiden **223f**
Harnsäure **216f**
Hastapadasana **85f**, **236f**
Hatha Yoga 15
Hatha Yoga Pradipika 117, 119
Hatha Yoga Samadhis **176f**
Hatha Yogis **15f**
Herzkrankheiten **224f**
Hingabe 17
Hingu **201**
Hiranya 205
Hiranyagarva 205
Hoden **212**
Hoher Blutdruck **219f**
Hom 121
Honig **196**
Hrid 132
Hriddhouti 129, **132**
Hridya **185**
Hülsenfrüchte **194f**
Hypophyse 210

Icchashakti **178f**
Ida **145ff**
Imli (Tamarinde) **202**
Impotenz **225**
Indragranthi 207
Ishitva **182**
Ista Devata 170, 176
Isvara Pranidhanani 17

Jal 133
Jalandhar 117
Jalandharbandha(mudra) 113, **117**, 119, 158ff, 235, 238
Jalobasti **133**
Janu 42
Janusirasana **42f**, 217, 221, 223, 226, 233, 240
Jasaswini 146
Jayi 158
Jeeraka (Kreuzkümmelsamen) **201**
Jeevanaam **194**
Jeobha 131
Jeohbadhouti **131**
Jiva **15**, **178f**, 182
Jivatma 13, **15**
Jnana 178
Jnanashaki **178f**
Jnanendriyas 14
Jod **187**

Kaakimudra 113, **127**
Kaivala **182**
Kak 127
Kalzium **187**
Kandarpagranthie **206**
Kapal 132, 157
Kapalbhati 129, 135, 151, **156f**
Kapalrandhrahouti 131, **132**
Kapha **191**
Kaphaga **201**
Kapot 60
Kapotasana **59f**
Karana Sharira **179**
Karmendriyas 14
Karna 14, 71, 132
Karna Pidasana **71**, 238
Karnarandhrahouti **131f**
Karotten **200**
Käse **196**
Keshar(Safran) **202**
Keval Kumbhaka **150**
Khechari 119
Khya 12
Kichererbsen **194**
Klassische Atemübungen **157ff**
Knoblauch **201f**
Knochentyp **215**
Kohl **200**
Kohlenhydrate **186**
Kokosnuß **198**
Kokum (mangosteen) **202**
Kolitis **226**
Kon 56
Konasana 21, **56**
Koriander **201**
Koronarsklerose **226f**
Krebs **227f**
Kreuzkümmel-Samen **200**
Kri 16, 138
Krikara 142, **143**

Kriya Yoga **16**
Kriyashakti **178**
Kropf **228**
Kshipta **166**
Kshiti 14, **144**
Kuhu 146
Kukkut 39
Kukkutasana **39**
Kumbhaka **150**
Kundal 148
Kundalini Shakti 123, 144, 146, **148 f,** 159, 174, 176, 178 f, 206
Kupfer **187**
Kurkuma (Gelbwurz) **201**
Kurma 53, 55, 142, **143**
Kurmasana **55 f**

Laghima **181**
Lalagranthi 207
Lavanga (Nelken) **202**
Lekhana 196
Linga Sharira **178**
Louli 134
Louliki 129, **134 f**
Loya Yoga **15**
Loyo **15**
Loyo Siddhi Yoga Samadhi **176**

Madangranthi 206
Madhyama **150**
Magengeschwür **228**
Magnesium **187**
Mahatattva **205**
Mahatgranthi 206, **207**
Mahavideha **181**
Mahavideha Vibhuti **181**
Mahima **181**
Makar 64
Makarasana 21, **62 ff,** 241
Mamsa **191**
Manas 14, **178 f**
Mandeln **198**
Mandelentzündung **234**
Manduka 30, 123
Madukasana 21, **30**
Mandukimudra 113, **123**
Mangan **187**
Mango **197**
Mantra **15**
Maricha **200**
Marijer 61
Marjerasana 21, **60 f,** 240 f
Marktyp **215 f**
Matanga 127
Matanginimudra 113, **127**
Matrigranthi 206
Matsya 85
Matsyasana 21, 68 f, **84 f,** 217 f, 220, 226, 228, 230, 234, 236, 238, 240 f
Matsyendranath 40

Maya 179
Mayur 102
Mayurasana **102 f**
Meda **191 f**
Melasse **196**
Menstruationsbeschwerden **229 f**
Milch **195**
Milchprodukte **195 f**
Milz- und Leberkrankheiten **230**
Mineralstoffe **186 ff**
Mithungranthi 206
Moha 116, **118 f**
Mohabandhamudra 113, **118,** 226, 236
Mohabedhamudra 113, **118 f**
Mohabharata 141
Mohamudra 113, **114 ff,** 217, 220 f, 226 ff, 230 ff, 234, 236 ff
Moksha 182
Monipura **144 f,** 159, 172, 176, 206
Morut 14, **144**
Morut-Tattva 174
Mud 113
Mudha **166**
Mudra 113 ff
Mukta 74
Mukti **182 f**
Mul 118, 131 f
Muladhara **144 ff,** 149, 159, 172, 178, 206
Mulbandandha(mudra) 113, 117, **118 f,** 126, 158 f, 226, 228, 230 f, 234, 236
Mulshodhan 129, **132**
Murcha 157, **160**
Mutragranthi 206

Nabho 116
Nabhomudra 113, **116,** 119, 123
Nada 176, 180
Nada-Yoga Samadhi **176**
Nadi 144, **145 ff**
Naga 142, **143**
Namaskar 107
Nasika 14
Nataraj 94
Natarajasana **94**
Natrium **188**
Nebennieren **212**
Nebenschilddrüsen **211**
Nerven **209 f**
Nervenschwäche **230 f**
Nervensystem **208 ff**
Neti 129, **133 f**
Nicht Stehlen **17**
Niedriger Blutdruck **220**
Nir 175
Nirakara **167,** 171
Nirguna 166
Nirmanu **150 f**
Nirodhaha **11 f**

Nirudha **166**
Nirvikalpa **174 f,** 177
Niyama 16, **17,** 163 ff, 177
Nouka 74
Noukasana 58, **74 f,** 240
Nouli **134,** 236

Oja 196
Om 9, 38, **171 f,**
Omkarsana **38**
Orange **197**

Pachan **198**
Pada 14, 99
Padaanghustha **58**
Padma 22, 34
Padmasana 21, **22 f,** 26, 34 ff, 84, 118, 122, 128, 169, 240
Pancha 124, 205
Panchadharanamudra 113, **124 ff**
Panchatattva **205**
Pani 14
Papaya **198**
Para 148
Para-Prakriti 148
Paralyse **231**
Paramatmatattva 178, **179**
Paramatma 12, **14 f,** 179
Paramshiva 179
Pararthabhavini 177
Parigh 50
Parighasana **50 f**
Parodontopathien **231 f**
Parsvo 98
Parsvottanasana **97 f**
Parvat 36
Parvatasana **36**
Paschim 45
Paschimottanasana 20, **45,** 217, 223 f, 229 f, 232, 234 f, 238, 240
Pavan 74
Pavanmuktasana **73 f,** 220 f, 223 f, 229 f, 232, 234 f, 236 ff, 240
Pavanvijoy Swarodoya 147
Payaswini 146
Payu 14
Payugranthi 206
Pfeffer **200**
Phosphor **187**
Pid 71
Pingala **145 ff**
Pistazien **198**
Pitta **191**
Pitta Prakriti **199**
Plavini 157, **160 f**
Pneumonie **232 f**
Prajna **177,** 179
Prakamya **182**
Prakriti **12,** 148, 179, 182
Prakritijnana 178
Prana **141 ff,** 149 f, 213

Pranayama 16, 21, **141ff**, 165f, 177, 217f, 221ff, 226ff, 232ff, 240f
Pranayama im Gehen 21, **156**, 217f, 220ff, 227, 229ff, 233
Prapti 182
Prasarita 99
Prasarita Padottanasana **98**
Pratibhadjnana 181
Pratyahara 16, **163ff**, 177
Pritthitattva **205**
Prittivi 124
Prittivi-Tattva 174
Prittvidharana(mudra) 113, **124**
Projapatigranthi 206
Prostatahypertrophie **233**
Pudina(Minze) **202**
Puraka 150
Purishajana 200
Purna Chakrasana **83**
Purna Shalabhasana **79**
Purna Ustrasana **52**
Purusa 14, 148, 174, 176, 179, 181f
Purusajnana **178**
Purvo 76
Purvottanasana 21, **76**
Pusa 146

Ra 113
Raja **12ff**, 146, 178
Raja Yoga 15, **16**
Raja-Yoga Samadhi **176**
Rajasik **13**
Rakta **191f**
Rakta Vardhaka 197
Randhra 132
Rasa 14, **190ff**, 205
Rasa Kasha 203
Rasanda Yoga Samadhi **176**
Rasyah **185**
Ratigranthi 206
Rechaka **150**
Reinheit **17**
Reis **194**
Rettich **199**
Rheuma **217**
Rote Chillies **201**
Rückenmark **209**
Rudragranthie 159, 207
Rupa 14, 205

Sadhaka 163ff
Sadhana 142, 163, 183
Sahasrar(a) 113, **144ff**, 149, 159, 170, 174, 176, 179, 207
Sahasrargranthie 207
Sahit Kumbhaka **150**
Sakar **167**
Salab 78, 79
Salabhasana **78ff**, 238, 240

Samadhi 16, 113, 166, 172, **174ff**
Samayama **177ff**
Samkhya **12ff**, 149, 205
Sam 12
Samana 142, **143**, 181, 213
Samanu **150f**
Samkhini 146
Samskara 179f
Santosa **17**
Sara 201
Saraswati 146
Saranga 69
Sarbangasana 20, 67, **68ff**, 84f, 106, 120, 217f, 220ff, 226ff, 230ff, 234ff, 240
Sarpa 80
Sarpasana **80f**
Sat 9, 14, 15, 171
Sati 96
Sattvapati 177
Sattva(s) **12ff**, 146, 185
Sattvik(a) **13**, 185, 207
Sattvika Priyah **185**
Satya **16**
Sauca **17**
Sav 110
Savasana 21, 22, **110f**, 225, 240
Savikalpa Samadhi **174f**
Schilddrüse **211**
Schwarze Kichererbsen **195**
Schwarzer Pfeffer **200**
Schwefel **188**
Scriti 131
Selbstdisziplin **17**
Selbststudium **17**
Senfsamen **201**
Setu 72
Setubandhasana 68, **72**
Shabda 14, **205**
Shaksu 14
Shaktichalonimudra 21, 113, **122f**, 126, 226, 230, 234, 236ff
Shakti 123, **148f**, 176, 178f
Shaktitattva 178
Shalabhasana **77ff**, 224, 236
Shama **124**
Shambhabi 124
Shambhabimudra 113, 123f, 135, 176
Shankaracharya 182f
Shanti 183
Shanti Parva 141
Shasha 54
Shashanga 54
Shashangasana 20, **54**, 218, 220f, 226f, 230, 233, 236ff, 240
Shatkarma **129ff**
Shayana 45
Shayanapaschimottanasana **45**
Shir 106

Shirsasana 20, 54, 69, 85f, 99, **104ff**, 219f, 231f, 234, 237f
Shita 201
Shitala 158
Shitali 21, 151, 157, **158**, 220, 231, 238
Shiva 14, 94, **96**, **148f**
Shivasatigranthi 207
Sho 121
Shodhan 132
Shramahara 197
Shukra **191**
Shukragranthi 206
Shukravardhan 194, 197
Shuvechha 177
Siddha 24
Siddhasana 21f, **24**, 121, 169
Siddhi 169
Simha 29
Simhasana 21, **29**, 237f
Sir 44, 49
Sitakra 159
Sitkari 151, 157, **159**, 231
Snigdhah **185**
Somagranthi 207
Sonnenbad **138**, 218, 223
Sparsa 14, **205**
Sterilität und Unfruchtbarkeit **233**
Sthira **185**
Stinkasant **201**
Stuhla Sharira 14, **178**
Sukha 26
Sukhapriti 185
Sukhasana 22, **26**, 169
Sunthi (Ingwer) **200**
Supta 28, 32
Supta Bhadrasana 21, **32**, 238, 241
Supta Vajrasana **28**, 218, 238
Surya 107, 120, 157
Suryagranthi 206
Surya Namaskar **106ff**
Suryaveda 151, **157**, 220, 231
Susumna(kanal) 113, **145f**, 159
Suska 133
Suskabasti **133**
Susruta 190
Sutrasthana 190
Svadhyaya **17**
Swadisthasana **144f**, 172, 179
Swarodaya 147
Swastika 24
Swasthyasanas 22, **28ff**, 85
Swastikasana 21f, **24f**
Syphilis **234**

TAT 9
Talugranthi 207
Tama(s) **12ff**, **146**
Tamasik **13**
Tan 113
Tanmatra(s) 12, **14**

248

Tantra 113, 148
Tantra Shastra 120, 179
Tanumanasa 177
Tapaha 17
Taragi 123
Taragimudra 113, **123**
Tarakjnana 180
Tattva **178**, 205
Tattvajnana **178**, 183
Teja 14, 125, **144**
Tha 15
Thakkur, Ch. G. 190, 192f, 203
Thymusdrüse 212
Til Öl 199
Tola 35
Tolangulasana **35**
Tomaten 199
Tonsilitis **234**
Tratak(yoga) 21, **135**
Trauben 198
Tridosas **191**
Trikatu 200
Trikon 89
Trikonasana **89**, 238, 240
Twak 14

Ubaya 58
Ubayapadaangusthasana **58**
Übungsfolgen 240f
Udana 142, **143**, 213
Uddian(bandhamudra) 69, 113, **116f,** 119, 134, 218, 221, 226, 228f, 230, 234, 236ff
Ujjayi 151, **157f,** 226
Unbestechlichkeit 17
Upabistha 46
Upabistha Utkotasana 21, **46**
Upastha 14
Upendragranthi 207
Ushna 203
Ustra 52
Ustrasana 21, **52,** 68, 218, 223, 226ff, 231f, 235ff, 240f
Ut 158
Utkot 47
Utkotasana **47**, 238

Uttama 150
Uttan 45, 76, 98f
Utthita 37, 66
Utthita Padasana **66,** 241
Utthita Padmasana **37**

Vagbhata 190
Vajra 27
Vajrasana 21f, **27ff,** 53f, 169, 218, 237f, 240f
Vajrini Nadi 146
Variation zu Makarasana **64**
Variation zu Virasana **93**
Varunagranthi 206
Varuni 146
Vashitva 182
Vata 191
Vata Prakriti 194
Vatahara 201
Vayobhidharana 113, **125**
Vayu 125
Vayugranthi 206
Vayutattva 205
Veda 157, 190
Verlagerung des Uterus **235f**
Verstopfung 236
Vibhuti **179ff**
Vicarana 177
Vidya 179
Vidyatattva **178f**
Vihara 185
Vikalpa 174
Vikshipta 166
Vipaka **190f**
Viparitkarani 120
Viparitkaranimudra 113, **120,** 224, 227, 229, 233f, 240
Vir 93
Virasana **93f**
Viravadra 96
Viravadrasana **95f**
Virya **190f**
Vishnu 14
Vishnugranthi 159
Vishudhya **144f,** 172, 207
Vitamine **188ff**

Vitamin B1 **189f**
Vitamin B2 **189**
Vitamin B6 **189**
Vitamin B12 **189**
Vitamin C **189**
Vitamin D **189f**
Vitamin E **190**
Vrischika 62
Vrischikasana **62**
Vritti **11f**
Vyana 142, **143,** 213

Wahrhaftigkeit 17
Walnüsse 199
Wannenbad **138f,** 222, 227, 229ff, 233f, 236
Weizen 194

Ya 16
Yama **16f,** 163ff, 177
Yasaswini 146
Yoga **11**, 15f
Yogatherapie **216ff**
Yogashastra 129
Yogamudra 113, **128,** 217f, 221, 224, 226, 229f, 235f, 238
Yogi 16
Yogo bhavati duhkhaha 186
Yogovahi 196
Yoghurt 195
Yonimudra 113, **121**
Yoni 121
Yuktacestasyakarmasu 186
Yuktahara 185
Yuktasvapnavabodhasya 186

Zahnkrankheiten **236f**
Zimtapfel 198
Zirbeldrüse (Epiphyse) 210
Zitrone **199,** 216
Zucker **196f**
Zuckerrohr 196
Zufriedenheit 17
Zwiebel 199
Zwölffingerdarmgeschwür **228f**

WEITERE TITEL AUS UNSEREM PROGRAMM

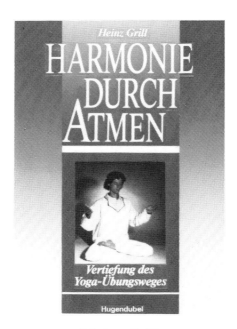

Heinz Grill
Harmonie durch Atmen
Vertiefung des Yoga-Übungsweges

132 Seiten mit Abbildungen und einem Faltblatt zum Herausnehmen, Paperback

Das Buch trägt zur Vertiefung der Atemarbeit bei und führt den Leser in die seelisch-geistigen Zusammenhänge des Lebens ein. Es ist in zwei Bereiche gegliedert – einmal die sogenannte Freie Atemschulung, bei der eine Reihe von verschiedenen Körperübungen beschrieben werden, um die Atmung im lebendigen Zusammenhang und Geschehen mit dem Leben zu erfahren. Die Übungen werden in ihrem tieferen Sinn erklärt.

Der andere Teil beschreibt Übungen der bewußten Atemführung, die sogenannten Pranayamaübungen. Hintergründe und Möglichkeiten, aber auch Gefahren, die mit diesen Übungen verbunden sind, werden neben der Technik und Ausführung eingehend erläutert.

Zu den bisher nur in einschlägiger Yogaliteratur dargestellten Übungen bringt dieses Buch nun durch den besonderen Charakter der geistigen Sichtweise neue Erkenntnisse und damit auch neue Möglichkeiten, das Leben und die seelisch-geistige Entwicklung zu verstehen.

Die Fotos und Zeichnungen helfen zur richtigen Ausführung der Übungen.

HEINRICH HUGENDUBEL VERLAG

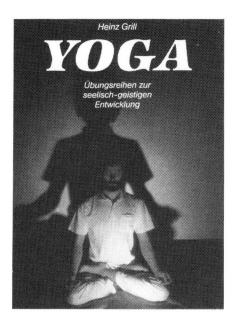

Heinz Grill
Yoga

Übungsreihen zur seelisch-geistigen Entwicklung

96 Seiten mit zahlreichen Abbildungen und 4 Faltblättern mit Übungsreihen (A4), Paperback

Dieses Buch ist für Anfänger und Fortgeschrittene gleichermaßen geeignet. Es enthält eine Hinführung zur Meditation sowie eine überschaubare Anzahl von Übungen mit exakten Beschreibungen und ein Kapitel über Ernährung. Es ist derzeit eines der wenigen Bücher, in dem der geistige Aspekt der Körperübungen verdeutlicht wird.

Anhand von Übungsreihen soll eine sinnvolle Möglichkeit gezeigt werden, wie man sein Leben und seine damit verbundene seelisch-geistige Entwicklung unterstützen kann. Der Teil über Meditation ist völlig neu und beschreibt nicht die Technik, sondern führt durch den Sinn der Meditation.

HEINRICH HUGENDUBEL VERLAG

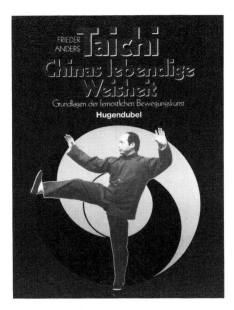

Taichi – Chinas lebendige Weisheit
Grundlagen der fernöstlichen Bewegungskunst

Herausgegeben von Frieder Anders unter Mitarbeit von Wolfgang Höhn.
224 Seiten mit vielen Abbildungen und Fotos des Meisters Chu, kartoniert

Das vorliegende Buch ist ein umfassendes Quellenbuch, das den Hintergrund dieser einzigartigen Kampf- und Bewegungskunst erhellt und die signifikanten Bewegungselemente in meisterlicher Vollendung vorführt. Schließlich werden auch die kreativen Aspekte inklusive der Gesundheit ausführlich beschrieben.

In seinem Kernkapitel über taichi chuan legt der Autor die »Anatomie« des taichi und die Geheimnisse des alten Yang-Stils dar: Grundhaltung, Bewegung, Aufbau der authentischen Form; die 37 Stellungen, Sinn der Form, Ch'i-Form, Zentrumsbewegung, Zusammenwirken der Spiralen. Sodann die Stufen der Partnerschaftsübungen, alte Kampfkunsttechnik und die Lehre der 13 Bewegungsformen.

Ein Basisbuch für alle, die taichi chuan üben und ihre Kenntnisse erweitern wollen.

HEINRICH HUGENDUBEL VERLAG